臨床経験豊富な専門医
100人が教える!

本当はカラダに良いこと　本当はカラダに悪いこと

健康医学

現役の医師が教える
最新版 家庭の医学「健康編」

編者・梅岡比俊　医療法人社団 梅華会理事長 耳鼻咽喉科専門医

F
フローラル出版

はじめに

皆さん、はじめまして。私は耳鼻咽喉科専門医の梅岡比俊と申します。

最初に私が、なぜこのような本を企画するに至ったかという経緯をお伝えしたいと思います。

私自身、学生時代は野球部やテニス部で活動し、いわゆる健康的な生活を送っていました。若いときは感じることが多いのでしょうが、私自身は不老不死《ふろうふし》の力を得たかのごとくエネルギッシュであったと記憶しています。

それが大学を卒業し、研修医になってからの10年間は、仕事が多忙なことを理由にほとんど運動することもなく、好きなものを食べ、寝て、不規則な生活を送るようになっていました。体重は知らず知らずのうちに増え、気づいたときには80kg近くになり、尿管結石と痛風を併発する事態にまでなりました。

そこで初めて痛みを知り、自分自身の身体を見直すきっかけとなりました。そこからランニングをしようと、３km走っては膝を痛め、５km走っては足首を痛めを、くり返しながら、体重が絞られフルマラソンも20回以上完走するようになり、想定もしていなかった海外の250㎞砂漠マラソンや、ironman race（アイアンマンレース）というトライアスロンの最高峰のレースまで完走出来るような気力・体力を身につけました。

ここまですることが健康というわけではありませんが、改めて「健康の定義とは？」ということを考えてみたいと思います。

多くの方に「健康の定義とは？」と聞くと、病気ではないことと答えられます。

しかし物事の定義において、否定文が入るということは牛は豚でない。豚は馬でない、ということと同じで定義とは言えません。

私自身が考える健康の定義とは、朝起きてから夜寝るまで、「よっしゃ〜！」とエネルギーをフルに充満させて生活することです。

このように気力・体力を充実させるという状況になるまでには、いろいろな試行錯誤がありました。糖質制限を試みたり、高負荷な運動をしてみたり、有酸素運動と無酸素運動の違いを考えてみたり、食事を考えてみたり。

それと同時に、一開業医として現場の医療を実践していく中で、病気の方には、ある種の傾向があるということに気づきました。

例えば、アレルギー性鼻炎の方には副鼻腔炎になる方が多いとか、鼻かぜをひく方は頻繁に中耳炎になりやすいとか、ストレスや寝不足があるとめまいを引き起こしやすいとか、などです。

そうした経験をしているうちに、治療の専門家ではあるものの、健康に対しても専門家でありたいと強く願うようになりました。

率直に申し上げて、大学時代に病気や治療について学ぶことはありますが、予防についてはほとんど学ぶことがありませんでした。なので、そこからむさぼるように本を読み始め、いろいろな研修やセミナーに参加しました。

そういったことを踏まえて、私は現状の医療において、もっと医師が健康について発信する必要があるのではないか、というふうに考え至るようになりました。

この私の主旨に賛同していただいて、今回１００名の医師に日々の臨床や研究の中から、それぞれの知見をいただきました。現在のコロナ禍においてどのような形で健康を維持しているのか、どのような形で免疫機能を高め、この状況を乗り切ることが出来るのかということをそれぞれの分野において考える機会を得ました。

これからご紹介する情報の多くは、現場の医師による最先端の知見です。食事・サプリメント・運動・睡眠・薬・健康・歯・美容・ダイエットなどに対してのいろいろな考え方があります。

もちろん人間というのは個体差があり、それぞれにおいて必ず適用するというものではありません。こういった考え方がある、ということを通して、真の健康に対する知識を得て欲しいと思います。

皆さんは、決してクリニックに受診したいという欲求があるわけではないと思います。あくまで治療というのは最終手段です。それまでに未病、いわゆる予防としての健康というものをつかみ、皆さんがこれからの人生をますます充実させていくことを切に願ってこの本を企画しました。

健康がすべてではないが、健康を失うとすべてを失うということです。

この本を読まれ、ますますの健康が手に入りますよう、心からお祈り申し上げます。

医療法人社団 梅華会理事長 梅岡比俊

目次

第1章 食

第4章 睡眠

第5章 医療（薬）

第6章 健康

第7章 歯（口腔ケア）

第8章 美容・ダイエット・アンチエイジング

●デザイン／谷由紀恵
●イラスト／黒丸恭介
●校正／くすのき舎
●編集協力／山中勇樹、岡田澄枝

第1章

食

牛乳を飲むと骨が丈夫になる？

牛乳を飲むと骨は〝弱く〟なる。

医療法人　ハシイ産婦人科／産婦人科
副院長　藤井治子

■「牛乳で健康になる」は幻想!?

朝食には1杯の牛乳、給食にも1本の牛乳。「牛乳はカルシウムが多いから骨が丈夫になる」と言われ、育ってきた人も多いのではないでしょうか。

牛乳は良質なタンパク質を多く含み、カルシウムも豊富で、赤ちゃんの命を支え、骨を守る……。そのように、これまで人類にとってかけがえのない自然食品だと信じられてきました。

しかしこれは、作り上げられた幻想なのです。

■牛乳は仔牛を養うためにある

そもそも牛乳は、牛の母乳であり、仔牛を養うための完全栄養食です。ただ、ヒトにとって最適には作られていません。

牛乳は仔牛の急成長を支えるため、タンパク質がヒト母乳の3倍も含まれています。しかも8割はカゼインからなり、ホエイ主体のヒト母乳とはまったく異なる組成です。

そのためヒトの赤ちゃんに牛乳を与えると、様々な病気が増加します。

カゼインは腸の炎症を起こしやすく、腸粘膜のバリア機能が低下するリーキーガット症候群（腸管壁浸漏症候群）を招きます。多く飲むほど自己免疫疾患やアレルギーが増えることもあるほどです。

また、モルヒネ様中間産物による依存性やがん細胞増殖との関与も指摘され、ヒトにとって最良とは言えません。

■牛乳はカルシウム摂取に最適なのか？

では、カルシウムの摂取についてはどうでしょうか。

結論から言うと、最適とは言えません。牛乳のカルシウムはカゼインと結合することで非常に吸収されやすくなっており、健康的と思われるかもしれません。

しかしカルシウムは、マグネシウムと協力して体内の恒常性を保っています。そのため、バランスの悪い牛乳を多飲するとマグネシウム不足を引き起こし、カルシウムが骨に沈着できず骨以外の組織で石灰化。腎結石などを起こしやすくなります。

またマグネシウム不足は、こむら返り、頭痛や肩こり、便秘、高血圧、不安やうつ、不妊など様々な不調の原因にもなります。

さらに、「牛乳は骨を丈夫にする」ということについても、答えはNOです。

牛乳は体内で酸を多く産生する酸性食品です。体内に入ると、体はカルシウムを骨から引き出して中和しようとし、その結果、骨は弱くなります。

実際、乳製品をほとんど摂取しない国では骨粗鬆症が少なく、逆に摂取の多い人に骨折率が高いことが知られています。

ヒトは元来乳糖の分解酵素を持たず、アジア人では9割が乳糖不耐症です。牛乳を飲むと下痢をするのはこのためです。

また現代の酪農では、抗生物質や農薬、妊娠性ホルモンの影響も無視できません。これらの作用は前立腺がん、乳がんの引き金になっているのでは、との研究結果もあります。

■骨を丈夫にするためにできること

牛乳に頼らずとも、骨を丈夫にする方法はたくさんあります。

骨の健康にはカルシウムとともにマグネシウムやビタミンDをバランスよく含む食材が理想的です。

たとえば、イワシやししゃも、しらすなど骨ごと食べられる小魚、緑の濃い葉物野菜（小松菜、春菊、チンゲン菜、モロヘイヤなど）、切り干し大根、海藻などがオススメです。

また、運動をして日光に当たることや、動物性食品や喫煙・飲酒を控えることも効果的です。

牛乳に頼りすぎている方は、豆乳、アーモンドミルク、ライスミルク、ココナッツミルクを飲むようにしましょう。

油には、体に良い油と悪い油がある？

良い油・悪い油がある。

医療法人社団　梅華会／耳鼻咽喉科・小児耳鼻咽喉科・アレルギー科

理事長　梅岡比俊

■低脂肪で肥満は解消しない!?

１９７０年頃、ハーバード大学の研究者が「ＦＡＴ（脂肪）を摂ればＦＡＴ（肥満）になる」という研究結果を発表しました。「脂肪を摂ると太る」という分かりやすいメッセージは、当時のアメリカ人に衝撃を与えたようです。

もともとアメリカは肥満大国です。そのため、油や脂肪を摂らないでおこうという動きが拡大しました。

その結果、低脂肪乳や無脂肪乳のような脂肪が入っていない牛乳が生まれました。

当時、ファストフード店などでは低脂肪乳がバカ売れしたそうです。
しかし、肥満解消にはつながりませんでした。なぜなのでしょうか？

■油には良いものと悪いものがある

そもそも脂肪は、タンパク質、糖質とともに三大栄養素と言われています。細胞膜も脂肪でできていますし、人間にとって必要不可欠な栄養素です。太ると身体の周りに脂肪が付きますが、これはエネルギーの貯蔵庫のようなもので、過剰摂取した脂肪が付いているだけです。

つまり、脂肪そのものが悪いのではありません。理解しておくべきなのは、〝良い脂肪〟と〝悪い脂肪〟があるという事実です。

たとえば、「DHA（ドコサヘキサエン酸）」や「EPA（エイコサペンタエン酸）」という青魚に含まれる成分があります。これらは健康に良い油ですが、脂肪という意味では同じです。

脂肪は主に、「飽和脂肪酸」と「不飽和脂肪酸」に分かれます

最近の研究を見ると、「n-6系脂肪酸（オメガ6）」や「n-3系脂肪酸（オメガ3）」

が良い油として認識されるようになってきました。そのような良い油の代表としては、亜麻仁油やエゴマ油があります。

現在では、良い油を摂ることは人間の体調を整えて健康生活を送るうえで大切である、ということが証明されてきました。和食文化の代表である青魚も、DHAやEPAが豊富であるということから、世界中でアンチエイジングフードとして知られています。

■良い油の摂り方とは

翻って、植物性油に分類されるコ

脂肪酸の種類と特徴

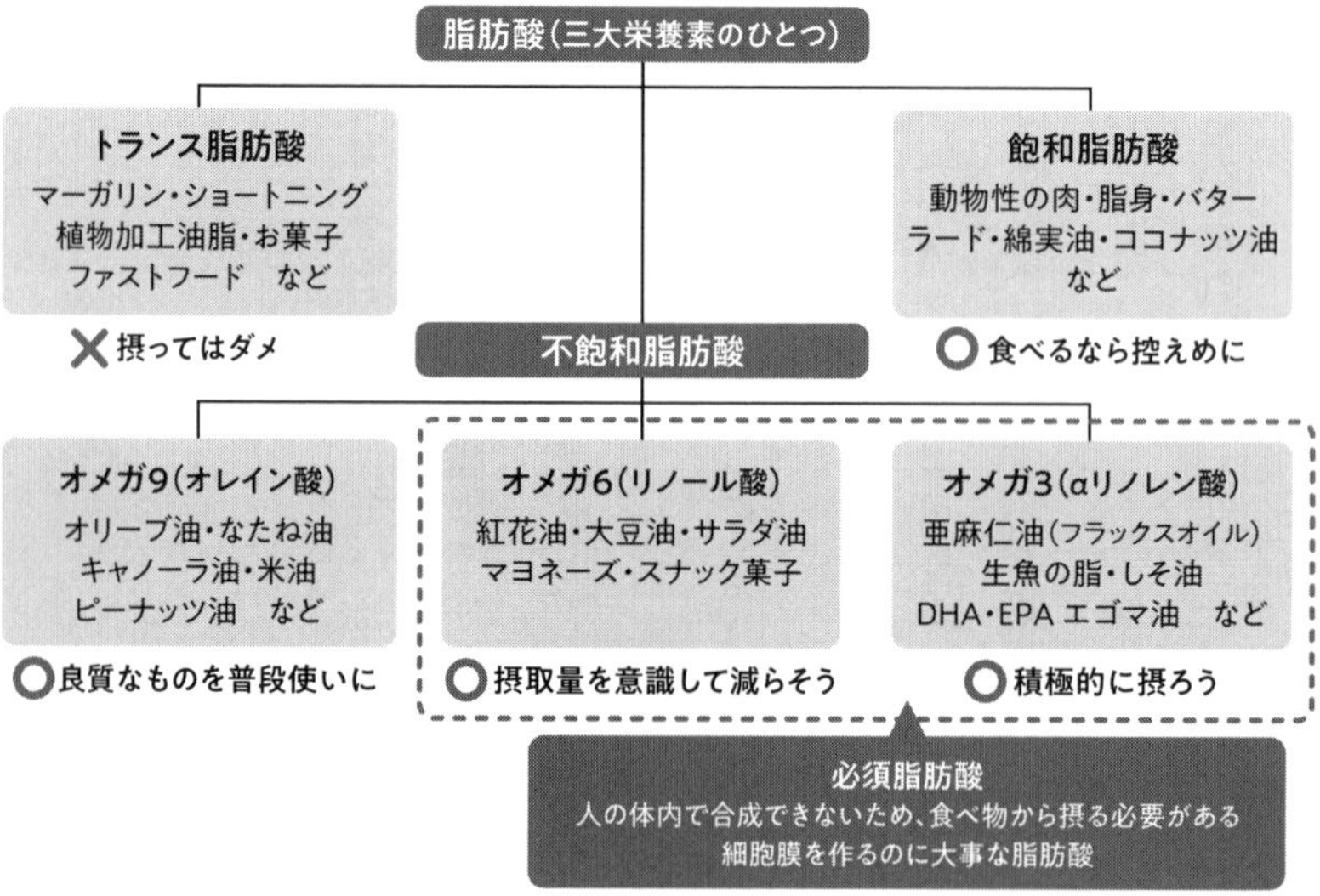

ーン油や紅花油も良いと言われていた時期もありました。しかし現在では、異なった見解が出されています。

またマーガリンも、トランス脂肪酸がたくさん含まれているという理由で良いとはされていません。トランス脂肪酸は人間の体内に残存することによって慢性的な炎症(=老化)を起こすと言われています。

また油には酸化しやすいという特徴があります。油は、熱と光によって簡単に酸化するため、遮光性の高い油は良い油と言われています。ちまたで販売されている油の中には、遮光していない油も混じっているので、そういった油を摂取していると健康に影響してきます。

たとえ良い油であっても、炒め物で使うと酸化してしまいます。そうならないよう、サラダにかけるなど、できるだけそのまま摂取することが大切です。

このように、油を包括的に見るのではなく、良い油と悪い油に分け、良い油に関しては積極的に摂取しましょう。

マーガリンとショートニング（トランス脂肪酸）は絶対に食べてはだめ？

家庭用は改善されているが業務用には注意が必要。

菜の花皮膚科クリニック／皮膚科
院長　菅原祐樹

■マーガリンやショートニングは絶対に食べてはいけない!?

「マーガリンやショートニングには有害なトランス脂肪酸が含まれており、食べると心臓病や生活習慣病になる」。そのような言説を耳にしたことがある方も多いでしょう。

また、それらは「食べるプラスチック」にたとえられ、アメリカや諸外国では禁止されているのに日本では野放し状態です。

そのような実情から、絶対に食べてはダメな食品と認識されているのも事実です。

では、マーガリンやショートニングは、本当に食べてはいけない食品なのでしょうか。実は、必ずしもそうとは言えないのです。

■家庭用のマーガリン・ショートニングは「低トランス脂肪酸」

マーガリンもショートニングも、原料は同じで、用途も似ています。

ショートニングはほとんどが油脂で、お菓子やパンの食感を良くするために使われます。一方でマーガリンは、味や風味付けのために水分や乳製品、食塩などが加えられています。

どちらも私たちの身近な食品に使われているものなのですが、危険視されているのは、トランス脂肪酸が含まれているからです。

トランス脂肪酸は、食品を加工する段階で生じる人工的な油です。天然にはわずかしか存在していません。摂取すると血液中のＬＤＬ(悪玉)コレステロールを増やし、心臓病のリスクを高めることが分かっています。

そのため、世界中の企業がそれらの使用を抑制するようになりました。現在では、家庭用のマーガリンやショートニングもそのほとんどが低トランス脂肪酸であり、毎日食べても問題ない濃度になっています。

■〝業務用〟には注意しよう！

最初にトランス脂肪酸が規制されたのは、脂質を摂る量が多い欧米人で、心臓血管病による死亡率の増加が問題になったためです。他方で、私たち日本人の摂取量は、欧米人と比較して非常に少ないです。

日本人のトランス脂肪酸摂取量の平均は総エネルギーの0・3％で、WHOの目標基準である1日の総エ

各国のトランス脂肪酸摂取量平均値

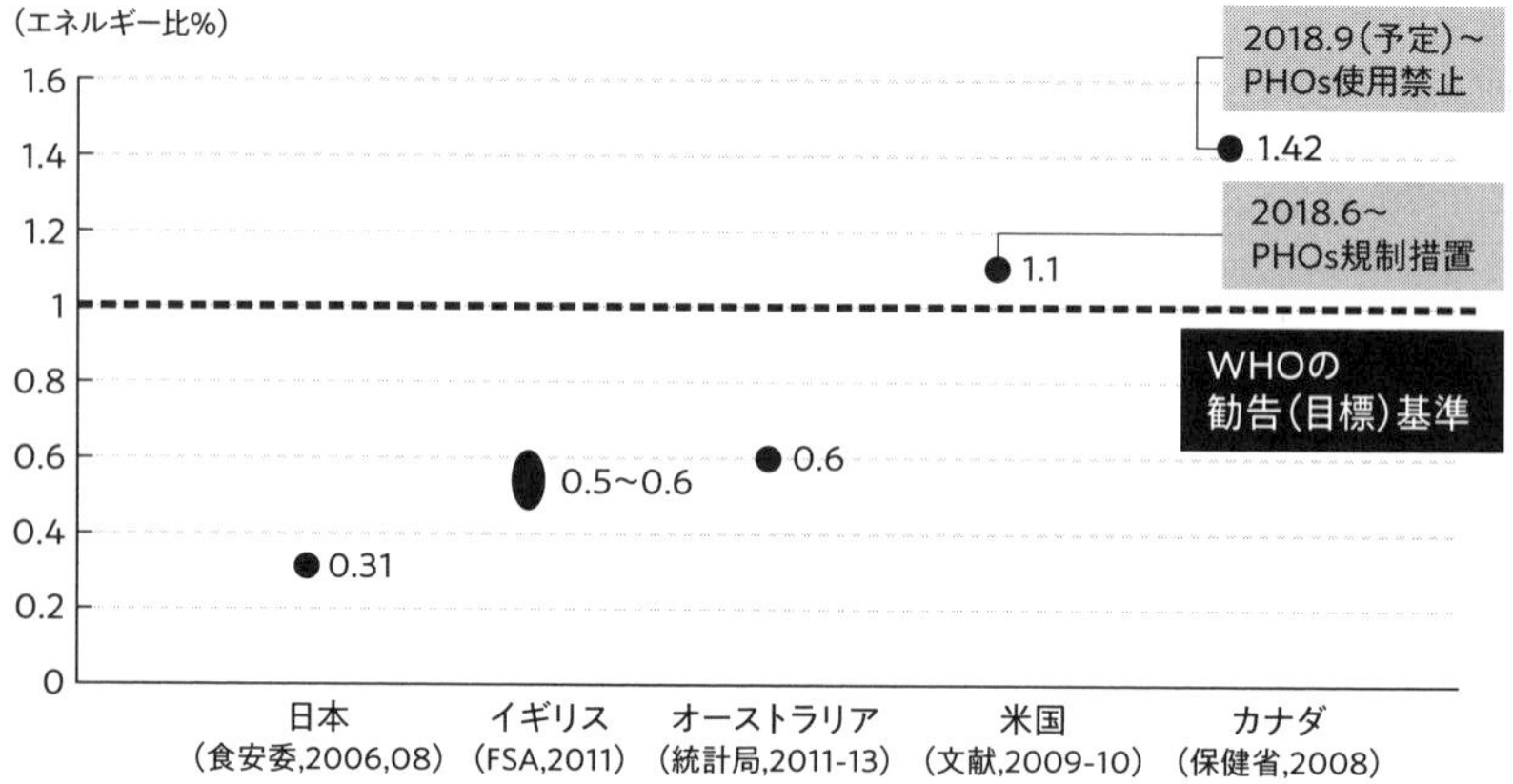

※カッコ内は食品中のトランス脂肪酸含有調査が行われた年
※※原則として、公的機関で公表されている数値を引用。ただし、米国については以下文献から引用。
Anne J. Wanders, Peter L. Zock and Ingeborg A. Brouwer, Nutrients 2017, 9, 840

ネルギー比の1%未満を大きく下回っています。そのため、食生活の異なる日本では、過剰摂取をそこまで心配する必要はありません。

そもそも、現代社会においてすべての有害物質を排除するのは難しいですし、制限が多すぎてもストレスになります。

トランス脂肪酸1つを排除したからといって、健康的な食生活になるとは限りません。むしろ、適切な食事の量とバランスを考えることのほうが大切です。

ただし、家庭用マーガリンは安全でも、業務用マーガリンは低トランス脂肪酸でない場合があります。

とくに日本では、トランス脂肪酸の表示義務がないため、消費者には加工食品に含まれるトランス脂肪酸の量を知るすべがありません。

パンやお菓子だけでなく、業務用油には熱酸化を抑えるトランス脂肪酸を多く含む加工油が用いられることがあります。ファストフードやジャンクフード、揚げ物などによる過剰摂取には十分注意してください。

グルテンフリーは体にいい？

グルテンフリーによって〝原因不明の体調不良〟が改善することがある。

医療法人梶の木会　梶の木内科医院／内科
院長　梶尚志

■体調不良の原因は「小麦」による食物アレルギー!?

近年、アトピー性皮膚炎や慢性的な疲労、便秘、下痢を繰り返すおなかの不調、不眠、うつ、集中力の低下など、様々な体調不良を訴える方が増えています。

また、いろいろな医療機関を受診して様々な検査を受けても「異常なし」と言われ、原因不明のまま体調不良に悩まされている方も少なくありません。

では、そのような体調不良の原因として、「食物アレルギー」が関連していると考えたことはあるでしょうか。もしかするとその原因は、私たちが毎日食べている「小麦」にあるかもしれません……。

■即時型アレルギーと遅延型アレルギー

そもそもひとの体には、体内に入ってきたウイルスや食物や花粉、動物などの異物（抗原）に対して「免疫グロブリン」という抗体をつくる機能があります。免疫グロブリンにより、新たな異物の侵入をブロックする仕組みなのですが、それが過剰に反応して様々な症状を引き起こしてしまうのが、いわゆる「アレルギー」です。

アレルギーには、花粉症や蜂毒、そばアレルギーといったアナフィラキシーショックを起こすような、すぐに症状の出る「即時型アレルギー」と、数日たってから反応が出る「遅延型アレルギー」があります。とくに遅延型アレルギーは、原因がつかみにくいため、気づくことなく摂取し続けてしまうことがあるのです。

日本小児アレルギー学会と日本アレルギー学会は、この遅延型アレルギーの検査を推奨しないとしています。しかし私のクリニックでは、この遅延型アレルギーを調べて食事療法を行うことで、劇的に症状が改善している患者様が多いのも事実です。

■小麦が引き起こす遅延型アレルギーと脳内麻薬物質

「腸管免疫」という言葉があるように、腸は体の免疫にとってとても重要な働きをしています。この腸の粘膜に炎症を起こす物質として代表的なものが、小麦たんぱくの「グルテン」です。

実はこのグルテンは、腸管のバリアを破壊し、分子量の大きなタンパク質などを侵入させてしまいます。それが抗原として認識され、様々なＩｇＧ抗体をつくることで、過剰なアレルギー反応を起こすのが遅延型アレルギーの仕組みです。

また、グルテンに含まれる「グリアジン」というタンパク質は、「エキソルフィン」というポリペプチドに分解されます。エキソルフィンは「オピオイドペプチド」と呼ばれ、そのアミノ酸配列がモルヒネと酷似しており、麻薬のような中毒性があるとされています。そのためやめられなくなったり、イライラや興奮を誘発させたりなど、脳内の様々な神経伝達物質に悪影響をあたえ、精神的に不安定な状態をつくってしまうのです。

このような小麦の特徴をふまえ、近年では、グルテンを摂取しない「グルテンフリー」の食生活が注目されています。

■まずは、食事から小麦を抜いてみよう！

原因不明の体調不良に悩んでいる方は、ぜひ遅延型アレルギーの検査を受けてみることをお勧めします。近隣の医療機関で遅延型アレルギーの検査を行っていない場合は、２週間ほど小麦を抜いてみることから始めましょう。

小麦を抜くことで体調に変化が現れたときは、グルテンアレルギーである可能性が高いです。まずは、グルテンフリーによる体の変化を観察し、食生活を工夫してみましょう。

グルテンアレルギーの主な症状

皮膚	かゆみ、むくみ、じんましん、赤み、湿疹
眼	白目の充血、かゆみ、涙目、まぶたがはれる
鼻	くしゃみ、鼻づまり、鼻水
口の中	唇・舌がはれる、口の中の違和感、のどが締めつけられる感じ、のどのはれ、のどのかゆみ、イガイガ、しゃがれ声
神経系	頭痛、めまい
呼吸器	呼吸困難、せき、ゼーゼー
消化器	腹痛、下痢、吐き気、嘔吐（おうと）、血便
泌尿器	タンパク尿、血尿
全身	アナフィラキシーショック、脈が速くなる、ぐったりする、意識がなくなる、血圧低下

添加物は体に悪い？

食品添加物があなたの健康と未来を奪う。

医療法人天真会すずき内科クリニック／内科・美容皮膚科
理事長・院長　鈴木信行

■増え続ける病気の原因は食品添加物!?

ここ数十年で、私たちを取り巻く「食」の在り方は大きく変わりました。

とくにコンビニや飲食チェーン店の成長は目覚ましく、今や、日本全国どこにいても美味しい食事を安価で食べられます。また、手軽に持ち帰ることもできます。何とも便利な時代になりました。しかし、その便利さに対して、私たちが大きな代償を支払っていることはあまり知られていません。

ガン、心臓・脳血管疾患、自己免疫疾患、アルツハイマー病、神経難病、糖尿病、アトピー性皮膚炎、喘息……。ひと昔前には聞かなかったような病気が、ここ数十年で急激に増加しているのです。実は、その裏側には「食品添加物」の存在があります。

■安くて美味しいものほど危険！

企業は、安い食材を美味しく調理して、しかも保存が効くようにして大量に売らなければ利益になりません。そのため食品添加物をふんだんに使い、味や見た目をごまかしながら、生産コストを下げています。

その中でもとくに問題なのが、「植物油脂」です。

植物油脂とは植物の種からとれる油のことで、安価であるために、加工食品に大量に使われています。また家庭では、主に炒め油として親しまれています。高カロリーな食事を安く食べられるようになったのは、この植物油脂のおかげです。

しかし、最近の研究によって、それらの危険性が指摘されるようになりました。

体内に取り込まれた植物油は、酸化する際に「アルデヒド」という有毒物質に変わります。アルデヒドは体内のタンパク質や遺伝子などに結合し、その構造や機能にダメージを与え、がんや糖尿病などのあらゆる慢性病を引き起こすのです。

それだけではありません。添加物にまみれた高糖質・高脂肪な食事は、私たちの細胞や組織にストレスを与え、慢性的な炎症を引き起こすことが分かってきました。つまり、安くて美味しい高カロリーな食事ほど、重篤な病気を引き起こすリスクをはらんでいるのです。

■添加物に対する正しい知識を持とう

食品添加物や植物油脂が体に悪いということは、昔から言われ続けてきたことです。しかし消費者の多くは、その害をうっすらと分かっていながら、つい安価で美味しいものを手に取ってしまうようです。

残念ながら現代は、利益の追求によって健康が蝕まれる社会の歪みが、私たちの食生活に表れています。こうした事実は、まだあまり理解されていません。一人一人が添加物に対する正しい知識を持ち、声をあげていくことで、問題は改善されていくはずです。

食品添加物の危険性を知った今、あなたはどのような行動をとりますか？　あなたの健康と未来は、あなた自身の決断にかかっています。

ヨーグルトを食べないほうが良い人もいる？

お腹が張って苦しくなる場合がある。

医療法人社団康喜会 辻仲病院柏の葉／大腸肛門外科
臓器脱センター医長 前田孝文

■ヨーグルトは食べないほうがいい？

お腹の調子を整えてくれる食べ物として、「ヨーグルト」を思い浮かべる人は多いのではないでしょうか。

ヨーグルトに含まれる乳酸菌やビフィズス菌が、整腸作用だけでなく、様々な体に良い働きをしてくれるというイメージが強いかと思います。

そんなヨーグルトですが、果たして、すべての人にとっていいものなのでしょうか。それとも、食べないほうがいい人もいるのでしょうか。

■ヨーグルトの健康効果と活用法

ヨーグルトは、牛乳が、乳酸菌やビフィズス菌によって発酵することで作られます。栄養としては、牛乳に由来するタンパク質や脂質、カルシウムが乳酸菌の働きによって消化、吸収されやすいのが特徴です。

ヨーグルトに含まれる乳酸菌やビフィズス菌の一部が生きたまま大腸まで到達して、善玉菌として活動します。善玉菌の活動とは、体に良い物質を作り出すことです。すなわち、腸の動きや消化、吸収の力を上げる乳酸や酢酸といった酸を作ったり、サイトカインと呼ばれる免疫を上げる物質が作られやすくなったりします。

現在では、このような乳酸菌の力を利用したヨーグルトがたくさん販売されています。たとえば、「インフルエンザの症状を軽くする」「インフルエンザワクチンの効果を高める」「風邪をひきにくくなる」「尿酸値を下げてくれる」といったものもあります。

■腸内に発生するガスで苦しくなる人も

こうしてみるとヨーグルトは万能な食品のように思われるかもしれません。しかし、誰もがヨーグルトを食べたほうが良いかというと、実はそうではないのです。人によっては、ヨーグルトを食べることによって体調が悪くなることもあります。

たとえば、腸の中で発生する「ガス」の問題があります。

善玉菌が活動することを発酵といい、発酵によって乳酸やアミノ酸とともに炭酸ガスやメタンガスなどが作られます。そのため、腸の中で発酵によってガスがたくさん作られると、お腹が張って苦しくなるケースがあるのです。

パンをイメージすると分かりやすいのですが、パンは小麦粉をイーストで発酵させたもので、発酵によってガスが作られて膨らみます。膨らんだものを焼き上げるので、パンはふっくらと仕上がります。それがお腹の中で起きるイメージです。

体に良かれと思ってせっせとヨーグルトを食べた結果、お腹の張りがきつくなり、かえって体調を悪くしてしまうこともあります。

お腹の張りや痛みが一向に治らないという人は、一度ヨーグルトを止めてみるといいかもしれません。止めて数日で張り感が楽になる人もいます。

なお、ヨーグルトの他にも、同じ発酵食品である納豆やキムチでも体調が悪くなる人がいます。また、食物繊維は善玉菌の活動を助ける役割があるので、食物繊維をたくさん摂ることで体調が悪くなる場合もあります。注意しましょう。

卵は1日に何個食べてもOK？

上限値に明確な規定はないが、食べすぎに注意。

高知医療センター／救命救急科
医長　竹内慎哉

■卵は1日1個まで!?

「卵は食べすぎたらダメ」「1日1個まで」などの意見を聞いたことがある方も多いかと思います。その理由は、コレステロールにあります。

コレステロール摂取量が増えれば、血中コレステロールは増加します[1]。血中コレステロールの増加は循環器疾患の危険因子です。そして、私たちは主に卵からコレステロールを摂取しています。卵をたくさん食べると、コレステロールの摂取量および血中コレステロールが増加し、循環器疾患が増加するという理論です。

■基準は5年毎に改定されている

では、1日どのくらいまで摂取していいのでしょうか。「日本人の食事摂取基準」で確認できます。この基準は5年おきに改定されています。

2010年版[2]「30歳以上なら男性750mg／日、女性600mg／日まで」

これは、ハワイ在住の日系中年男性の結果[3]から算出されました。卵1個あたり約250mgのコレステロールが含まれており、他の食品から摂取するコレステロールのことも考え、安全量として「1日1個まで」となったのでしょう。

2015年版[4]「コレステロール摂取量の上限値は書きません」

いくつかの研究で、卵摂取量と虚血性心疾患や脳卒中死亡率、心筋梗塞発症率との間に有意な関連は認められませんでした[5][6][7]。他にもさまざまな研究が行われましたが、1日あたり卵1個以内の摂取は心筋梗塞や脂肪と関連があったりなかったりしています。

そして、2015年版の結論としては「コレステロールの摂取量は低めに抑えることが好ましいものと考えられるものの、目標量を算定するのに十分な科学的根拠が得られなかったため、目標量の算定は控えた」として上限値が撤廃されました。

２０２０年版「上限はわからないけど食べすぎはダメ。脂質異常症の人は２００㎎／まで」

最新の２０２０年版[8]でも上限値の記載はありませんが、「許容されるコレステロール摂取量に上限が存在しないことを保証するものではないことに強く注意すべきである」という注意書きがあります。

ちなみに高ＬＤＬコレステロール血症患者の場合は、脂質異常症の重症化予防の目的から、コレステロールの摂取を「２００㎎／（日）未満」に留めるのが望ましいとされています。

日本人の食事摂取基準

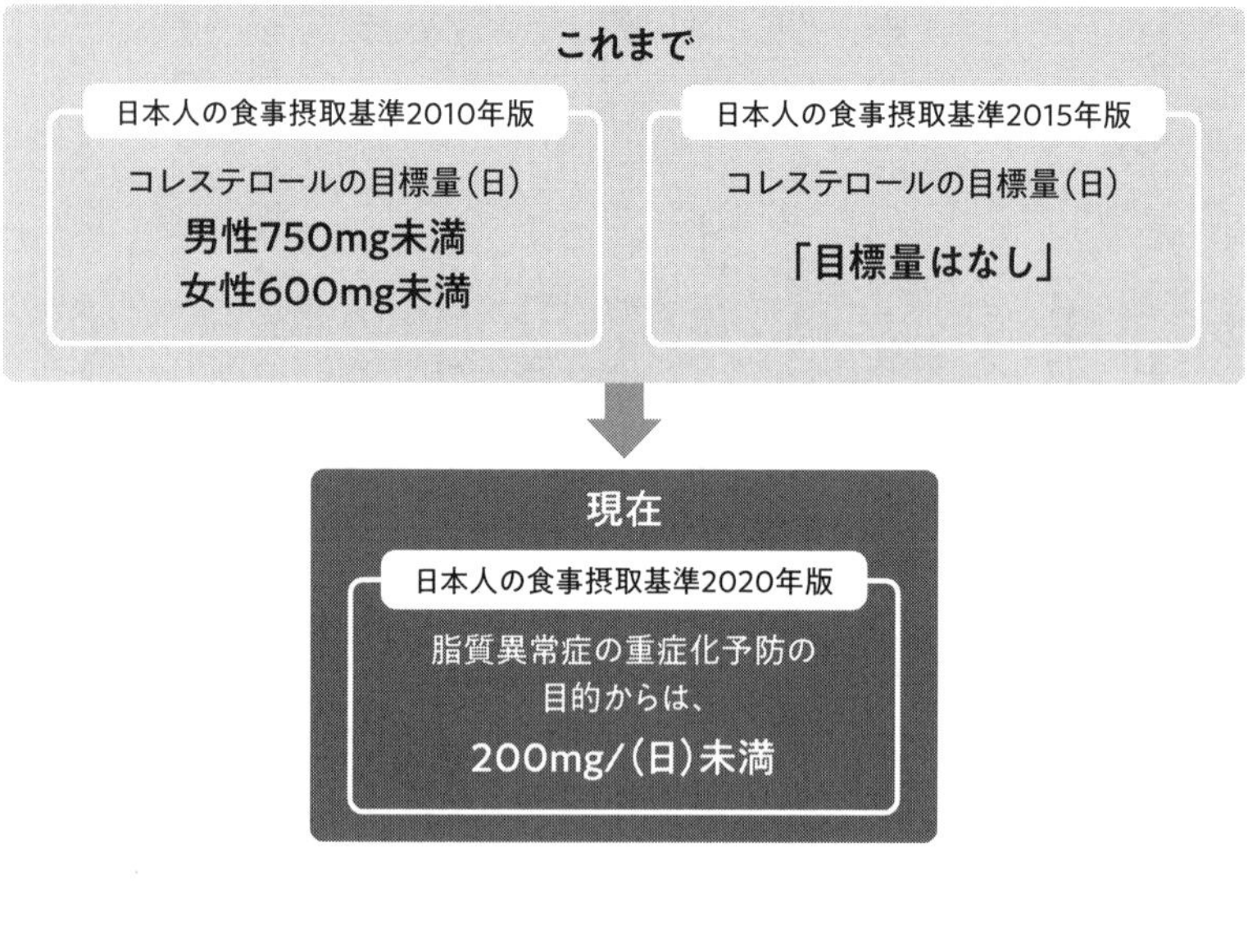

■「情報リテラシー」を持つことが大事

卵について、アミノ酸やビタミンが豊富といったポジティブな要素が主張されるケースもあれば、コレステロールに関するネガティブな情報が強調される場合もあります。また、各種の研究結果で「二つに差がない＝二つは同じ」という解釈をしているものも見かけますが、「二つに差がない＝二つの優劣はわからない」という解釈が正しいです。インターネットに情報があふれている今の時代、「情報リテラシー」が大切です。企業の宣伝をそのまま鵜呑みにするのは控えましょう。

参考文献／
(1)Weggemans RM, Zock PL, Katan MB. Dietary cholesterol from eggs increases the ratio of total cholesterol to high-density lipoprotein cholesterol in humans: a meta-analysis. Am J Clin Nutr 2001May; 73(5): 885-91.
(2)日本人の食事摂取基準(2010年版)、Ⅱ各論、1エネルギー・栄養素、3脂質
(3)McGee D, Reed D, Stemmerman G, et al. The relationship of dietary fat and cholesterol to mortality in 10 years: the Honolulu Heart Program. Int J Epidemiol 1985May;14(1) 14: 97-105.
(4)日本人の食事摂取基準(2015年版)、Ⅱ各論、1エネルギー・栄養素、1-3脂質
(5)Rong Y, Chen L, Zhu T, et al. Egg consumption and risk of coronary heart disease and stroke: dose-response meta-analysis of prospective cohort studies. BMJ 2013Jan7; 346: e8539.
(6)Nakamura Y, Okamura T, Tamaki S, et al.; NIPPON DATA80 Research Group. Egg consumption, serum cholesterol, and cause-specific and all-cause mortality: the National Integrated Project for Prospective Observation of Non-communicable Disease and Its Trends in the Aged, 1980 (NIPPON DATA80). Am J Clin Nutr 2004Jul; 80(1): 58-63.
(7)Nakamura Y, Iso H, Kita Y, et al. Egg consumption, serum total cholesterol concentrations and coronary heart disease incidence: Japan Public Health Center-based prospective study. Br J Nutr 2006Nov; 96(5): 921-8.
(8)日本人の食事摂取基準(2020年版)、Ⅱ各論、1エネルギー・栄養素、1-3脂質

魚を食べると心血管病の予防になる?

魚に含まれるDHAやEPAが心臓病のリスクを下げる。

目黒外科/外科
院長　齋藤陽

■心臓の病気は死因の第2位!

心臓の病気（心疾患）は、悪性腫瘍に次いで日本人の死因第2位です。その中でも、最も死亡率の高い病気が「心筋梗塞」です。

心筋梗塞は、動脈硬化によって心臓の筋肉に栄養を送る「冠動脈」という血管が詰まり、心臓の筋肉細胞が死んでしまうものです。その結果、心臓が動けなくなるのです。

動脈硬化の原因としては、高血圧、肥満、糖尿病、脂質異常症、高尿酸血症、ストレス、喫煙、家族歴などがあります。中でもLDL（悪玉）コレステロールや中性脂肪が高いと、動脈硬化が進行しやすいことが分かっています。

では、どのようにして動脈硬化を予防すればいいのでしょうか。

■魚を食べると動脈硬化の予防になる!?

食事と心臓病の関係については、古くから研究が行われています。

たとえば1972年にデンマークで行われた調査では、デンマーク人の40％が心筋梗塞になるというデータに対し、グリーンランドなどの寒冷地域に住むイヌイットはわずか3％しか心筋梗塞にならないことが明らかになりました。

そこで注目されたのが、イヌイットの食生活です。イヌイットは魚やアザラシ（アザラシも魚を食べる）を食べる習慣があるため、魚を食べることと心筋梗塞予防の効果について研究が進められました。

その結果、イヌイットの血液には、魚類に豊富に含まれるDHA（ドコサヘキサエン酸）やEPA（エイコサペンタエン酸）が多いことが分かりました。

また日本でも、2006年に厚生労働省の研究班が調査を行い、魚を食べることによる心臓病の予防効果について報告されています。

具体的には、40歳から59歳までの男女約4万人に対し、11年間の追跡調査が行われました。それによると、最も魚を食べるグループは、最も魚を食べないグループに比べ、心疾患になるリスクが40％も低いことが分かったのです。とくに心筋梗塞については、55％もリスクが低いことが判明しました。

さらに、魚から摂取したDHAとEPAの摂取量が最も多いグループは、最も少ないグループと比べて、心疾患になるリスクが40％も低く、また心筋梗塞になるリスクは65％も低下していることが明らかになったのです。

■魚を食べて心臓の病気を予防しよう！

DHAやEPAは、中性脂肪を減らし、血液がドロドロになるのを防ぎます。そのため、血栓をできにくくする効果があります。

このことから、魚を食べることは心臓の病気、とりわけ心筋梗塞を予防する効果があると言えます。とくにマグロ、アジ、サバ、イワシ、サンマなどの青魚は、DHAやEPAが豊富に含まれています。

またDHAやEPAは、体内でほとんど作られず、食事によって摂取しなければなりません。そのため「必須脂肪酸」と呼ばれています。

できれば毎日、少なくとも週に1～2回は魚を食べるようにしましょう。望ましいのは刺身で食べることですが、焼いて食べても、缶詰でも、DHAとEPAを摂取できます。

とくに水煮の缶詰などは、汁にもDHAとEPAが多く含まれているので、捨てずに摂取するようにしましょう。

EPA・DHA摂取量と虚血性心疾患

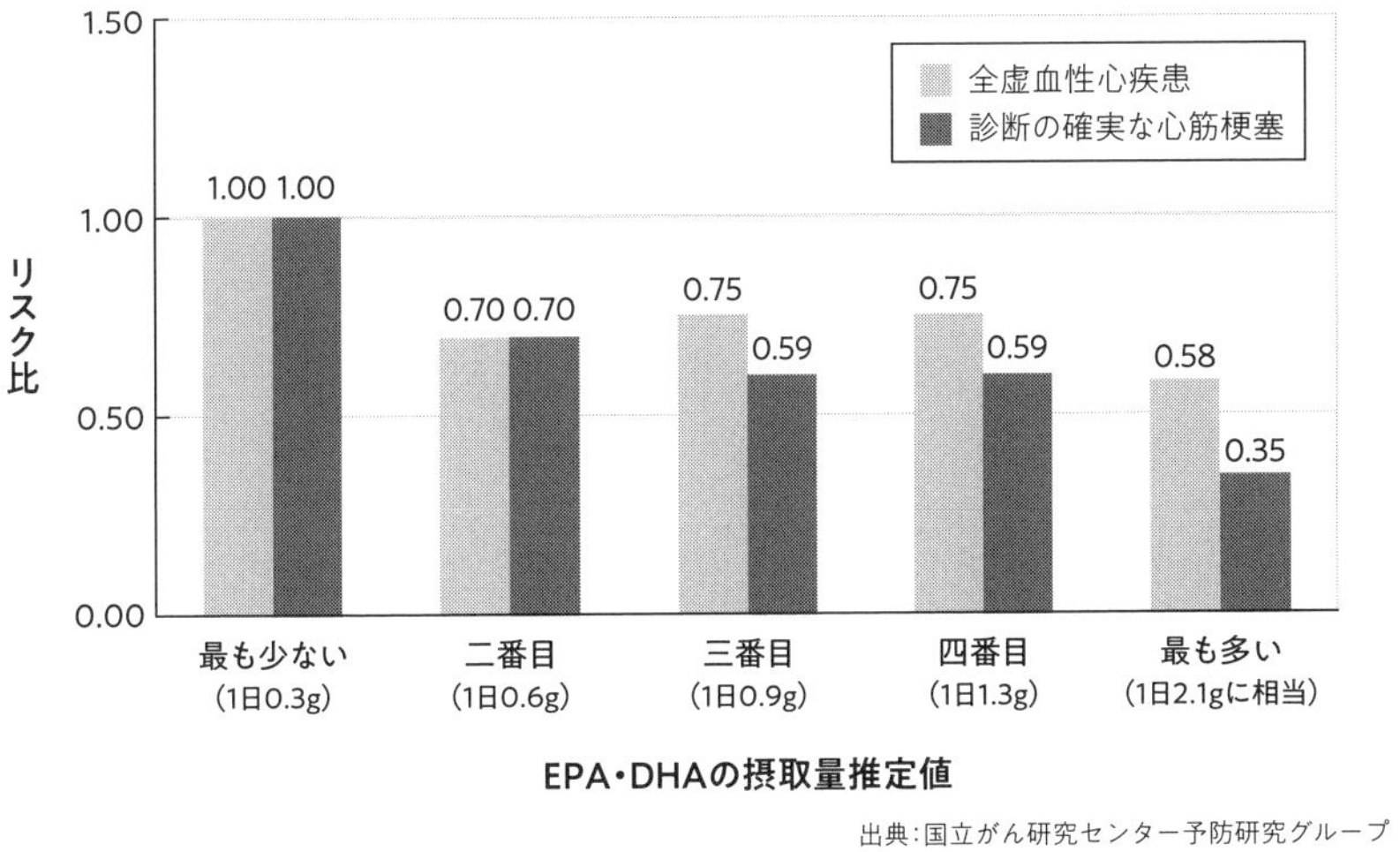

出典：国立がん研究センター予防研究グループ

良質なタンパク質を摂るには卵より大豆？

「大豆より卵」が正解。ただし、継続性も重視すること。

里皮フ科小児科クリニック／皮膚科
理事長　里博文

■タンパク質が少ないと免疫力が低下する!?

「タンパク質」は、私たちの健康に欠かせない栄養素です。

そもそもタンパク質は、人間の筋肉や臓器、骨、血液、皮膚、髪の毛など、体を構成する主成分で、ホルモンの材料になります。体から水分を取り除くと、脂質と並んで、ほぼ半分がタンパク質となります。

そんなタンパク質は、消化管でアミノ酸に分解され、小腸から血管内に取り込まれ、必要なタンパク質へと再合成されます。

タンパク質の摂取や吸収が少なくなると、貧血や体力低下、免疫力低下につながってしまうので注意が必要です。

では、どのようにして良質なタンパク質を摂取すればいいのでしょうか。

■「動物由来」と「植物由来」のタンパク質

タンパク質を摂取するには、肉や魚、卵などの「動物由来」のものと、穀類や豆類などの「植物由来」のものがあります。

自然には多くのアミノ酸が存在しているのですが、このうちの9種類は体内で合成できないため、食事から摂取する必要があります。これを「必須アミノ酸」と呼びます。動物性タンパク質は、その多くが9種類の必須アミノ酸を含んでいます。

一方で、一部の植物性タンパク質は「メチオニン」というアミノ酸が不足しています。アミノ酸全体の働きは、不足している必須アミノ酸の量にあわせて制限されてしまうので、タンパク質を摂っているつもりでも足りなくなる可能性があるのです。

しかも植物性タンパク質は、動物性タンパク質に比べて、体内での吸収率が低い、という報告もあります。

以上のことから、効率よくタンパク質を摂るには、動物性タンパク質のほうが良いと考えられます。具体的には、肉や魚、卵や乳製品などが挙げられます。

■コンビニを上手に活用しよう！

ただし、動物性タンパク質だけをつねに摂取するのは、現実的ではありません。そもそも食べることは、楽しみのひとつです。飽きているのに、同じもの延々と食べ続けることはできません。

そこで、継続性や利便性なども考えながら、高タンパク質で体づくりを助けてくれる食品を摂取していくべきしょう。

たとえば、コンビニなどでも買えるサラダチキンやゆで卵、豆腐、チーズなどは、利便性が高く効率的です。私も朝食代わりに食べています。

また、サラダに鰹節をかけたり、ご飯に納豆をのせたり、あるいはたち食いそばに生卵をトッピングするのもいいでしょう。

とくにお酒を飲む方は、枝豆やスルメを肴として選ぶなど、高タンパク質を意識した生活を心がけてみましょう。

糖質は生きていくために絶対必要な栄養素である？

糖質を制限するとさまざまなメリットがある。

西宮SHUHEI美容クリニック／内科・皮膚科・美容皮膚科・美容外科
院長 山本周平

■糖質制限は人間の本来の姿

これまでの医学では、「糖質は必須のもの」「糖質を抜くことは悪」というのが常識でした。しかし人間は、もともと農耕が始まる前までは、肉や魚、野菜のみを食べるという生活をしていました。ご存知のように人類の歴史は約4000万年前からあり、農耕が始まったのは諸説ありますが、ほんの約1万年前からです。

人類の歴史からすると、こんな短期間で体の構造が変わるものではありません。本来、人間は肉、魚、野菜などの炭水化物や糖質をほとんど含まないものを食べ、それで生きられるようにできているのです。

また、体を構成するのはタンパク質、脂質とミネラル、ビタミンなどの補酵素だけであり、ここに糖質は含まれません。

糖質は一切摂ってはならないというわけではないですが、しかし現代人はあまりに多くの糖質を摂りすぎているのです。

■糖質制限は良いことばかり

人間の体は現代のように糖質を摂ることを想定していないため、血糖値を上げることが重要でした。血糖値を上げるホルモンは5種類以上ありますが、一方で血糖値を下げるホルモンはインスリンの1種類しかありません。そう、人間は血糖値を下げるのが苦手なのです。そこで、血糖値を常に正常範囲内に抑えておくことで、色々なメリットを得ることができます。たとえば、次のようなメリットが挙げられます。

・脳の機能が向上する
・集中力が向上する
・太りにくくなる
・認知症状になりにくくなる
・食後に眠たくなるようなことがなくなる
・体が軽くなる

・動脈硬化を予防できる　・高血圧になりにくくなる
・もちろん糖尿病になりにくくなる

■血糖値が急激に下がる「血糖値スパイク」に注意

人間には糖新生という脂肪やタンパク質から、グリコーゲンを作り出す機能があります。

そのため、必要があれば、体が自動的にブドウ糖を作り出してくれます。

脳はブドウ糖を使用する機構もありますが、糖質制限時にはケトン体を利用するようになり、ケトン体が脳を保護する作用もあると言われています。

血糖値を上げ下げしてしまう（糖質をよく摂る食生活）と、逆に脳の機能は落ちます。食事をするとよく眠くなる、ボーッとする方も多いかと思いますが、これは血糖値が急激に上がりそれを下げようとインスリンが出て、再び血糖値が下がるという「血糖値のスパイク」が起こり不安定になるからです。

血糖値の乱高下は認知症のリスクとしても指摘されています。以上のことから、生活の中に糖質制限を取り入れてみてはいかがでしょうか。

有機野菜や無農薬野菜のほうが体にいい？

有機野菜と無農薬野菜は別物。

木戸みみ・はな・のどクリニック／耳鼻咽喉科
院長　**木戸茉莉子**

■有機野菜と無農薬野菜は同じもの？

「体に良い安全な野菜を食べたい」。

そのように考えたとき、有機野菜や無農薬野菜を選ぶ人は多いと思います。なぜなら有機野菜や無農薬野菜は、農薬による身体への影響を心配する必要がなく、安全性が高いイメージがあるからです。

たしかに、それらの野菜は、農薬を使用している野菜よりも安全性が高いと考えられます。ただ、有機野菜と無農薬野菜を、同じように〝健康に良い野菜〟と捉えてもいいのでしょうか。

実は、それぞれ違いがあるのです。

■厳格な審査を受けている有機野菜

有機野菜とは、農林水産省の定める有機JAS規格の条件を満たした野菜のことです。

JAS規格に適合した生産が行われているかどうかを登録認証機関が検査し、基準をクリアしたものが有機JAS認証を取得できます。認証を受けた野菜のみが有機JASマークを付けられ、「有機野菜」または「オーガニック」の表示をすることができます。

有機JAS認証は、毎年検査を受けて合格しないと、継続して付けることができません。しかも、認証の対象となるのは農産物や食品だけではなく、「どのような過程で生産されたか」を含む全プロセスがチェックされます。

有機農産物の日本農林規格には、次のような定義がなされています。

「農業の自然循環機能の維持増進を図るため、化学的に合成された肥料及び農薬の使用を避けることを基本として、土壌の性質に由来する農地の生産力（きのこ類の生産にあっては農林産物に由来する生産力を含む。）を発揮させるとともに、その農産物が生産された地域の慣行レベル（各地域の慣行的に行われている節減対象農薬及び化学肥料の使用状況）に比べて、節減対象農薬の使用回数が50％以下、化学肥料の窒素成分量が50％以下、で栽培された農産物。農業生産に由来する環境への負荷をできる限り低減した栽培管理方法を採用したほ場（農産物を育てる場所）において生産すること」

つまり、自然環境に優しい農法として、有機栽培の基準を定めたものといえます。厳しい基準をクリアし、かつその農法が毎年維持されている農作物のみが、有機野菜と名乗ることができる。それだけ環境に配慮し、結果として健康に良い野菜であると考えられます。

■無農薬野菜は農薬を使用している!?

一方で無農薬野菜とは、農薬を使わずに作られた野菜のことです。ただ、厳密に言うと、無農薬野菜には次の3タイプがあります。

1）個人の生産者が土や苗、栽培中に農薬を使わないで栽培した野菜
2）化学農薬を使わずに、微生物や害虫の天敵の虫など、生物系の農薬のみを使って栽培した野菜
3）農薬の残留した畑で、種まきから栽培まで、苗に農薬を使わないで栽培した野菜

このように、一切の農薬を使わないで栽培している場合もあれば、育てている間だけ使わないものもあり、厳密に〝無農薬〟と言えるかどうかは疑問が残ります。

そうした事情から、消費者の誤解を招くこともあるという懸念があり、平成16年より「無農薬」という言葉の使用は国のガイドラインで禁止されています。

その代わりに「特別栽培農産物」という言葉を使うよう指導されています。

これらの違いを踏まえたうえで、それぞれの特性を理解しつつ、より健康に良い野菜を選ぶようにしましょう。

野菜は、国産、オーガニックなら安心？

国産やオーガニックだからといって、必ずしも安全とは限らない。

医療法人社団ワッフル　ぐんぐんキッズクリニック／小児科・アレルギー科
理事長　中野景司

■国産やオーガニックの野菜は安心!?

「国産」や「オーガニック」の野菜なら安心して食べられる。そのように考えている人も多いのではないでしょうか。

たしかに海外産の野菜は、国産に比べて輸送に時間がかかるため、鮮度が落ちやすいです。また国によっては、肥料や農薬の使用状況が不透明なため、安全性を疑問視する人も少なくありません。

たとえば、保存状態を保つ目的で、収穫後の作物に「ポストハーベスト」という農薬を使用することがあります。かつてこの農薬が、日本では認可されていなかったことが問題視され、「海外産の野菜は危険」という印象が根強く残っています。

オーガニック（有機農法）に関しても、その意味を正確に理解せず、「何となく良い育て方をしてそうで安心」という印象をもたれているようです。

オーガニックとは本来、生物の生き方や在り方を示す言葉です。その言葉の持つ良いイメージだけが一人歩きしてビジネスに利用されているケースもあります。

では、国産やオーガニックは本当に安全なのでしょうか？

■安全性を左右する作り手の問題

結論としては、作り手の個人差が大きいというのが実際のところです。

国産の野菜でも、消費者や小売業者は見た目を重視する傾向にあるため、ある程度の農薬を使用して野菜を害虫から守る必要があります。つまり、手間を取るか安全性を取るかは農家個人の判断に委ねられています。

また、オーガニックに関しても、善良な売り手ばかりであれば良いのですが、売ることを重視するあまり、一昔前は「なんちゃってオーガニック」ともいうべき野菜も横行していたようです。

そのような状況に対処すべく、2000年からは日本のJAS法で、有機農産物と有機農産物加工食品を「オーガニック」として表示・販売する場合の制度が設けられました。生産者や加工業者は、登録認定機関の検査・認証を受け、有機JASマークを付けることが義務付けられるようになったのです。

■オーガニックとは?

オーガニックと聞くと「化学肥料・農薬を使わない」「遺伝子組み換えはしない」などとイメージする方が多いかと思いますが、それらは幹ではなく枝葉に過ぎません。国際有機農業運動連盟では、オーガニックの原則として「生態系」「健康」「公正」「配慮」の4項目を掲げています。

また食品の安全は、3つの危害要因（異物などの物理的危害、菌類などの生物的危害、農薬や重金属等による化学的危害）が一定以下に抑えられているときに実現します。

このうち、物理的危害と生物的危害は、食品衛生法の下ですべての食品の安全性が担保されており、オーガニックが特別優れているわけではありません。

そうなると、差は「化学的危害リスクのみ」ということになります。

化学肥料や農薬などの化学物質は少ないに越したことはありませんが、国内で認可されたものは厳しい審査を受けており、指定量を用いている限りは、目に見えて健康被害が出ることはまずありません。

インターネットなどの情報を見ていると、「オーガニック野菜に変えたら体調が良くなった」というケースを見かけることがありますが、そういう方は単に化学物質過敏症なのかもしれません。

それ以外の健康な方がオーガニックに変えたからと言って、急に変化がみられることはほとんどないでしょう。

■安全性より「味」の違いが大きい

では、オーガニックに意味はないのでしょうか。

そんなことはありません。私は「味」にこそ違いがあると考えています。

美味しさは個人の感覚にもよりますが、オーガニックはその生育法から「自然に近い味」がするのだと思います。私は趣味でベランダ菜園をしていて、無農薬・少肥料で育てていますが、スーパーで売られているものに比べると味が濃いと感じています。

以前に米農家の方から聞いた話ですが、「農協に買い取ってもらう米は、指定の農薬を指定量使用するように決められているが、自分たちで消費する米は別の田んぼで、無農薬でつくる」とのことでした。それだけ味が良いということでしょう。

ただし、無肥料・無農薬での農業には大きな苦労を伴います（ベランダでも害虫被害は相当です）。当然その分は野菜のコストという形で跳ね返ってきます。

消費者としては、リスクとコストのバランスをとりながら、それぞれの状況に見合った選択をすることが重要ではないでしょうか。

生野菜は体を冷やす？

体を冷やすのは〝冷えた〟生野菜。大切なのは常温で食べること。

医療法人社団勝榮会　いりたに内科クリニック／内科
院長　入谷栄一

■生野菜を食べると体が冷える!?

「野菜はとりたいけど、生野菜は体を冷やすから……」。そのように考え、生野菜を避けている人は少なくありません。

東洋医学においては、「陰」と「陽」の概念があり、「冬場が旬の食べ物＝体を温める」「夏場が旬の食べ物＝体を冷やす」といわれています。

しかし、夏場が旬の食べ物や生野菜を食べただけで体が冷えるということはありません。

生野菜の多くは冷蔵庫で保管されています。とくにサラダとして食べる野菜の温度は、かなり低い状態です。そのまま食べれば当然、体が冷えてしまいます。

それが、「生野菜を食べると体が冷える」といわれている原因です。

■生野菜は「常温」がオススメの理由

夏野菜にはカリウムを多く含んでいるものが多く、カリウムには利尿作用があるため、尿とともに体の熱を逃がすといわれています。

また私たちの体温は、脇の下の体温より内臓深部体温のほうが0・5～1℃くらい高い温度で機能しています。そこに冷たい食べ物や飲み物が入ると、一時的に内臓の温度が下がり、胃腸機能の低下で消化不良が起きたり栄養分の吸収が妨げられたりします。さらに血流が悪くなることで、腸内の免疫機能が低下したり新陳代謝が悪化したりします。

しかし私たちの身体には恒常性(生体の内部や外部の環境因子の変化にかかわらず、生体の状態が一定に保たれるという性質）という仕組みがあります。

そのため一時的に体が冷えたとしても、それは持続せず、やがてもとの体温に戻ります。こうした理由から冷やした生野菜を食べても大きな問題はないですが、一時的にでも腸の負担を軽減するために常温の生野菜のほうがより良いでしょう。

■生野菜と温野菜を組み合わせて

生野菜には、免疫力をアップさせるための「酵素」や「フィトケミカル※」が豊富に含まれています。

これらの栄養素を摂取することは、健康にとって非常に重要です。そのため常温下に置いた生野菜を食べて、免疫力アップにつなげましょう。

また野菜には第6の栄養素である食物繊維も含まれます。食物繊維を効率よく摂るには、温野菜にするのがオススメです。カサを減らすことによって量が食べられるため、食物繊維が豊富に取り入れられます。

このように、常温の生野菜と温野菜を組み合わせて、健康的な食生活を実現しましょう。

※フィトケミカルとは、必須栄養素ではないものの、β-カロテンやイソフラボンなど健康を維持するために重要な成分。

野菜は生で食べたほうが酵素が摂れる？

野菜を加熱すると酵素は失われるが、メリットもある。

放射線診断科
小野田結

■野菜は生で食べたほうがいい!?

「野菜は生で食べたほうが体にいい」と思っている人もいるかと思います。たしかに、野菜は生で食べたほうが「酵素」を摂ることができます。酵素というのはタンパク質でできているため、加熱により構造が破壊され、その働きをなくしてしまいます。そのため、加熱すると酵素は摂れなくなると考えて良いでしょう。

では、野菜はすべて生で食べたほうがいいのでしょうか。実は、そう簡単に割り切れるわけではありません。加熱には欠点もありますが、利点もあるのです。

■加熱によって「酵素」が失われる

まずは、酵素について詳しくみていきましょう。

生物の中、つまり体内には生命活動のための様々な酵素が存在しています。食物を消化するための消化酵素もそのうちの一つです。また消化酵素にもたくさんの種類があります。

食べ物は消化管で消化・吸収されますが、さらに酵素によって栄養素

温度変化による酵素活性

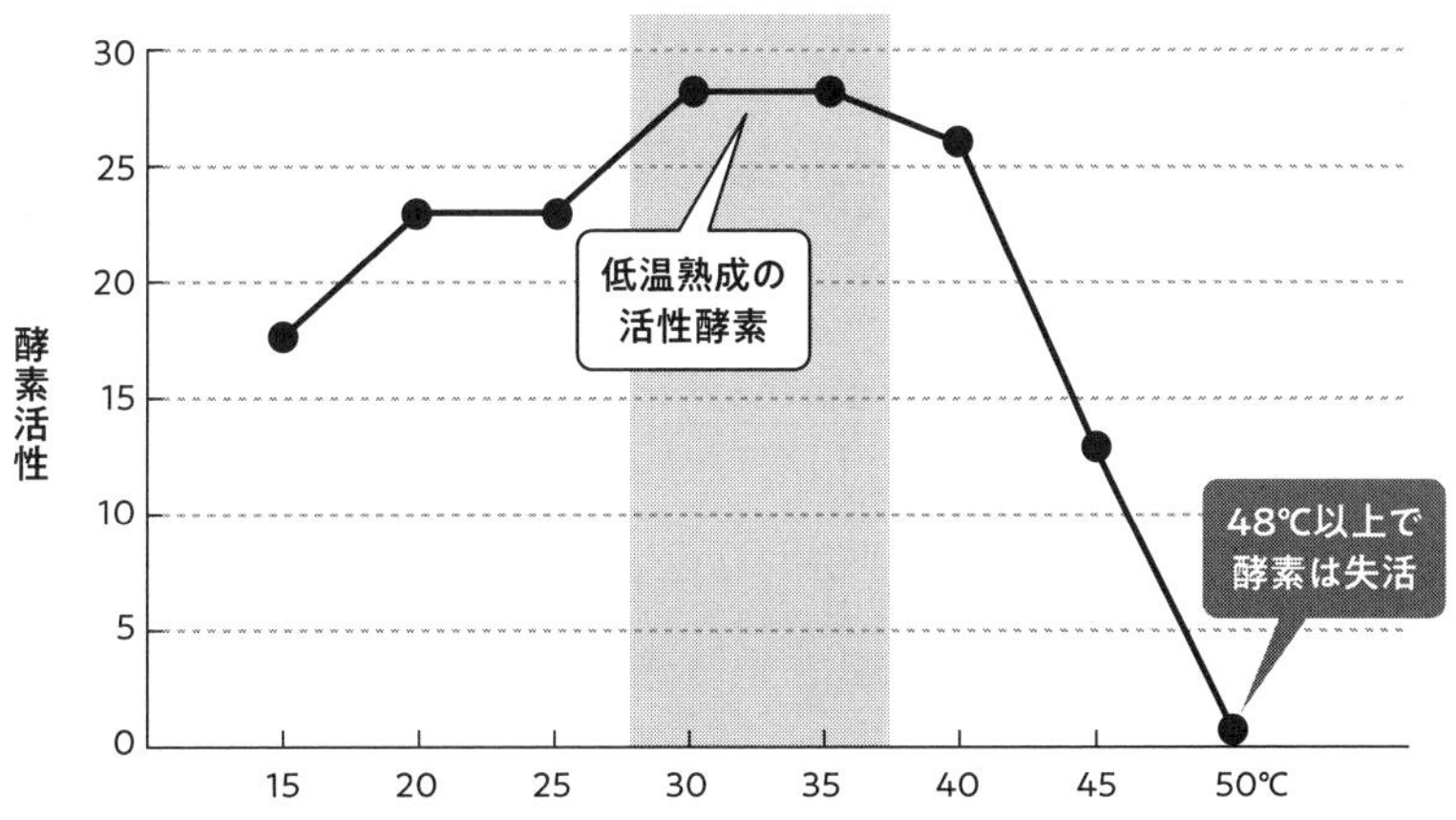

出典：北海道立理科教育センター　酵素反応実験の定量化「酵素の最適温度」より作成

が最小単位に分解され、吸収されます。

たとえば、口の中では唾液中に含まれる「アミラーゼ」という酵素が、デンプンを麦芽糖に分解し、胃の中では胃液内の「ペプシン」という酵素がタンパク質をアミノ酸に分解します。そして、分解された栄養素は小腸の粘膜から吸収されていきます。

野菜も生命体であるため、多くの酵素を含みます。

酵素は前述したようにタンパク質でできており、そのまま食べたとしても酸性度の高い胃酸（pH1~2）で激減し、タンパク質分解酵素ペプシン（胃で分泌）やトリプシン（小腸で分泌）でさらに減り、ほぼ分解されてしまいます。

その過程で、口の中~胃の中くらいまでであれば、消化を助ける可能性はあります。たとえば、生の大根にはアミラーゼ、プロテアーゼ、リパーゼなどの消化酵素が多く含まれていることが知られています。そこで生の大根をお餅やサンマ、焼肉などと一緒に食べれば消化が助けられると考えられます。

ちなみにこうした酵素の働きは、加齢や活性酸素などの影響で低下すると言われています。低下した酵素の力は、食材酵素やサプリメントなどで簡単に補えるものではありません。

■加熱することのメリットも

また酵素以外にも、必須栄養素であるビタミン摂取などの観点からも生野菜は重要です。茹でることによって水溶性ビタミンはお湯の中に溶け出てしまい、摂取しそびれてしまうことになります。

一方で、野菜を加熱して食べることにも利点があります。

野菜は加熱することによって量が少なくなるため、たくさん摂取することができます。とくに野菜に含まれる食物繊維は加熱しても減少しないので、生野菜よりも加熱野菜のほうが多く摂取できます。

以上のことを踏まえると、生野菜にも加熱野菜にも利点・欠点があると言えます。野菜を多く食べることは体に良いのですが、何か一つの食べ方に執着してしまうのではなく、ストレスを感じることなくできるだけバランスの取れた食べ方をするのが最善と言えそうです。

すべての野菜は健康に良い？

食べすぎると危険な野菜もある。

菜の花皮膚科クリニック／皮膚科
院長　菅原祐樹

■野菜が体に悪影響を及ぼす!?

野菜には、ビタミン・ミネラル・食物繊維など、私たちの体に必要な栄養素がたくさん含まれています。そのため、健康や美容に欠かせない食べ物といえます。

厚生労働省が定める野菜の摂取量の目安は、成人で1日350g。しかし実際の摂取量は、成人男性で約290g、女性で約270gしかありません。とくに20～30歳代は、男性で約260g、女性で約240gと、平均を下回っています。（平成30年度「国民健康・栄養調査」）

このような結果から、積極的に野菜を食べることは推奨されています。ただ、そのように健康に欠かせない野菜も、体に悪影響を及ぼす場合があることをご存知でしょうか？

■中にはがんの原因となるものも……

たとえば、ほうれん草や小松菜、春菊など葉物野菜を食べるときは注意が必要です。葉物野菜に多く含まれる「硝酸塩」という物質は、がんやメトヘモグロビン血症（全身に酸素を運ぶ血液中のヘモグロビンが亜硝酸塩によって酸化され、酸欠状態に陥るもの）を生じるリスクがあるとされています。

硝酸塩自体は、植物がタンパク質を合成するために必要な成分であり、無害なのですが、硝酸塩が腸内細菌によって亜硝酸塩に変化すると体に悪い作用が生じます。ちなみに亜硝酸塩は、ハムやソーセージの発色剤としても使用されているものです。

緑色が濃い葉物野菜ほど、硝酸塩を多く含んでいます。一般的な摂取量であれば心配ありませんが、大量に食べるのは避けましょう。

また、腸内細菌が多い生後3カ月未満の乳児は、硝酸塩から亜硝酸塩への変換率が高くなるため、メトヘモグロビン血症を発症しやすくなります。

ちなみに、茹でることによって硝酸塩を30～40％減らせることや、ビタミンCと一緒に摂取すると発癌性物質の発生を抑えることが知られています。

■食べすぎると体調を崩しやすい野菜とは

他にも野菜の食べすぎで体調を崩すケースがあります。

たとえば食物繊維には、水溶性食物繊維（オクラ、アボカドなど）と不溶性食物繊維（シソ、えんど

主な野菜の硝酸塩含有量

	厚生労働省 1988年調査	五訂日本食品 標準成分表
ほうれん草	3560±552 (6)	生:2000 ゆで:2000
サラダほうれん草	189±233 (6)	データ無
小松菜	データ無	生:5000 ゆで:3000
チンゲン菜	3150±1760 (3)	生:5000 ゆで:5000
玉レタス	634±143 (3)	1000
サニーレタス	1230±153 (3)	2000
サラダ菜	5360±571 (3)	データ無

単位：mg NO_3^-／kg

う、菜の花など）の2種類があります。

便秘解消のために食物繊維の多い野菜の摂取が勧められていますが、けいれん性タイプの便秘では、腸を刺激しやすい不溶性食物繊維を食べることにより、腸運動のリズムがさらに不安定になってしまいます。

また、ジャガイモやさつまいも、トウモロコシ、かぼちゃなど、糖質を多く含む野菜を食べ過ぎると肥満につながります。

さらに、トマトやきゅうり、ナス、レタス、アボカドなどの夏野菜には、体を冷やす作用があります。サラダなどで頻繁に食べると、体を冷やし過ぎる場合があるので注意してください。

その他にも、ほうれん草やタケノコなどに含まれるシュウ酸（アク・えぐみ成分）は、生食で摂り過ぎると骨粗鬆症や結石の原因になります。茹でるとシュウ酸を70〜80％除去できるので、覚えておきましょう。

私たちの体調を整える重要な栄養源の野菜。農薬の危険性だけではなく、偏った食べ方も体の害になるため、バランスよく摂るようにしましょう。

白米より玄米のほうが体にいい？

玄米は体に良い栄養素が豊富。

木戸みみ・はな・のどクリニック／耳鼻咽喉科
院長　木戸茉莉子

■白米と玄米はどっちがいい!?

日本人の主食である「米」。

同じ米でも、玄米のほうが白米より健康に良さそうなイメージがあるかと思います。

実際はどうなのでしょうか？

そもそも玄米は、収穫した稲から籾殻のみを取り除いたものです。玄米からさらに胚芽と糠を取り除き、胚乳のみにしたものが白米です。

こうした違いを踏まえたうえで、玄米の魅力について掘り下げてみましょう。

■玄米のさまざまな効果とは

まずカロリーについては、玄米と白米はほぼ同じです。

ただ、玄米の胚芽や糠にはビタミン、ミネラル、食物繊維を多く含み、とくにビタミンB群が豊富です。ビタミンB群は、糖質、脂質、タンパク質の代謝の際の補酵素として働き、「ATP」というエネルギーの産生に欠かせません。

また、玄米に多く含まれる不溶性食物繊維は、水分により膨らんで腸の運動を刺激し、排便をスムーズにします。

食物繊維が多くて消化に時間がかかるため、血糖の上昇が緩やかになることから、低GI（Glycemic Indexの略。食後血糖値の上昇を示す指標）食品としても知られています。

さらに、糠の部分に含まれる「γ-オリザノール」は、血清コレステロールを低下させる作用があります。

■心配される農薬と毒性の実情

このように体に良い栄養素を多く含む玄米ですが、注意点として、糠に農薬が残る可能性があると言われています。

ただ、玄米を対象とした残留農薬検査は行われており、市場に通常流通する米は基本的に安全基準をクリアしていると考えていいでしょう。心配な場合は、残留農薬検査を行っている玄米かどうかを調べるようにしてください。

また、玄米には毒性があるという意見もあります。玄米の毒性とされているのは フィチン酸とアブシシン酸です。

フィチン酸は植物の種子に含まれており、リンの貯蔵形態として存在します。発芽すると分解され、リンが植物

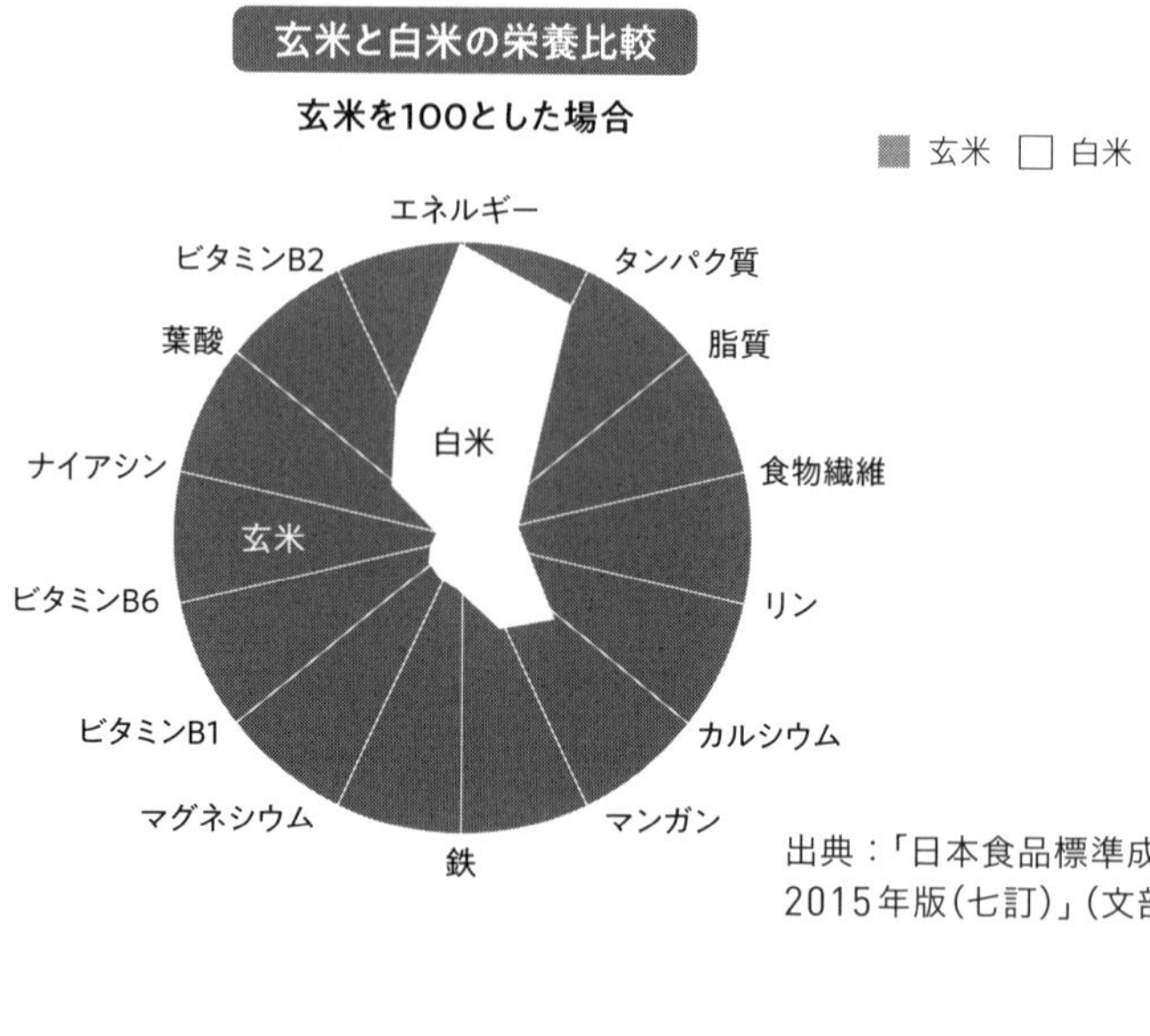

出典：「日本食品標準成分表2015年版（七訂）」（文部科学省）

の生育に使われます。ゴマやナッツ、豆類などにも含まれます。

フィチン酸は、ミネラルとキレート結合するため、食事により摂取したミネラルがフィチン酸と結合して吸収されず、体外に排出されます。そのためバランスの取れた食事をする人なら、フィチン酸の影響を気にする必要はほぼありません。

心配な人は、水につけたり発芽させたりすることでフィチン酸を減らすことが可能です。加えて、ビタミンCを多く含む食品や発酵食品を摂ることにより、フィチン酸のミネラル結合を抑えることもできます。

一方でアブシシン酸は、種子の発芽を抑制するとともに、細胞の機能を低下させる働きがあると言われています。ただそれは、植物の発育阻害であり、ヒトの体内でそのようなことが起こっているという根拠は乏しいです。

またアブシシン酸は、果実や野菜、大豆、アーモンドにも含まれており、アボカドや柑橘類には玄米より多く含まれています。

そのため、バランスの良い食事に玄米を取り入れていれば、問題ないと言えるでしょう。

※日本調理科学会誌 Vol.49,No.5,297~302[2016][総説] 1「穀類に含まれる食物繊維の特徴について」青江誠一郎

海藻類は毛髪にいい？

大事なのは栄養素。

医療法人仁尚会　きむら内科小児科クリニック／内科
院長　木村仁志

■薄毛に効く食材はない!?

昔から、ワカメや昆布などの海藻は髪の毛にいいと言われています。そのため積極的に海藻を食べている人もいるかと思います。

たしかに、海藻に含まれるマグネシウム、カルシウム、鉄や亜鉛などのミネラルは、ヒトの体にとって不可欠な栄養素です。しかし、だからといって、海藻を食べていれば髪が太くなったり、髪の量が増えたりするわけではありません。

そもそも、残念ながら「これを食べていれば薄毛がなおる！」という食材はありません。では、薄毛に対する悩みは食事で解決できないのでしょうか？

■髪の毛におすすめの栄養素とは

髪の毛に直接的な効果をもたらす食材はないものの、髪の毛の悩みにおすすめの栄養素ならあります。

たとえば、髪の毛の主成分である「ケラチン」というタンパク質を構成するアミノ酸にメチオニンがあります。これは、体の中で合成できない必須アミノ酸なので、食材から摂取するしかありません。マグロ赤身やしらす、鶏肉、豚肉、納豆、豆腐などに含まれています。

また、ミネラルでは亜鉛も大事です。亜鉛は細胞の新陳代謝に不可欠な物質で、2００種類を超える酵素の働きをコントロールしています。毛根の細胞分裂を促すためには欠かすことのできない栄養素であり、生牡蠣、タタミイワシ、うなぎなどの魚介類に多く含まれています。

さらにビタミンB群は、タンパク質の分解・代謝を助けますし、ビタミンCはタンパク質の合成には欠かせず、亜鉛の吸収率をアップさせます。細胞の分化増殖にはビタミンAも必要です。これらの栄養素を食材やサプリメントから積極的にとるといいでしょう。

■薄毛には男女差があることも知っておこう！

ところで、男性と女性とで薄毛のパターンが違うのをご存知でしょうか。

男性の薄毛は、男性ホルモンの影響を強く受けます。そのため男性ホルモンをケアすることによって薄毛にアプローチできるとも考えられます。

しかし女性の薄毛は、男性ほどシンプルではありません。閉経後の薄毛であれば男性ホルモンの影響もありますが、男

髪におすすめの栄養素

メチオニン	マグロ赤身、しらす、鶏肉、豚肉、納豆、豆腐など
亜鉛	生牡蠣、タタミイワシ、うなぎなどの魚介類
ビタミンB群	レバー、卵、大豆、乳製品、緑黄色野菜など
ビタミンA,C	赤ピーマン、黄色ピーマン、柿、ゴーヤ、焼きのりなど

性ほどはっきりとした関連性はありません。それ以外に加齢、血流の悪化、栄養不足など多岐にわたるといわれています。

また男性と女性では、「ヘアサイクルのどの時期が乱れるのか」も異なることがわかっています。

そもそも髪の毛には、毛髪が生えて太く育つ「成長期」、毛髪の成長が止まる「退行期」、古い毛が抜けて新しい毛を作る準備を整える「休止期」というサイクルがあります。

とくに男性の場合は、男性ホルモンにより「成長期」が短縮し、髪が太くなる前に抜け落ちることで薄くなっていきます。

一方で女性の場合は、「休止期」が長くなってなかなか次の毛が生えてこないため、全体的に毛髪の本数が減って薄くなり、見た目のボリューム感も失われてしまいます。

こうした男女差についても理解したうえで、必要な栄養素を摂取しつつ、日頃のケアを行うようにしてください。

納豆・キムチなどの発酵食品は体に良い？

さまざまな発酵食品を継続的に食べると健康になる。

医療法人社団 高栄会 みさと中央クリニック／
内科・胃腸科・循環器科・小児科・外科・肛門科・在宅診療
理事長 髙橋公一

■発酵食品は体にいい!?

納豆やキムチなどの「発酵食品」は、体に良いと言われています。普段から積極的に摂取している人も多いのではないでしょうか。

そもそも人間の免疫細胞は、その7割が腸管の絨毛ひだの中にあります。その免疫細胞を活性化させ、正常に働かせるには、乳酸菌と食物繊維が必要と言われています。

発酵食品には、多くの生きた乳酸菌が含まれており、それを食べることによって腸内細菌のバランスを整える効果が期待されています。
そのため、発酵食品は身体に良いと考えられているのです。

■発酵食品で健康になる理由

乳酸菌やビフィズス菌を中心とした善玉菌を増やし、感染性のある大腸菌（いわゆる悪玉菌）を減らすなど、腸内細菌バランスを整えると免疫細胞が活性化します。

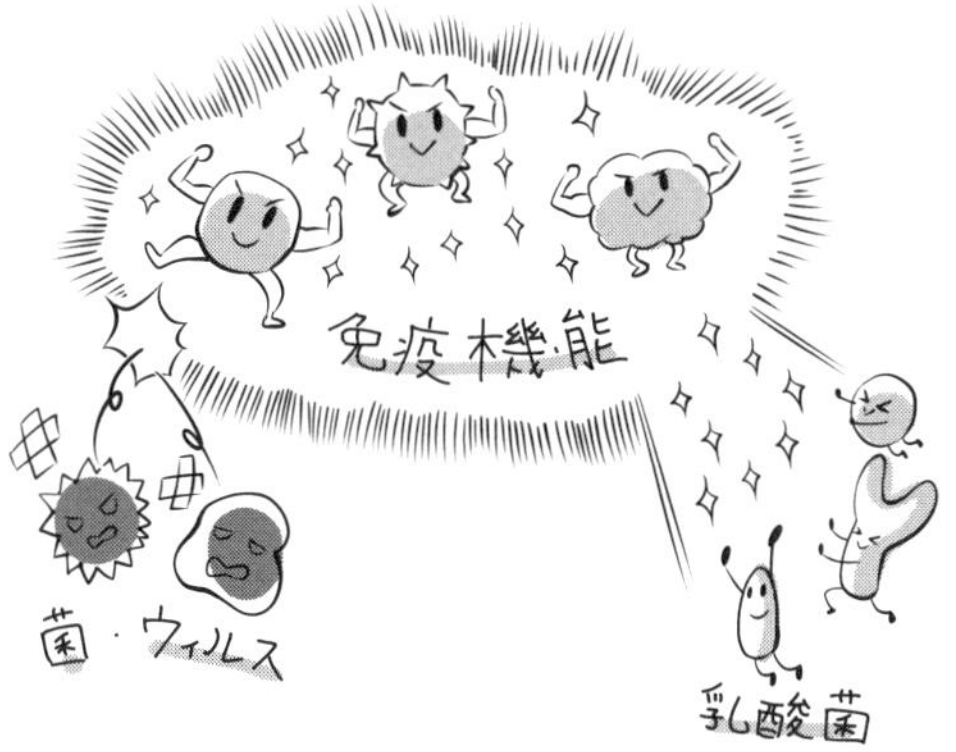

これにより便秘が改善するだけでなく、肌トラブルの改善、アレルギーの予防、さらには動脈硬化や血圧上昇の予防や生活習慣病の改善が期待されます。
さらに納豆やキムチなど植物を発酵させた食物は、それ自体に食物繊維が多く含まれており、これらが乳酸菌の餌となることでより効果が高まると考えられます。
ただし1人100兆個もある腸内細菌の中で、納豆に含まれる善玉菌が有効なのか、それともキムチがいいのか、あるいはヨーグルトが効果的なのかについては人によって異なります。その人に合った発酵食品を摂ることが大切です。

また、食事から摂取した乳酸菌は腸内にとどまることができないため、継続して食べるようにしましょう。

■腸内フローラの環境を整えよう！

腸内には100兆を超える細菌の叢があります。それぞれ一定の集合体を作って増殖をしており、これを腸内の花畑「腸内フローラ」といいます。

腸内細菌の多様性から、何種類もの乳酸菌を摂ることが望ましいとされています。つまり、キムチを食べる日があれば、納豆を食べる日もあったほうがいいということです。

さらに、腸内フローラの環境を整えるために、規則正しい食生活、適度な運動、それに伴う毎日の排便習慣を心がけることが大切です。ストレスのない日常が、乳酸菌発酵を促し、健康的な身体を手に入れることにつながります。「過ぎたるは及ばざるがごとし」や「継続は力なり」を合言葉に、ぜひ発酵食品を取り入れていきましょう。

精製塩より天然塩のほうがいい？

天然塩は複数のミネラルを摂取できるが、それだけでは不十分。

医療法人社団 高栄会 みさと中央クリニック／
内科・胃腸科・循環器科・小児科・外科・肛門科・在宅診療
理事長 髙橋公一

■体に良いのは精製塩より天然塩!?

私たちの暮らしに欠かせない「塩」。そんな塩について、精製塩より天然塩のほうが体にいいとお考えの方もいるかもしれません。実際はどうなのでしょうか？

精製塩とは、精製塩イオン交換膜を利用して海水から作る、化学合成した塩のことです。主成分は99％が塩化ナトリウムであり、不純物が少なく成分が均一なため、味付けをする際のムラが出にくいのが特徴です。

一方で、天然塩の原材料も海水なのですが、海水中の水分のみを蒸発させて作ります。そのため、主成分である塩化ナトリウム以外にも塩化カリウム、塩化マグネシウム、塩化カルシウムといったミネラルの成分を含むことになります。また、作る場所や汲み上げる海水によって、含まれるミネラルの種類や味わいは異なります。

そもそもミネラルは、体内で合成して作ることができず、とくに「必須微量元素」については食物から摂取するしかありません。

その点、複数のミネラルを含んだ天然塩を摂取することで、不足しがちなミネラルを補えるのは事実ですが、必ずしも精製塩が体に良くないということではありません。

精製塩と天然塩の比較

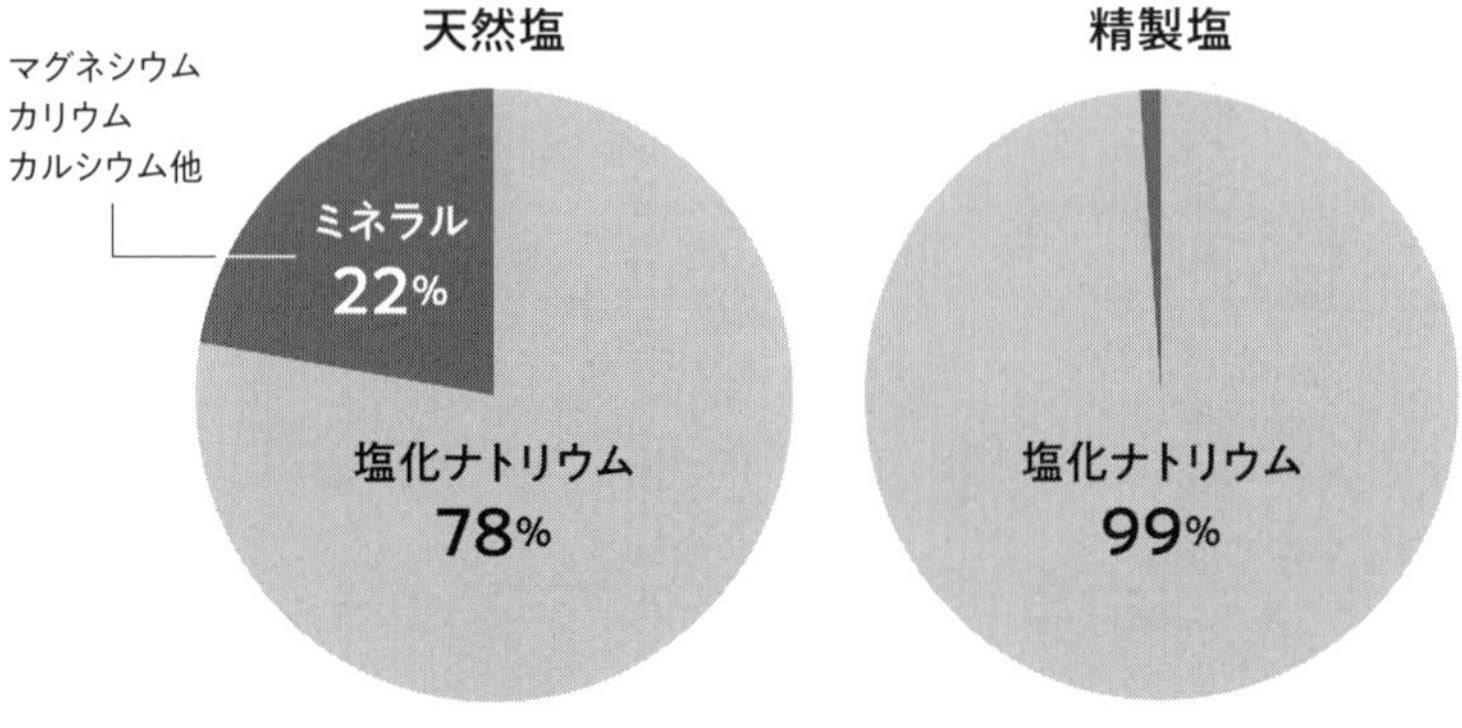

■塩分の過剰摂取に注意しよう

いずれにせよ、塩分の摂りすぎは血圧上昇を促し、ナトリウムの過剰摂取は胃がんの発症率を上げることが分かっています。

そこで、塩分の摂取を控えめにしつつ、美味しくミネラルを摂るために天然塩を活用するのは、精神的にも良いことと言えるかもしれません。

とくに不足しがちなミネラルは、鉄、亜鉛、マグネシウムなどに加えて、深刻なのがカルシウムです。カルシウム不足からくる骨粗鬆症の進行やそれに伴う他のミネラルバランスの不均衡が、生活習慣病に影響を与えています。

ただし、天然塩の摂取のみで必要なミネラルを賄うことはできません。日常的に天然塩を使用し、1日あたり12g以上使っていても、必要量の1／10にも満たないかもしれません。

また「体に良い」と言われているものでも、そればかりを摂って偏った食生活になると、「体に良くない」作用も出ると思われます。ぜひ、バランスの良い食生活を心がけましょう。

砂糖が腸内環境を整えるのか？

砂糖の過剰摂取は腸内環境を悪化させる。

医療法人社団　梅華会／耳鼻咽喉科・小児耳鼻咽喉科・アレルギー科
理事長　梅岡比俊

■砂糖は人体に悪影響を及ぼす!?

砂糖は、私たちの身体にどのような影響を与えるのでしょうか。

そもそも砂糖が世界に広まったのは、16世紀頃とされています。サトウキビから砂糖が取られるようになり、インドやキューバではサトウキビからラム酒も作られました。大航海時代、砂糖は貴重な食品でした。その砂糖がやがてヨーロッパに広がり、黒人奴隷が栽培したりすることによって急速に世界に広がっていきました。

つまり砂糖は、歴史的に考えても、それほど古くない食べ物なのです。それまで人間は、甘いものをハチミツや果物から摂取していたのです。

■人類の歴史から考える砂糖と腸の関係

人工的に作り出された砂糖は、いわゆる「糖質」です。

炭水化物は糖質と食物繊維を含んでいますが、食物繊維は腸内環境を整える「善玉菌の餌」として注目を浴びている一方、糖質は問題のある「白い精製された加工品」と認識されています。

そのような発想は、人類の歴史から考えても正しいと思われます。

事実、体内に血糖値を下げるホルモンはインシュリンしかなく、血糖値を上げるホルモンはコルチゾールやエフェドリンなどさまざまです。その理由は、狩猟時代において、人間が血糖値を下げる必要がなかったためかもしれません。

当時の人々は、つねに飢えと戦いながら暮らしていました。そのため、血糖値を上げることによって集中力を高める必要があり、血糖値を下げる必要がなかったのでしょう。

それがここ数百年において、私たちの生活は急速に変化し、糖尿病と闘わなければならなくなりました。砂糖によって崩される腸内環境にも配慮しなければなりません。

そう考えると、砂糖も一種の〝毒物〟という認識で考えておいたほうがいいでしょう。合わせて甘味料全般は、インシュリンの分泌量にも影響を与えるので避けるべきです。よく「デザートは別腹」と言いますが、満腹ホルモンを刺激することがないというだけで、たくさんの糖分を摂ってしまうことを忘れてはなりません。

■砂糖の過剰摂取は不調を引き起こす！

砂糖が腸内環境やホルモンのバランスを崩し、インシュリンの過剰分泌やそのための過食という悪循環を引き起こすことは、ぜひ認識しておきたいところです。

人類の歴史から考えてみても、わずか数百年で人体の構造が変わるわけもなく、新しい食品である砂糖を過剰に摂取すれば体調不良になるのも当然です。私たちの腸は、天然の糖分（ショ糖）を摂取してきたときと、それほど変わっていないのです。

もともと腸は非常に長いものであり、野菜などの食物を吸収するのに適しています。そうでないものばかり食べていると、不健康になる可能性があると言えるでしょう。

少なくとも、糖質を過剰に摂取すると、肥満の原因になることは間違いありません。

水素水やアルカリイオン水を飲むと健康になる？

どちらも一定の効果が期待できる。

株式会社ドクターグリーン（みどり労働衛生コンサルタント事務所）／産業医・放射線科
代表　谷口緑

■水によって健康にも不健康にもなる!?

人の体は、約3分の2が水分から成り立っています。そのため、どのような水を飲むのかによって、私たちの健康は大きく左右されます。

ただ、普段から食事にこだわっている人でも、水に対しては「どれでもいいのでは？」と考えている人もいるのではないでしょうか。

しかし、そのような発想が、体に害を蓄積することになっているかもしれません。

■危険な水道水の実態

たとえば、水道水で考えてみましょう。

世界には水道水を飲めない国も多く、一般に、日本の上水道設備は優れていると言われます。しかし日本の水道水は、殺菌のための塩素（カルキ）が、他の国に比べて多く含まれているので注意が必要です。

塩素濃度で見ると、日本の水道水は0.1ｐｐｍ以上1.0ｐｐｍ以下と基準が設定されています。対してアメリカやフランスでは0.1ｐｐｍ以下、ドイツでは0.05ｐｐｍ以下です。

そのため、日常的に水道水を飲むのなら、残留塩素から発生するトリハロメタンという発がん性物質や、古い水道管から溶出する錆びた鉄や鉛などの有害物質を除去する必要があります。

また水道水での入浴に関しても、皮膚や吸気から次亜塩素酸を吸収することになり、塩素の入った水0.5リットルを飲むに等しく、こちらも対策が望まれます。

水道管分岐部にセントラル浄水器を設置するのが最適ですが、お風呂のお湯に、抗酸化作用のあるビタミンＣやグルタミン酸が含まれる入浴剤を入れたり、活性炭フィルター内蔵のシャワーに交換したりするのも有効です。

■効果が期待される「水素水」

では、どのような水を飲めばいいのでしょうか。水素水とアルカリイオン水について見ていきましょう。

水素水は、日本医科大学の太田成男教授による研究が、2007年にNature Medicineに掲載され、脚光を浴びました。具体的には、老化や生活習慣病の原因とされる活性酸素の害（サビ）を水素水が抑制するというものです。

その後、多数の症例が報告されましたが、人体での研究は現在進行中で、その成果に期

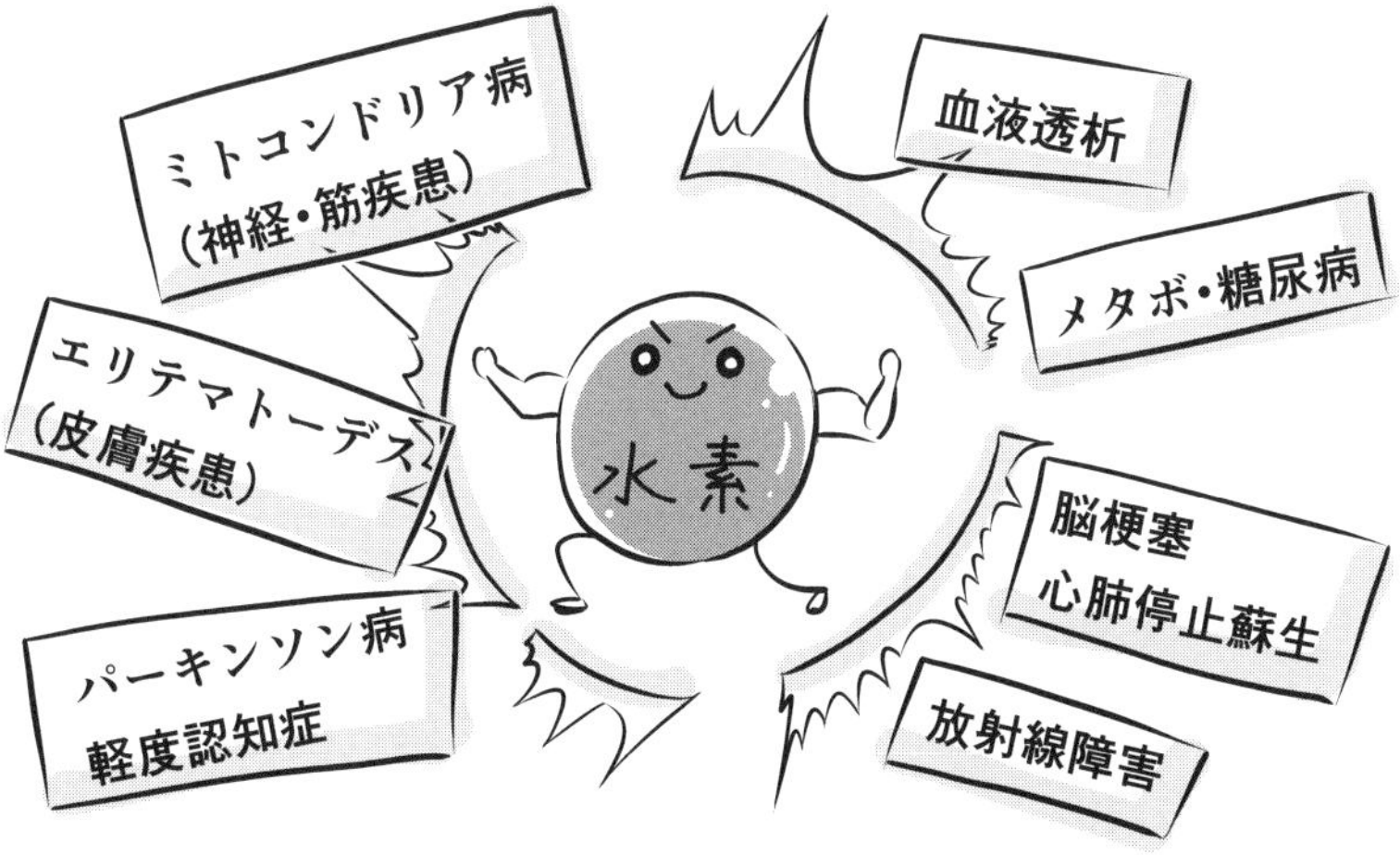

待が寄せられています。

水素を取り入れるには、飲用、点滴、吸入、水素風呂入浴、外用などの方法があります。とくに点滴や吸入での効果が高いと考えられます。

飲用の場合は、水素ガスは時間の経過とともに抜けてしまいやすいため、できるだけ早く飲みきるのがポイントです。また、各製品によって水素濃度が異なるので注意が必要です。あらかじめ、国民生活センターが発表している情報もチェックしておきましょう。

・独立行政法人国民生活センター
http://www.kokusen.go.jp/pdf/n-20161215_2.pdf

■腸相を良くする「アルカリイオン水」

次に、アルカリイオン水についてはどうでしょうか。

アルカリイオン水とは、電解水素水や還元水のことで、水（H_2O）を電気分解することによって生じる水酸化物イオン（OH^-）と水素ガス（H^+）を含んでいます。その還元力によって、体内の酸化状態を改善する効果があると考えられています。

また、厚生労働省によって、胃腸症状の改善に有効であることも承認されています。『病気にならない生き方』の著者である新谷弘実先生は、30万人以上の大腸内視鏡検査をしているのですが、還元水を使用した患者さんの腸を観察したところ、肉眼で「腸相」が改善したのを確認しています。年齢より若く見える人は腸相が良いそうです。

事実、アルカリイオン水を飲むと、酸性の環境を好む悪玉菌が増殖しにくくなり、善玉菌が繁殖しやすい腸内環境になります。

そのことは、京都府立医科大学の内藤裕二准教授の実験により、ミクロ的にも実証されています。

錆びない体を保つためにも、質の良い水素水やアルカリイオン水をBPA（ビスフェノールA）フリーボトルで持ち運び、こまめに飲みましょう。質の良い水を飲む習慣が、健康の一助となるはずです。

食べすぎてしまう原因は「心」にある？

ストレスも食べすぎの原因となる。

医療法人義朋会　なかなみメンタルクリニック／精神科・児童精神科・心療内科
院長　中並朋晶

■食べすぎは心の問題!?

欧米では、太っている人は「自己管理能力が低い人」と見られます。「太っている人＝食事量を管理できない＝自己管理能力が低い＝心の弱い人」と考えられているようです。最近は日本でも、このような考え方が浸透しつつあります。

事実、私の外来にも「甘いものを食べすぎてしまう」と訴え、受診される方がいます。その多くが女性であり、「ストレスを感じやすく不安が強い」「持続的なストレスを抱えている」「ストレスを上手に解消する方法を知らない」などの原因があると考えられます。

たしかに、食べることで気持ちが落ち着くことも多いのですが、それがストレスの原因になってしまうのは問題です。

ちなみに、食べてしまった後の気持ちの変化には、男女差があるように思います。男性は食べて気持ちが落ち着くと「良し」とする人が多いのに対し、女性は食べることで一旦気持ちが落ち着くのですが、すぐに美容的な問題が気になり、自己嫌悪に陥る方が多いようです。

つまり女性は「食べること」が問題の解決になりづらく、新たな不安を生み出すことになるのです。そしてそのことが、「食べすぎてしまう＝心の問題」と考える女性が多い結果を生み出しているのだと思われます。

■副腎疲労症候群の可能性も

私が治療に取り入れている「分子栄養学」では、つい食べすぎてしまう人に「副腎疲労症候群がないか？」を考えます。

人はストレスを感じると、脳にある下垂体から副腎皮質刺激ホルモンが分泌されます。腎臓の上にある副腎がそのホルモンの刺激を受けると、コルチゾールというホルモンを分泌し、ストレスが緩和されます。しかし、持続的・慢性的なストレスを抱えることで副腎が疲弊すると、このコルチゾールが十分に分泌できなくなるのです。

コルチゾールには血糖値を上昇させる働きがあり、低下すると、低血糖が生じやすくなります。

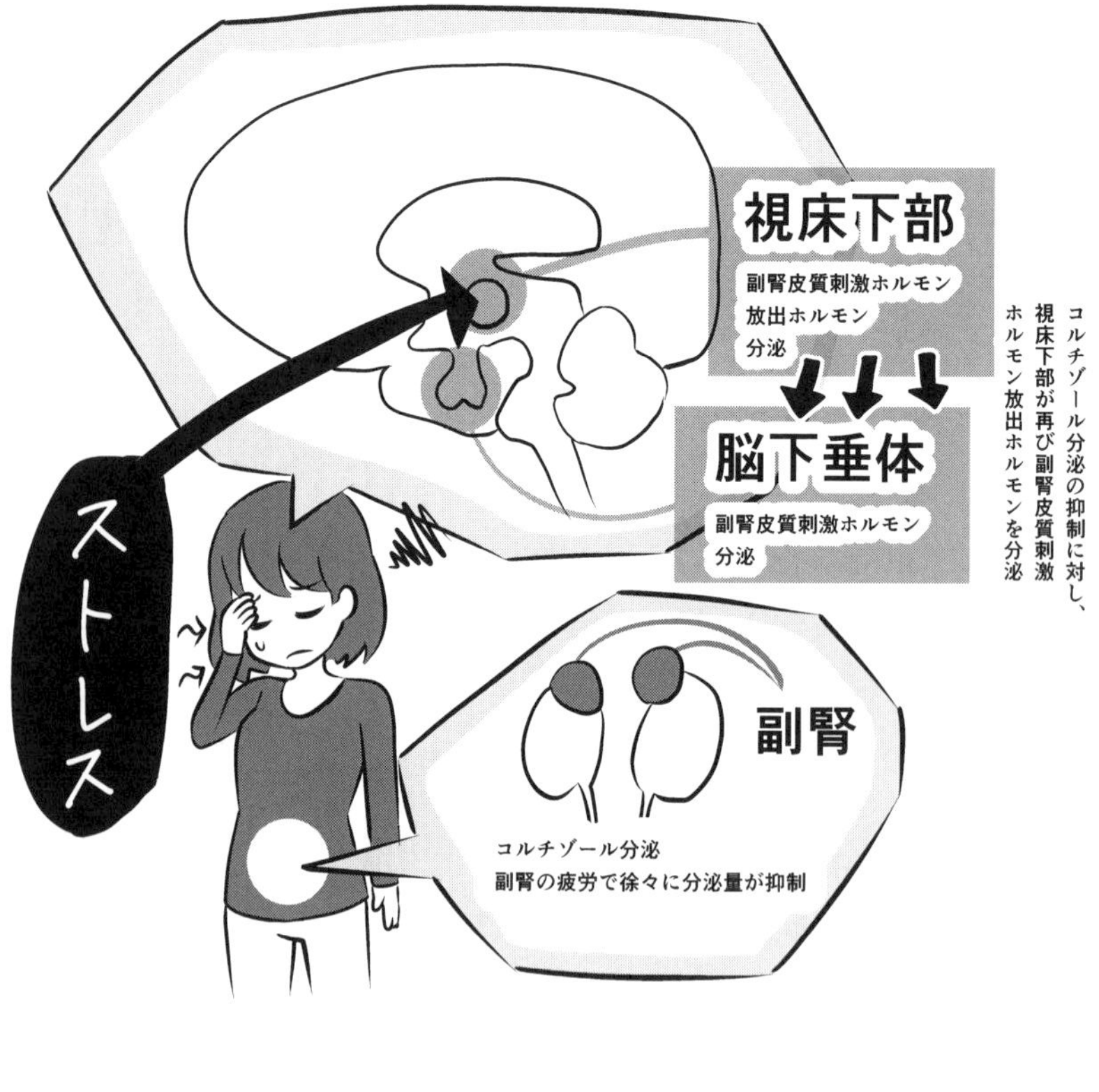

身の危険を感じた身体は、手っ取り早くエネルギーを補充できる糖を摂取しようと、甘いものなどを食べすぎてしまうようです。

副腎疲労症候群の原因には、ストレス、睡眠不足、栄養不足などが挙げられますが、身体的には、細胞内のミトコンドリア機能の低下や、腸内環境の悪さも原因となります。

ミトコンドリアの機能を良くするものとして、ビタミンB群やマグネシウム、コエンザイムQ10、抗酸化作用のあるサプリメントなどが挙げられます。また、運動や空腹時間を作ることなども推奨されています。

低血糖症状に対しては、血糖を緩やかに上昇させる単糖類（葛湯など）を摂ることもオススメです。

「食べすぎ」や「むちゃ食い」を繰り返し、自分の指や薬を使って嘔吐するなどの行為がともなう場合は、精神科や心療内科などの専門医を受診しましょう。

コーヒーは体に悪い？

1日3杯程度ならむしろ健康にいい。

医療法人社団勝栄会　いりたに内科クリニック／内科
院長　入谷栄一

■コーヒーは体に悪い!?

「コーヒーを飲むと頭痛や吐き気がする」「胃が痛くなり、膨満感が続く」「中毒性があるので体に悪い」……。

コーヒーについて、このような話を聞いたことがある人も多いのではないでしょうか。たしかにコーヒーは、過剰に摂りすぎると、こうしたマイナスの症状を引き起こすことがあります。

一方で、過剰に摂っているにもかかわらず、症状が出にくい人もいます。こうした影響には個人差があり、むしろ1日3杯程度のコーヒーはがん予防に良いというデータがあります。本当のところはどうなのでしょうか。コーヒーがもたらすマイナス面について見ていきましょう。

■吐き気、胃痛、頭痛の原因とは……

たとえば、コーヒーを飲んで「吐き気」がする場合、原因は多岐にわたります。

一つはカフェインの作用により胃酸が過剰に分泌され、吐き気をもよおす場合です。とくに空腹時は、胃に消化するものがないため、胃液が過剰分泌されてしまい気持ち悪くなりやすい状態です。

また、コーヒー豆そのものが劣化している場合もあります。そのような場合は、鮮度のいい豆を選択することで、吐き気が出なくなることもあります。

次に「胃痛」についてはどうでしょうか。

コーヒーによる胃痛は、これまでカフェインが原因と考えられてきました。しかし最近では、カフェインレスのコーヒーでも胃痛が生じるという報告があります。

理由としては、コーヒーの抽出物に含まれる「クロロゲン酸」が原因といわれています。クロロゲン酸が胃酸の分泌を促進し、胃の粘膜を刺激して痛くなると考えられています。

最後に「頭痛」に関しては、「カフェイン離脱頭痛」の可能性があります。つまり、カフェインの摂りすぎによる離脱の問題であり、コーヒーが悪いということではありません。

■コーヒーにはがんの抑制効果も

実はコーヒーには、肝臓がんや子宮体がんの予防効果が期待できるという報告があります。

国立がん研究センターによる調査・研究によると、肝臓がんを抑える効果があることは「ほぼ確実」、子宮体がんを抑える効果は「可能性あり」と報告されています。

コーヒーにはポリフェノールの一種である抗酸化物質のクロロゲン酸が豊富に含まれており、おそらくこの成分ががんを抑制するといわれています。

ただコーヒーに限らず、カフェインの入った緑茶や紅茶の飲みすぎは、カフェイン中毒につながる懸念もあるため1日コップ3杯程度までを目安にしましょう。

アレルゲン除去食で食物アレルギーを予防できるのか？

正しい診断に基づいた「必要最小限の原因食物の除去」が望ましい。

奈良県立医科大学／皮膚科
准教授 新熊悟

■アレルギーはどうして起こるのか？

アレルゲン除去食で食物アレルギーを予防できる、という考えは、必ずしも正しいとは言えません。そもそもアレルギー反応とは、花粉や食物、ハウスダストなど、本来人体にとって有害ではない物質に対して、免疫が過剰に反応してしまう現象です。アレルギー反応によって引き起こされる病気には、喘息やアレルギー性鼻炎、アトピー性皮膚炎などがあります。また、特定の食物がアレルゲン（アレルギー反応を引き起こす物質）となって引き起こされるアレルギーが食物アレルギーです。症状としては、蕁麻疹や湿疹、下痢以外に、血圧低下、呼吸困難、意識障害といった全身症状を伴うアナフィラキシーショックなど、生命の危険につながる重篤なタイプもあるため、注意が必要です。さらに、特定の食物を摂取後に運動することで誘発される食物依存性運動誘発アナフィラキシーや、特定の果物や野菜を食べた後、口や喉にかゆみなどの違和感が生じる口腔アレルギー症候群といった特殊な病型もあります。

■アレルギーマーチと経皮感作について

アレルギー体質のある人では、アレルギー性疾患を次々に発症することがあり、このような現象を「アレルギーマーチ」と呼びます。典型的なのは、乳児期にアトピー性皮膚炎や特定の食物を食べた後に下痢を生じる消化器症状から始まり、1～2歳頃から気管支喘息、さらに学童期頃からアレルギー性鼻炎を発症することが多いです。

体内に侵入した異物をアレルゲンであると認識することを「感作」と言いますが、では、このアレルギーマーチの感作はどこから始まるのでしょうか。

2003年にロンドン大学の小児アレルギー科医のLackらは、ピーナッツアレルギーを持つ小児ではピーナッツオイルを含有する保湿外用薬の使用頻度が高いことを報告しました。さらに、ピーナッツの摂取量が多い国では、乳幼児期にピーナッツの摂取を制限している国よりも、ピーナッツアレルギーの起こる頻度が低いことを2008年に報告しました。

これらのことから、経口摂取した食物アレルゲンは感作を抑制（免疫寛容）する一方、経皮的に侵入した食物アレルゲンは感作を誘導すると考えられています。

アトピー性皮膚炎を治療しながら生後6カ月から微量の鶏卵を摂取した群では、完全除去群に比べて、鶏卵アレルギーの発症率が低くなることが報告されました。

このような研究結果から、食物アレルギー診療ガイドラインでは、特定の食物の摂取開始時期を遅らせることは食物アレルギーの発症リスクを低下させることにはつながらないとして、推奨していません。

対策としては、（1）食べると症状が誘発される食物だけを除去する。

また、誘発される症状が重篤でない場合、主治医と相談しながら（2）原因食物でも、症状が誘発されない〝食べられる範囲〟までは食べることが推奨されています。

column

日本人と和食

昨今「欧米のオールスタンダードに習え」という風潮がありますが、実のところ食に関しては世界が日本に見習うべきところが多々あると思っています。

海外に行かれた方は共感されることもあるかと思いますが、発酵食品の代表である味噌や納豆に始まり、魚を食べる習慣、そして野菜の摂取量などバリエーションの豊富な料理という観点から見ても、日本人の食事というのは本当に素晴らしいものであり、それに加え健康維持のための栄養バランスにも優れているのです。

世界の富裕層においても和食が健康に関して非常に重要であることが認知されておりますので、我々が日本の食事をもっと海外に発信していければ世界の健康にも貢献することができるでしょう。

そんな中で懸念されているのが、過食、食べ過ぎから不健康を生じてしまっているということです。これまでの必要な栄養を摂るという足し算の考え方から、引き算、いわゆる食事を抜くという考え方にする時代が来ているのかもしれません。

第2章

サプリメント

変形性膝関節症にはグルコサミンやコンドロイチンが効く？

推奨されておらず、効き目があっても「プラセボ効果」。

医療法人社団ＮＩＣＯ　習志野台整形外科内科／整形外科
院長　宮川一郎

■グルコサミンやコンドロイチンには効果がない!?

変《へん》形《けい》性《せい》膝《ひざ》関《かん》節《せつ》症《しょう》には、「グルコサミン」や「コンドロイチン」のサプリメントが効果的との意見があります。果たして本当にそうなのでしょうか。

そもそもグルコサミンは、カニやエビなどのキチン質の主成分であり、コンドロイチンはサメの軟骨やフカヒレに多く含まれます。

これらはヒアルロン酸と同様に「糖鎖」と呼ばれており、糖とタンパク質が結合したものです。軟骨の主成分とも言われていますが、その役割については、完全には解明されていません。

サプリメントとして世に広まったのは、1998年のニューヨークタイムズに掲載されたBrody氏の記事がきっかけです。内容は「ペットの犬や自身がグルコサミンとコンドロイチンを摂取したら膝《ひざ》の症状が緩和した」というもので、流行の引き金となりました。

その後、効果がなかったことや、悪化して人工関節の手術を受けることで症状が緩和したといった記事も出ましたが、情報としてそれほど広まることはなかったようです。

また2006年には、世界で最も権威のある医学雑誌「The NEW ENGLAND JOURNAL of MEDICINE」にて、グルコサミン単体、コンドロイチン単体、あるいはその両方を用いても膝の痛みは緩和しなかったと報告されており、2012年、2018年にも予防や治療の効果がなかったと報告されています。

■効き目があっても「プラセボ効果」によるもの

では、なぜ効果がないと言えるのでしょうか。

もともとグルコサミンやコンドロイチンは、口から摂取しても、胃などの消化管で糖とタンパク質（アミノ酸）に分解されてしまいます。これらが再びグルコサミンやコンドロイチンに再合成され、膝の軟骨になるとは考えにくいのです。「髪の毛を食べたからといって、髪の毛は生えてこない」のと同じで、軟骨の成分を食べても軟骨が再生されるわけではありません。

ちなみに2001年には、「The Lancet」という世界的な医学雑誌に、有効性を示す論文が発表されました。ただ、製薬会社などからの資金的援助があった場合は有効との報告が多く、ない場合のいずれも無効だったとの報告もあり、懐疑的に見られています。

また、グルコサミンやコンドロイチンのサプリメントを飲んでいると「調子が良い」と感じる方もいるかもしれません。実は、偽物の薬（偽薬・プラセボ）との比較対照実験でも、同等レベルの効果が報告されています。

これは「プラセボ効果（プラシーボ効果）」と言われ、効果があると信じて飲むことで効果を感じるなど、その多くは心理作用によるものと考えられています。ただプラセボでも、一定の症状緩和効果があるとの見方も可能です。

そこで、効果が感じられている方は、そのまま継続してもいいかと思います。他方で効果がない方は、正しい診断による適切な治療を受けるようにしましょう。

補足として、グルコサミンは血液抗凝固剤と同時に摂取すると抗凝固作用が異常に強まるリスクがあると報告されています。脳梗塞や心筋梗塞で抗凝固剤を常用している方は、出血が止まりにくくなる可能性があるため注意が必要です。

■推奨されるのは「負荷の軽減」と「運動療法」

さて、変形性膝関節症で最も多いのは、膝の関節です。

日本整形外科学会において、変形性膝関節症に対する治療で最も推奨されている（推奨度グレードA）のは、手術療法以外では、生活様式の変更や減量などによる関節の負荷を減らすこと、および運動療法です。

ヒアルロン酸の関節内注射は「行うように推奨する（推奨度グレードB）」となっています。痛みに対して直接関節内へのヒアルロン酸の注射は有効ですが、変形の程度が軽い場合は約72～84%有効であるのに対し、変形の末期では30%以下にまで低下します（※1）。

また最近では、軟骨の再生療法（PRP治療）や軟骨移植手術なども行われるようになってきており、治療法の選択肢の幅が広がりつつあります。ただし手術（人工関節）にならないためにも、早期から体重を適切にコントロールし、積極的な運動介入をすることが重要です。

ちなみに、グルコサミンやコンドロイチンは、推奨度グレードDで「推奨しない」とされています（※2）。

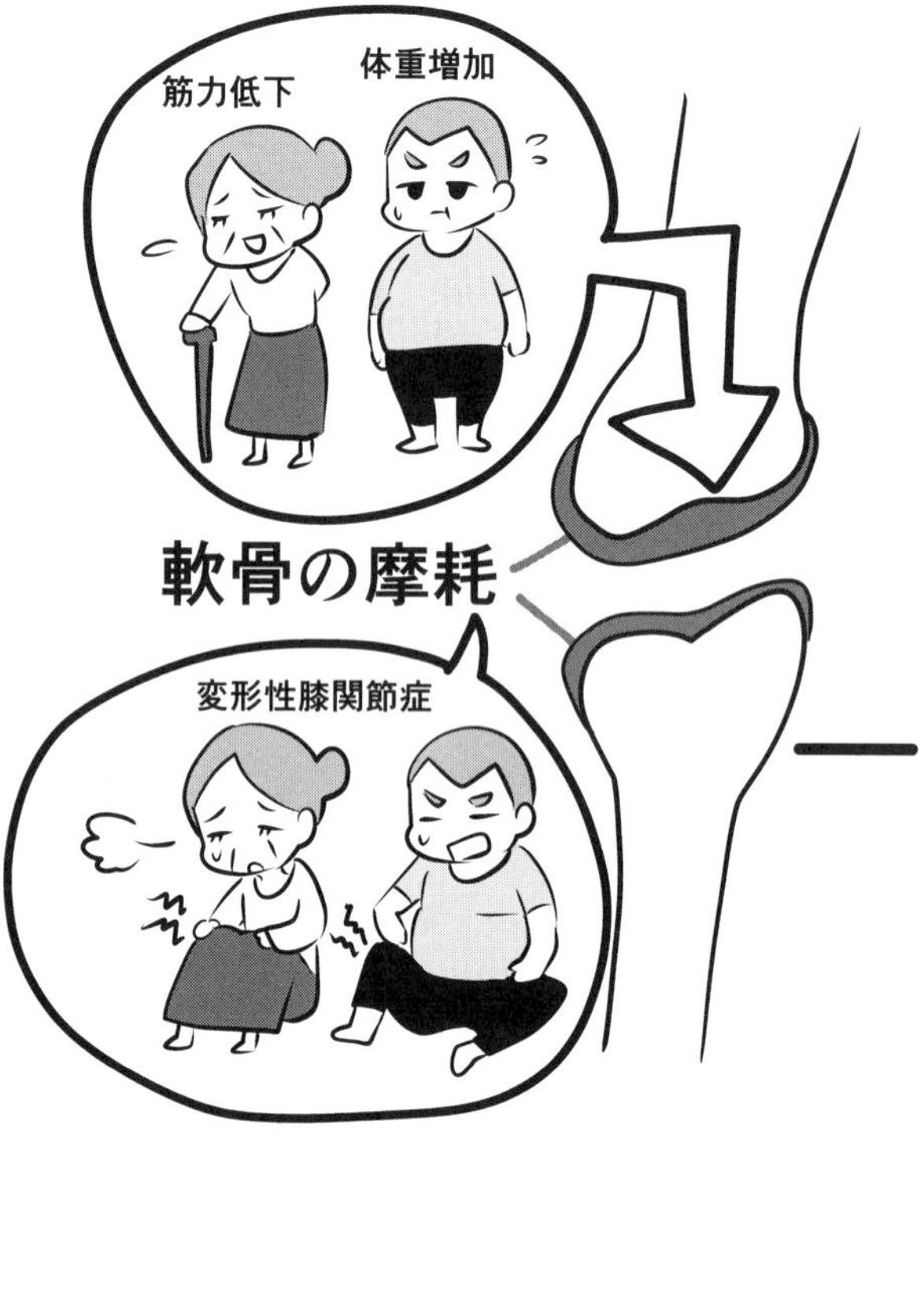

これは日本だけでなく、国際的な学会でも同様の見解です。

膝関節の痛みの原因は、加齢によって関節の軟骨がすり減っている場合だけではなく、関節包内の炎症や半月板損傷、肥満、筋力不足による関節の不安定性、関節外の靭帯《じんたい》損傷・鵞足《がそく》部炎・関節リウマチ・痛風・偽《ぎ》痛風・悪性腫瘍《しゅよう》などさまざまです。

そこで、痛みや腫れがある場合は、整形外科を受診するようにしましょう。

身近な対処法としては、運動がオススメです。体重や脂肪を減らすためにも、中程度（やや早歩き）のウォーキングを毎日20分以上行うのがいいとされています。年齢や関節の状態と相談しながら、無理をしない程度で増やしていくといいでしょう。

痛みが強く、ウォーキングなどの屋外運動が困難な場合は、プール内でのウォーキングや、自宅等で大腿四頭筋の等尺性運動（関節を動かさずに筋力を増やす方法）をするだけでも一定の効果が得られます。手術前後でも、大腿四頭筋の筋力訓練は継続されます。毎日数分間ずつでも続けることが大事です。

※1　上坂真司．(1999)変形性膝関節症におけるヒアルロン酸ナトリウム関節内注入療法．関節の外科．26-4：106-112
※2　川口浩．(2016)変形性関節症治療の国内外のガイドライン．日関病誌．35：1～9

筋肉をつけたいならプロテインは必須？

「筋トレ→プロテイン（タンパク質）摂取→休養」というサイクルが大事。

医療法人スマイル＆ファイン　いしがみ整形外科クリニック／
整形外科・リハビリ科・リウマチ科
院長　石神等

■筋肉をつけるにはプロテインが不可欠!?

「筋肉をつけるにはプロテインが不可欠」と思っている人も多いかと思います。たしかに、プロテイン（タンパク質）は効率的に筋肉をつけるのに役立ちます。

ただ、筋肉をつけるのに必要なのはプロテインだけではありません。「筋トレ→タンパク質摂取→休養」というサイクルが大切です。

またタンパク質の摂取は、腸内環境によって合う・合わないがあるので、本人に合うものを選びつつ、必要量を摂取することが求められます。

では、どのような点に注意すればいいのでしょうか。私自身の例で詳しく解説していきます。

■プロテインの摂取量には個人差がある

筋肉には

1. 骨格や姿勢など、日常生活やスポーツにおいてパフォーマンス維持・向上につながる。
2. 代謝エネルギーが高く、肥満予防にもなる。

などの利点があります。

そして日々の筋力トレーニングは、成長ホルモンや血管を広げる一酸化窒素の分泌を促進し、アンチエイジングにも役立つことがわかっています。

私自身、トレーニングをはじめて10年になります。

当時の体重は56kgでしたが、トレーニングとプロテイン・炭水化物の摂取により、約3カ月で70kgまで増量しています。ベンチプレスも、50kgだったのが85kgまで上がるようになりました。見た目もムキムキになり、いつもタンクトップやピチピチTシャツを着て自慢していました。

しかし、急激な増量によって腸内環境が悪くなり、オナラが臭くなってしまいました。しかも、健康診断の血液検査の結果は尿酸値、腎臓の機能を示すクレアチニン、中性脂肪が異常値に。妻には「ガンかと思った」と言われていました。

そこで今は、筋力トレーニングを継続しつつ、日常で摂取するタンパク質は、肉や魚、豆腐程度にして、量も意識せず、どちらかというと野菜中心の生活をしています。

■摂取目安は「体重（kg）の1～2倍（g）」

筋肉は、トレーニングによって一時的にダメージを受けた筋細胞に、成長ホルモンによって、アミノ酸が同化することで肥大します。

たとえば成人の場合、「破壊→再生」のサイクルは3～5日程度です。

そのためこのサイクルで、鍛えたい場所（大胸筋、背筋、足の筋肉などのように）

を交互にトレーニングし、適切にタンパク質を摂り、筋肉を休めれば強く太くなります。

また、プロテイン摂取の目安については、体重（kg）と同数〜2倍（g）とされています。たとえば体重60kgの人であれば、1日60〜120gが目安です。

しかし、栄養の消化吸収力には個人差があるため、許容量を超えたプロテイン摂取は腸内環境の悪化を招きます。

また血中のタンパク質濃度が高いと、人によっては腎臓に悪影響を及ぼすので、トレーニングやプロテイン摂取は個人の適切量を理解することが大切です。

近年では、ホエイプロテイン以外にも、大豆やエンドウ豆などから作られたプロテイン飲料（ソイプロテイン）も販売されています。

自分の腸内環境にあったものを見つけるために、まずは少量から試してみてはいかがでしょうか。

骨を強くしたいならカルシウムが良い？

カルシウムを摂るだけで骨が強くなるわけではない。

整形外科専門医
山本夏希

■カルシウムを摂っているだけでは骨粗鬆症《こつそしょうしょう》になる!?

「骨を強くしたいならカルシウム」と、一般的には言われます。しかし、それは半分正解、半分誤解です。たしかに骨の主成分はカルシウムですが、カルシウムを摂るだけで骨は強くならないからです。

骨の形成に関係する栄養素には、カルシウムの他にもビタミンDやK、マグネシウム、リンなどがあります。このどれかが不足していると、せっかくカルシウムを摂っても、それを効率よく吸収・利用することができません。骨は弱くなり、骨粗鬆症になってしまいます。

そのため、これらの成分がバランス良く摂取できる食生活を普段から心がける必要があります。サプリメントが有効な場合もありますが、メインの栄養は食事から摂取するようにしましょう。サプリメントはあくまで不足分を補う目的で使用するものです。

■日常的な運動と日光浴も大事

また、骨を強くするには荷重運動も欠かせません。荷重運動とは、自分の体重や外的負荷のかかる運動、すなわちウォーキングやジョギング等です。立っているだけでも骨に荷重がかかる

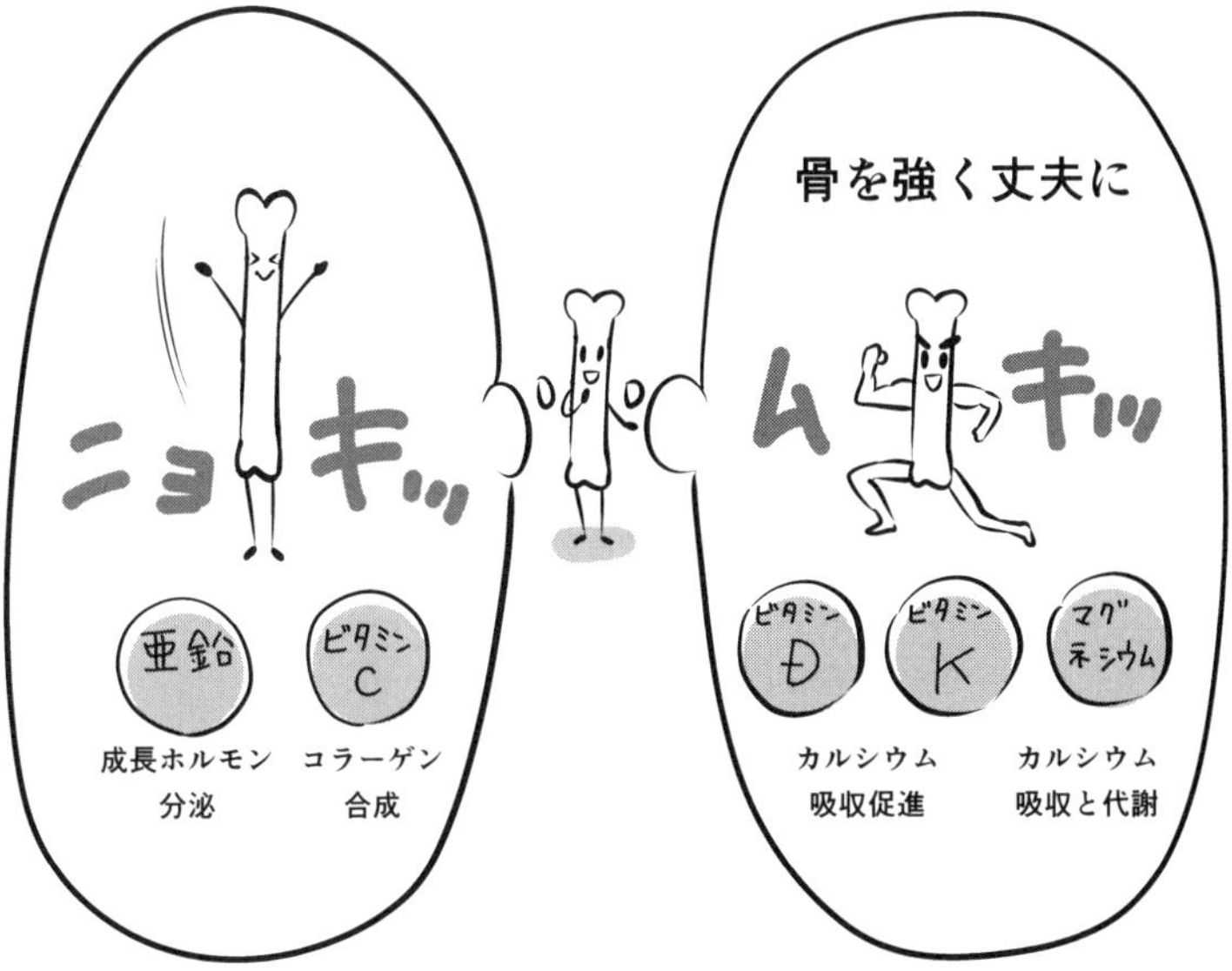

ので、歩くのがつらい場合には立ち姿勢でいるだけでも意味はあるでしょう。

逆に、水泳や腹筋運動等では骨に荷重がかかりにくいため、骨を強くする目的ではあまりおすすめできません。

長期間無重力（荷重負荷がかからない状態）で過ごす宇宙飛行士が、宇宙船の中で毎日トレーニングを行っていても、帰還した時には相当な骨密度低下を起こしていたというのは有名な話です。

まずは、短時間の散歩からでもいいので、日々の荷重運動を心がけましょう。

さらに、骨を強くするためには日光浴も重要な要素となります。紫外線を浴びることにより体内でビタミンDが作られ、カルシウムの吸収を促すからです。窓ガラスの多くは紫外線を遮断するので、できれば外に出て日光浴をするのが理想です。強い日差しであれば木陰でも構いません。１日15分以上は外で日光を浴びるよう意識しましょう。

■バランスの良い食事、適度な運動、日光浴が骨を強くする！

以上のように、骨を強くするにはカルシウムの摂取だけでなく、様々な要素が必要になります。世の中には「〇〇するだけで大丈夫」「これだけ飲めばＯＫ」というような誇大広告も散見されますが、何か1つの要素だけで骨が強くなることはありません。

バランスの良い食事、適度な荷重運動、日光浴。これらを普段から心がけ、簡単に折れない強い骨を作りましょう。

若いうちに丈夫な骨が作られていれば、加齢とともに骨密度が低下しても、骨粗鬆症にはなりにくいです。

ただし、閉経後の女性はホルモンバランスの崩れから通常よりも骨密度が低下しやすく、骨粗鬆症を来しやすくなります。定期的に骨密度検査を受け、数値が悪い場合には、早めに対策をはじめることも大切です。

健康は一日にして成らず。日常生活の中でこれらをしっかりと意識して、丈夫な骨を作っていきましょう。

視力回復にはブルーベリーが効果的？

ブルーベリーに含まれるアントシアニンが目に良いとされている。

梶川眼科医院／眼科
院長　梶川大介

■ブルーベリーで視力回復は期待できない!?

ブルーベリーといえば、ジャムやケーキなどに使われている他、目に良いサプリメントというイメージも強いかと思います。では、ブルーベリーは本当に目に良いのでしょうか。

歴史的にみると、第二次世界大戦時にまで遡ります。当時、暗闇でも敵機が良く見えたと証言したイギリス空軍パイロットの食生活を調べてみたところ、ブルーベリージャムを毎日食べていたことが判明したのです。

また日本では、2000年代の健康ブームとともにブルーベリーのサプリメントが発売されると、健康番組がこぞって紹介しました。その過程で「ブルーベリーは目に良い」ということが、いつしか「視力回復にも効果がある」と歪曲《わいきょく》され、拡散した可能性があります。

ただ実際は、ブルーベリーが視力回復に効果的という研究報告はほとんどなく、残念ながらいくら摂取をしたとしても視力回復には至らないと思われます。

国立研究開発法人医薬基盤・健康・栄養研究所（NIBIOHN）の見解では、「（ブルーベリー等に含まれる）アントシアニンは視力回復によいと言われているが、ヒトにおいては信頼できる十分な情報が見当たらない」とされています。

■アントシアニンが目に効く根拠とは

一方で、ブルーベリーに含まれるアントシアニンが目に良いという研究報告もあります。

ある調査では、ビルベリー（ブルーベリーの近縁種でアントシアニンは約5倍含有）

由来のアントシアニンを摂取した後、VDT作業（パソコン・モバイル端末・テレビゲームを用いた作業）による眼精疲労や、眼科機器を用いての他覚的検査でピント調節力が改善する可能性が示唆されました。

また2015年4月からは「機能性表示食品制度」が導入され、事業者の責任において、科学的根拠に基づいた機能性を表示することができるようになりました。これによりアントシアニンは、機能性表示食品として「目のピント調節力を改善し、目の疲労感を和らげる」と表示できるようになったのです。

事実、アントシアニンには、活性酸素

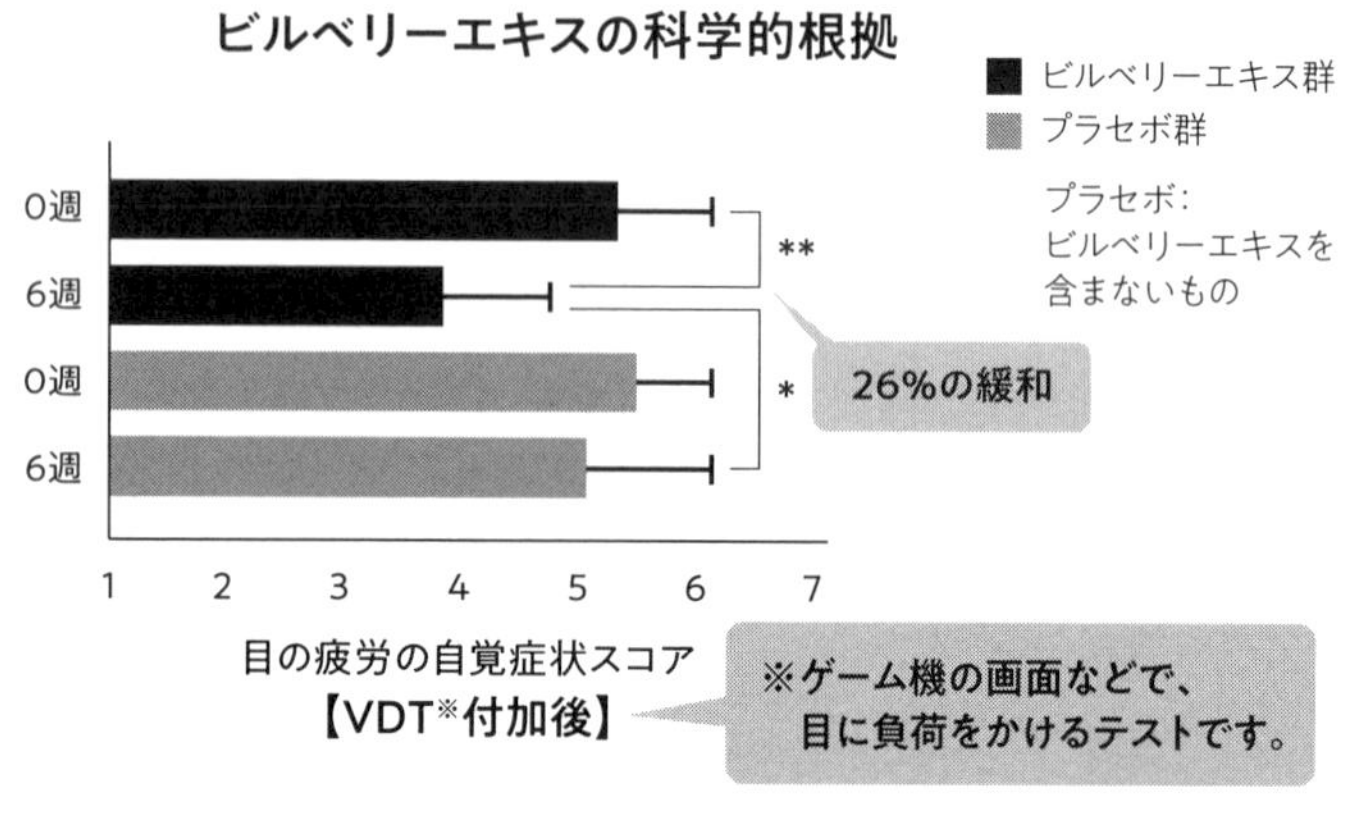

・出典：『薬理と治療』、2016年：44巻12号；1773-1783ページより引用
・対象者：日常的なVDT作業などによる目の疲れの自覚症状がある健常な日本人成人男女22名
・試験成分：ビルベリー120mg/日（ビルベリー由来アントシアニンとして43.2mg）
・有意差：＊P<0.05、＊＊P<0.01

（過剰な産生で細胞を傷つける酸素）を抑制する高い抗酸化作用があります。

ピント調節力と眼精疲労の改善のメカニズムについては、アントシアニンの抗酸化作用が目の血液循環を促すことで毛様体筋《もうようたいきん》（ピント合わせをする筋肉）の緊張が緩和され、ピント調節力が改善し、眼精疲労が和らぐのではないかと考えられています。

具体的なメカニズムについては不明な点も多いのですが、緑内障に対する神経保護効果なども期待されており、さらなる基礎研究や臨床研究の進展に注目です。

■摂取量の目安について

最後に、摂取する場合のポイントについても紹介しておきましょう。

ビルベリー由来のアントシアニンは、国の厳しい審査などが必要な医薬品ではなく、あくまでも食品の一部となります。そのため、目の健康維持および増進に役立つ食品として摂取するのであれば、機能性表示食品の表示がある商品を選ぶようにしましょう。

摂取量としては、アントシアニン配合量40㎎／日以上、ビルベリーエキスとして107㎎／日以上を日常的に摂取することをオススメします。

EPAやDHAのサプリで心臓の病気を防げる？

サプリではなく、魚を食べると心臓病のリスクが下がる。

医療法人大河内会　おおこうち内科クリニック／内科
院長　大河内昌弘

■サプリメントは心臓病のリスクを下げない!?

ＥＰＡやＤＨＡを摂取すると、心臓病のリスクが低下すると考えられています。事実、これまでの研究において、魚やn-3系多価不飽和脂肪酸の摂取量が多いと、虚血性心疾患に予防的な効果があるとの報告がいくつもなされています。

たとえば、日本人に対するコホート研究（JPHC Study）では、魚の摂取量が最も少ない1日約20gのグループ（週1回魚を摂取）に比べ、50g以上のグループ（週3

回）でリスクが下がることが分かっています。

さらに、最も多い180g以上のグループ（週8回以上）では、40％のリスク低下が示されました。心筋梗塞に限ると、約30〜60％のリスク低下が示されています。

また、虚血性心疾患リスクを魚の摂取量から計算したEPAとDHAの量で分けて比較すると、EPAやDHAの摂取量が最も多いグループのリスクは、最も摂取量が少ないグループよりも約40％低いことが示されました（H.Iso. Circulation. 2006）。ただこの研究におけるEPAやDHAについては、魚の成分から換算された摂取量で検討されたものであり、EPAやDHAの〝サプリメント〟の摂取による予防効果を検討したものではありません。

魚をよく食べる人は心筋梗塞を起こしにくい

40〜59歳の日本人約4万人の研究結果

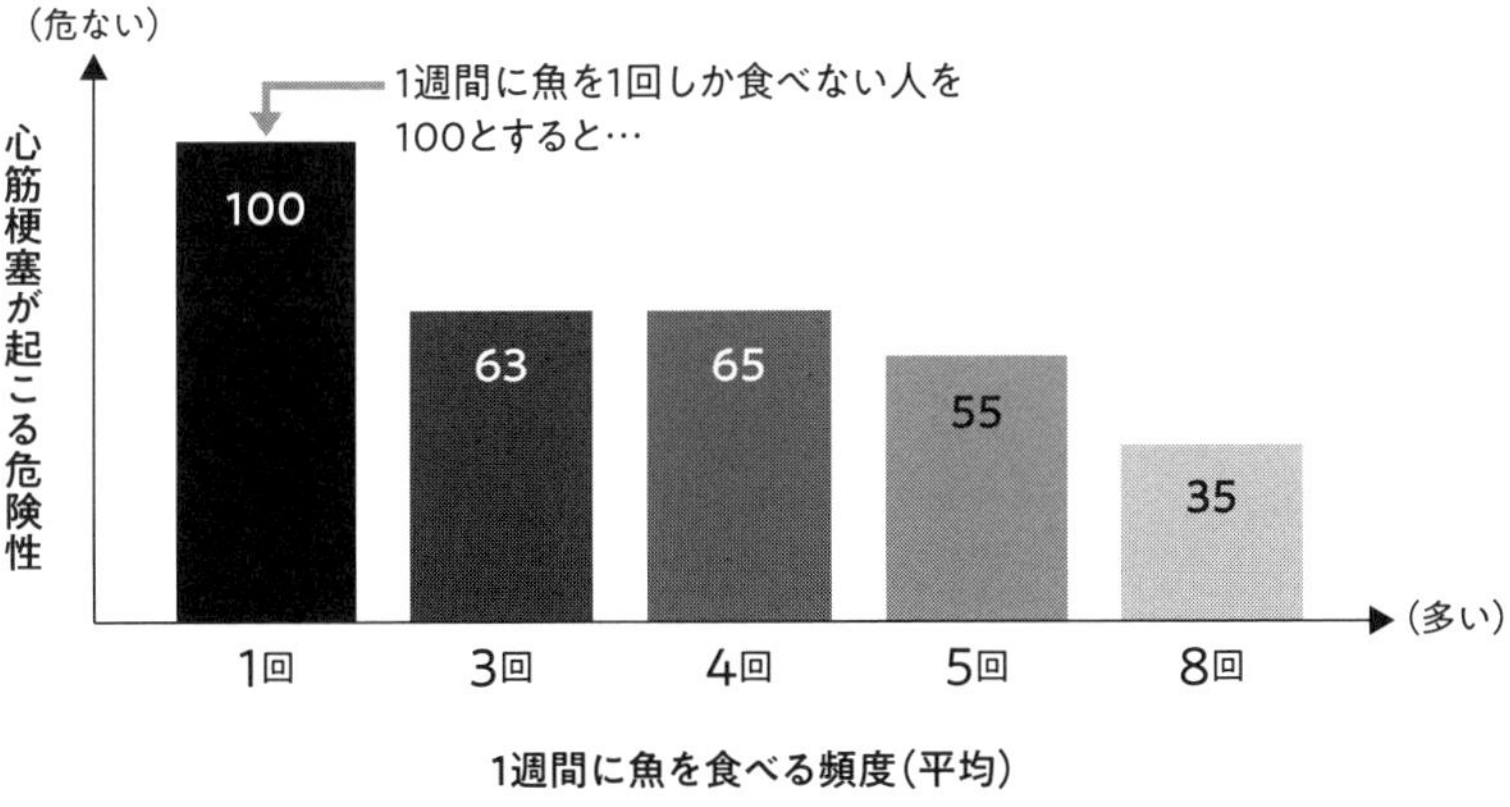

■心臓病の予防には魚が効く！

一方で、EPAやDHAのサプリメントに関し、心臓病に対する予防効果を検討したものもあります。世界中の臨床試験のメタアナリシス解析（参加者10万人以上による79件の試験）をしたものが、国際組織であるコクランから報告されています。

その結果、EPAやDHAのサプリメントが心臓病の予防に効果があるという根拠は乏しいことが明らかになりました。

EPAやDHAをサプリメントで摂取しても、総死亡数および心血管イベント数に対する効果はほぼ認められず、また心血管死、冠動脈死または冠動脈イベント、脳卒中、不整脈にも差が認められない可能性が高いと示されたのです。

そのような背景のもと、現在の栄養ガイドラインでは、心臓病の予防のためにはサプリメントを摂るよりも魚を多く食べることが推奨されています。

■サプリメントは補助的に活用しよう

サプリメントはあくまでも健康食品に分類されるため、必要な栄養素は日々の食事から摂ることが望ましいです。n-3系多価不飽和脂肪酸を多く含む青魚（イワシ、サバ、ニシン、サンマ）やマグロなどを、週に1〜3回（または1日あたり30〜60g）食べると、心臓病による死亡リスクが大幅に減少するとされています。

また、普段の食事では魚を増やし、動物性の肉を食べ過ぎないことも勧められています。脂肪の多い牛肉や豚肉、ハム、ソーセージなどの加工肉には飽和脂肪酸が多く含まれ、この脂肪を摂りすぎると、血液中の悪玉コレステロールが増えやすくなり、心臓病のリスクが上昇してしまうためです。一方で魚には、EPAやDHAだけではなく、良質なタンパク質、ビタミンB群やD、ミネラルも豊富に含まれています。さらに、魚に含まれる多価不飽和脂肪酸は、悪玉コレステロールを低下させる働きがあります。

そのため、サプリメントに頼るのではなく、普段の食事から魚を増やし、動物性の肉を食べすぎないようにしましょう。魚を中心とした健康的な日本食を摂取することは、トップレベルの長寿国である日本人の秘訣とも言われています。

魚をたくさん食べ、栄養バランスに配慮しつつ、足りない栄養素を良質なサプリメントで補うようにしましょう。

ビタミンC、Eはサプリで摂ったほうが効率的？

サプリは食事の栄養を補助するかたちで使用する。

京都駅前さの皮フ科クリニック／皮膚科・アレルギー科
院長　佐野陽平

■ビタミンCやEはサプリで摂ったほうがいい!?

ビタミンCやEについて、「サプリで摂ったほうが効果的」と思っている人もいるかと思います。

しかしそれは、必ずしも正しいこととは言えません。なぜなら消化吸収の過程は複雑であり、また食品ごとに異なっているからです。

加えて、他の食品から影響を受けることもあり、サプリメントが効果的かどうかの証明は難しいのが実情です。

さらに、消化吸収に関しては不明確なことが多いです。

たとえばビタミンEは、胆汁酸《たんじゅうさん》などによってミセル化され、腸からリンパ管を経由して吸収されると言われています。

一方でビタミンEの吸収率は、21〜86%に〝推定される〟との報告もあり、現在のところ、正確な吸収率は明らかになっていません。

そのため、必ずしもサプリで摂ったほうが効果的とは言えないのです。

■ビタミンCは1g／日以上摂取しないこと

では、どのような点に注意してビタミンCやEを摂取すればいいのでしょうか。ポイントは「摂取量」にあります。

まず、水溶性であるビタミンCは、過剰摂取による健康障害が発現したという報告はほぼ聞かれません。なぜなら、尿中に排泄されるためです。

ただし、腎機能が悪い人が数g程度の摂取を続けると「腎シュウ酸結石」のリスクがあるといわれています。過剰摂取による影響としては、吐き気、下痢、腹痛といった胃腸障害が挙げられます。

そこで、ビタミンCの摂取量、吸収、体外排泄などから総合的に考えると、通常の食品から摂取することを基本とし、サプリメント類から1g／日以上摂取しないことがひとつの目安になりそうです。

■ビタミンEは過剰摂取に注意が必要

他方で脂溶性のビタミンEは、過剰に摂取すると出血傾向になるとされています。ただし、通常の生活において、ビタミンEが欠乏や過剰をきたすことはないとのことです。文献では、８００㎎／日を1カ月摂取した程度では問題が生じなかったと報告されています。

また、サプリメントを用いた試験結果では、「冠動脈疾患に有用であった」「全く効果がなかった」「死亡率が増加した」など、さまざまな報告がなされています。

そう考えるとサプリメントは、通常の食事にプラスするくらいの気持ちで摂取するのがいいのではないでしょうか。「なんでもほどほどのお気楽に」が健康への近道です。

ミネラルはサプリメントで摂ればいい？

過剰摂取に注意が必要。

医療法人大河内会　おおこうち内科クリニック／内科
院長　**大河内昌弘**

■ミネラルサプリメントは危険!?

「ミネラルはサプリメントで摂ればいい」。そのように考えている人もいるかもしれません。ただ、本当にそうなのでしょうか。

そもそもミネラルは、体を正常に保つために必要不可欠な栄養素です。また、体内で生成ができないため、日頃から食べ物や飲み物などで補う必要があります。そのため、不足するミネラルをサプリメントでしっかり摂ることが、健康に良いと考えられているようです。

たしかに、必要最小限のミネラルサプリメントを摂取することは、健康に良いと思われます。しかし近年では、ミネラルの過剰摂取による副作用が大きな問題になっています。

たとえば、ミネラルサプリメントを多量に摂取している人は、鉄分、亜鉛、ナイアシン、葉酸などの栄養素を過剰に摂取する可能性があります。体が排泄できないほどのミネラルを摂取すると、組織や臓器にたまり、損傷させてしまいます。

事実、鉄分の過剰摂取はヘモクロマトーシス（鉄過剰症）を、亜鉛過剰は消化器症状・めまいや歩行障害を、ナ

ミネラルの主な働きは?

カルシウム	骨や歯の形成	ナトリウム	体液の濃度を保つ
カリウム	血圧を調整する	マグネシウム	骨や歯の形成
リン	エネルギーの代謝	鉄	不足すると貧血に
亜鉛	味覚を維持する	マンガン	体内の酵素を活性化

このほか、筋肉の収縮の調整や皮膚の健康維持、
糖質の代謝などミネラルによってさまざまな役割がある

イアシン過剰は皮膚発赤（ナイアシンフラッシュ）を、また葉酸過剰は興奮・不眠やてんかんの悪化などを引き起こします。

■ミネラルの過剰摂取が問題となる！

長期のミネラルサプリメント服用が、必ずしも健康に良いとは言えない一つのエビデンスがあります。長期のミネラルサプリメント服用が、寿命に悪影響を及ぼすと報告されているのです（J. Mursu, Arch Intern Med. 2011）。

この研究では、55〜69歳の女性約4万人に対し、15種類のサプリメントの摂取状況と健康状態について20年間にわたり追跡調査されています。

その結果、銅、鉄、マグネシウム、亜鉛などのミネラル系サプリメント服用者は、服用していない人に比べて、それぞれ45%、10%、8%、8%死亡率が高くなったそうです。

ただ、調査は白人女性を対象としており、日本人とは体質や生活環境が異なるため、この結果が日本人に当てはまるとは限りません。しかし、ミネラルサプリメントを長期に服用することが健康に良いというエビデンスもないのが実情です。

またミネラルは、適当な摂取量の幅が狭く、ミネラル間のバランスが崩れやすいといわれています。このバランスが崩れると、身体にいろいろな不調が出てしまいます。そのため、ミネラルサプリメントの常用による過剰摂取が問題となっているのです。

■基本は食事から摂取すること

健康の基本はバランスの良い食生活です。食生活を見直した上で、サプリメントを活用するならば、1~2種類にとどめることが大事です。複数を併用すると、ミネラルの過剰摂取になりかねません。

たしかに人間の体は、食事を摂らなくても、タンパク質や脂質、炭水化物を飲料などで摂り、ビタミンやミネラルなどをサプリメントで摂れば、必要な栄養素は吸収できます。しかし、それはおすすめしません。

理由の一つとして、食事を摂らないことによる咀嚼《そしゃく》力の低下が挙げられます。咀嚼は、食べ物をかみ砕くだけでなく、唾液《だえき》を分泌して口の中を洗浄したり、消化液の分泌や脳への刺激を促すなどさまざまな役割を担っています。

そのためサプリに頼る生活を続けていると、長い目で見て、咀嚼力の低下に伴う弊害が懸念されます。

さらに、偏った栄養素の過剰摂取や、腸を使わないことによる免疫力の低下も問題になります。

■サプリメントは補助的に活用しよう

ミネラルは、私たちの生命維持と健康に欠かせないものです。それをサプリメントとして摂取するのではなく、日々の食事から摂ることが大切です。

ミネラルサプリメントは、健康的な食事の代わりにはなりません。バランスの良い食事をとることで、ミネラルだけでなく、必要な栄養素も摂取できます。

他方で、食事では十分なミネラルを摂取できない人、低カロリー食を実行している人、食欲があまりない人、あるいは菜食主義の人は、ミネラルサプリメントを活用するのもいいでしょう。

いずれにしても、サプリメントに頼りすぎることなく、不足しがちな栄養素を補う〝補助食品〟として使うようにしてください。

精力増強に亜鉛が効果的？

亜鉛《あえん》は精子形成、男性ホルモンの分泌、前立腺機能、性機能などに深く関与している。

医療法人　ハシイ産婦人科／産婦人科
副院長　藤井治子

■亜鉛は、通称「セックスミネラル」!?

最近、「男性の精力アップに亜鉛！」という広告をよく目にするようになりました。

精力から想像するのは、やはり男性性機能、具体的には性欲、勃起力、精子の数と質でしょう。では、亜鉛はどのくらい男性の期待に応えてくれるのでしょうか。

そもそも亜鉛は、生殖器が正常に機能するためになくてはならないミネラルです。

臓器の中では前立腺に最も濃い濃度で存在し、精子形成、男性ホルモンの分泌、前立腺機能、性機能に深く関与しています。そのため亜鉛が不足すると、精子の質が低下します。実際最近の若者は、精子の数と質がかなり落ちており、40年前と比べて50%程度に減っているとされています。近年不妊治療を行う夫婦が増えていますが、積極的な亜鉛摂取は、解決の糸口として大いに期待できます。さらに亜鉛不足は性欲の減退、前立腺肥大、勃起力低下、男性更年期障害につながることが知られています。

■セックスは長生きの秘訣

セックスは体内の様々な神経を刺激し、免疫力を増進させ、病気になりにくい体を維持する効果があります。歳を重ねてもセックスを楽しめる心身を保つためにも、亜鉛はなくてはなりません。亜鉛は生命の源を支える三大ミネラルの一つで、多くの酵素反応、免疫系、神経系に広く関与しています。とくに遺伝子発現とタンパク質合成を制御しているため、新しい細胞が作られる組織や代謝の激しい臓器ほど必要です。新しい命を生み出す生殖器に重要なのも納得できます。もちろん女性の性機能と妊娠のためにも欠かせません。ただし亜鉛は、加齢による器質的勃起障害や心因性の勃起障害への効果はありません。精力増強イコール勃起力増強を想像しますが、残念ながら直接には陰茎の血流改善は証明されていません。一方で、男性ホルモンや前立腺の改善により、二次的な改善は十分期待できます。

■現代人は亜鉛が不足している

亜鉛は毎日、少なくとも10〜15㎎の補給が必要ですが、日本人は必要摂取量の7割しか摂取できておらず、年齢とともに低下しやすく、不足しやすいのです。亜鉛の不足による症状は、性機能異常のみならず、味覚嗅覚障害、食欲不振、下痢、貧血、皮膚炎、脱毛、免疫力低下、発育障害、抑うつ、認知情動の異常など、多岐にわたります。

亜鉛が多く含まれているのは、牡蠣、レバー、煮干し、うなぎ、スルメ、種子類、ナッツ、ココアなどで、タンパク質を同時に摂取すると吸収率がアップします。ただし亜鉛は吸収率が低く、吸収を阻害するものが多いとさらに邪魔されてしまいます。とくにアルコール、食品添加物、穀物繊維に含まれるフィチン酸、長期にわたる鉄サプリメントは亜鉛不足につながります。そのため、仕事のストレスで遅くまで深酒し、食事もかたよった外食続きでは、男性機能が台無しです。補うためにはサプリメントなどがおすすめで、摂取するなら1日に15〜30㎎が推奨されています。

第3章

運動

筋トレは毎日続けないと意味がない？

毎日ではなく「週2〜3回」が最適。

まつもと整形外科／整形外科
院長　松本淳志

■筋肉は「速筋」と「遅筋」でできている

筋肉をつけるために、毎日トレーニングしている人がいます。もし、続けているのになかなか筋肉がつかないのであれば、トレーニングの仕方を見直すべきかもしれません。では、どのように見直せばいいのでしょうか。まずは、筋肉の仕組みから理解していきましょう。

筋肉は速筋と遅筋の二つの筋繊維で構成されています。速筋は、ミオグロビン量が少ないために白色で、別名「白筋」と呼ばれています。速筋は糖質のみをエネルギー源としており、持久性はないものの筋肉の収縮が速く、瞬発的に大きな力を発揮できます。

一方で遅筋は、ミオグロビン量が多いために赤色で、別名「赤筋」と呼ばれています。遅筋を動かす際は、脂肪酸と糖質をエネルギー源とし、筋肉の収縮は遅く、また大きな力は発揮できません。そのぶん疲労しづらく、持久力に優れているという特性があります。

つまり、瞬発的に大きな力が求められる場合は速筋を、持久力が求められる場合は遅筋を鍛えることが重要となります。

■筋肉はどのようにして大きくなるのか

では、筋肉を大きくしたい場合はどうすればいいでしょうか。

筋肉トレーニングで筋肉を肥大させる

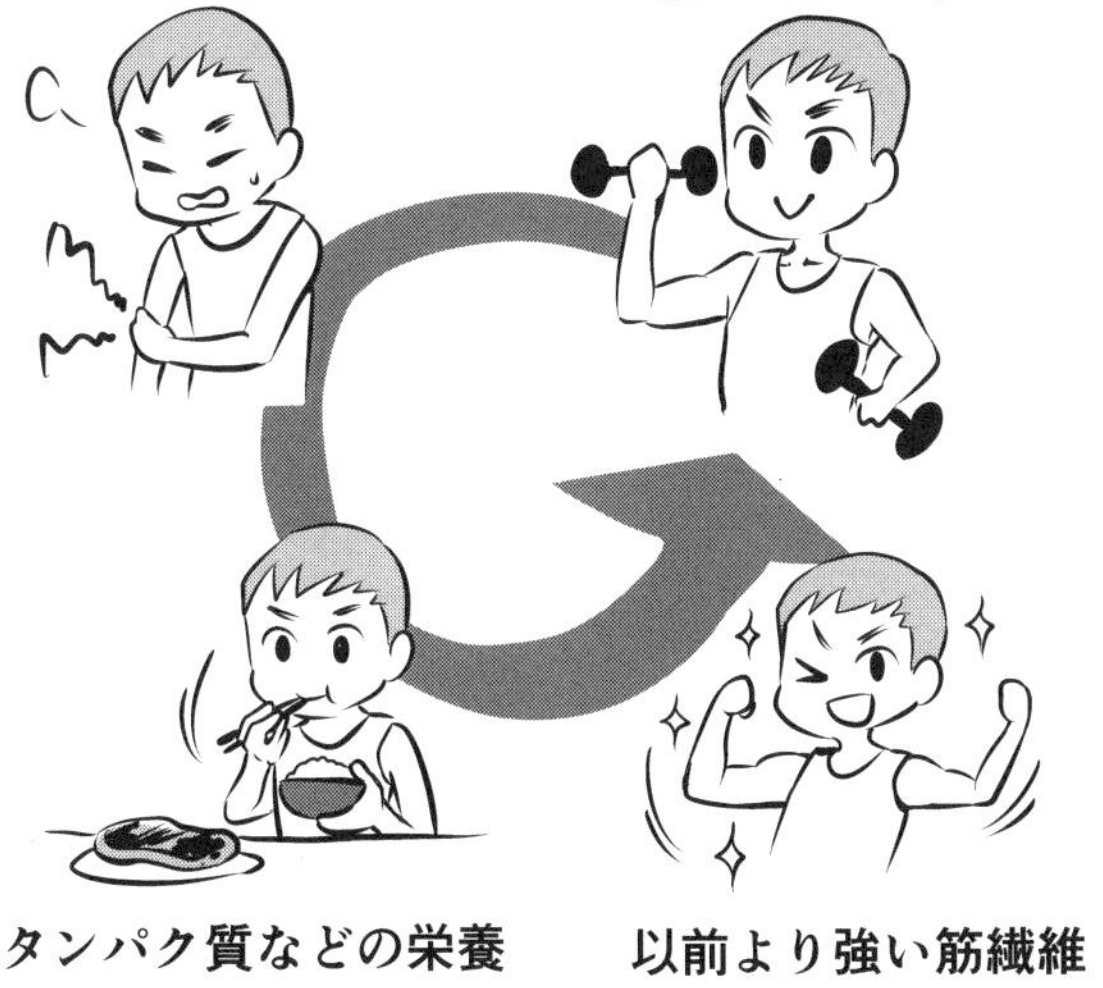
筋繊維の破壊
筋トレや運動
タンパク質などの栄養
以前より強い筋繊維

には、速筋を鍛える必要があります。具体的には、短時間のトレーニングで筋肉に高負荷を与え、休息を挟むことにより、修復過程で筋繊維の数が増えていきます。それが筋肥大の仕組みです。

まとめると、「①筋肉に負荷をかける→②筋繊維がダメージを受ける→③筋肉が修復する→④筋細胞が大きくなり、増殖する」という流れです。このサイクルを繰り返して筋肉は太く大きくなっていきます。

■毎日・週1回・週2〜3回のどれが最も効果的？

筋トレの最適な頻度に関してはさまざまな説がありますが、一般的には、「超回復理論」によって48〜72時間（2〜3日）の休息を挟むのが効果的と言われています。では、毎日・週1回・週2〜3回で大きな違いはあるのでしょうか。理論的に検討してみましょう。

毎日行った場合、必要な栄養素を摂っていれば当然筋力はつきますが、筋肉修復期間が短くなり、乳酸が体に蓄積したまま筋疲労が抜けません。その結果、トレーニングの質が下がり、効率的な筋トレができません。

また、怪我の原因になる可能性もあり、お勧めできません。もし、毎日筋トレを行うのであれば、同一部位の筋疲労を防ぐために、鍛える筋肉の部位を「胸→太もも→背中→脚」など、日ごとに変えていくことが望ましいでしょう。

週1回行った場合、しっかりと十分な筋力トレーニングを行うことで筋肥大は得られます。そのため筋肉をつけることは可能ですが、筋肉の休息期間が長いために、筋力は元の状態に戻ってしまいます。

一方で週2〜3回の場合、筋肉修復期間を設けることができるため、乳酸の蓄積は少なく、トレーニングの質は上がり、筋肥大も最大化されます。

■筋トレは週2〜3回行うのがベスト！

近年では、筋トレを趣味としている人が増えてきました。その目的も、マッチョな体作り、スポーツトレーニングの一環、健康増進などさまざまです。

目的にもよりますが、健康維持のためには継続することが大切です。より効率的に、継続的に行うのであれば、筋トレは毎日行うのではなく、48〜72時間の休息を設けるようにしましょう。つまり、週2〜3回が最適です。

20分以上運動を続けないと脂肪は燃えない？

持続時間だけでなく、運動の強度によって結果は異なる。

医療法人社団梅華会　わくわくこどもクリニック／小児科・アレルギー科
院長　山根秀一

■脂肪燃焼には20分以上の運動が必要!?

脂肪は、体内で酸化されることにより、エネルギーに変換されます。ただそれには、一定の時間がかかるとされています。その目安として20分という数字が挙げられているのですが、その根拠や、背景となる理論とともに解説していきましょう。

■脂肪が燃焼するメカニズムとは

まずは、脂肪が燃焼する理論についてです。

筋肉の収縮など、エネルギーの貯蔵や利用にかかわるものに「アデノシン三リン酸（ATP）」があります。このATPは、エネルギーを得てリン酸を結合し、リン酸を切断してエネルギーを放出します。私たちの細胞は、ATPがリン酸を切断する際のエネルギーを利用して生命活動を営んでおり、運動の際にもATPが必要です。ただ、筋肉に存在するATPはわずかなので、運動にはATPの供給が不可欠です。

ちなみに、骨格筋に存在する「クレアチンリン酸（CP）」がATPを供給するのに利用されるものの、CPは筋肉に少量しか貯蔵されておらず、使えるのは数秒間です。また、骨格筋に存在するグリコーゲンを分解して得られるブドウ糖が、酸素を用いずにピルビン酸に変換される際にATPを生じるのですが（無酸素的解糖系）、その場合、強度の運動では1分程度しか持続できません。

ピルビン酸が大量に作られると生じる乳酸の再利用でもATPが産生されますが、効率は良くなく、持続できるのは3分程度です。

そこで大事なのが有酸素運動です。運動が続けて行われ、酸素が体内に十分に供給されるようになると、血液から供給された糖と脂肪が分解・酸化され、ATPが効率よく産生されます（有酸素系）。とくに有酸素系の運動は、酸素・糖・脂肪が供給される限り継続できるので、運動時間を長くすればするほど脂肪の消費量が増えます。

■運動の強度や時間の影響も

かつては、このようなエネルギー産生過程は段階的に起こると考えられ、20分以上運動を続けないと脂肪は燃えないとされていました。

しかし現在は、運動開始直後からすべての過程が並行して働きはじめ、運動の強度や持続時間によって利用されるものが異なると考えられています。たとえば、一定の基準（乳酸性作業閾値《いきち》：LT）を超えるような強度の運動では〝糖質〟が、LTと同じかそれよりやや低い強度の有酸素運動では〝脂肪〟が、主に利用されます。LTは、トレーニングの状態など人によって異なりますが、「比較的楽～ややきつい」と感じられる運動強度が、おおよそLTレベルに相当すると考えられています。

ウォーキングやジョギングなど、低強度の有酸素運動における脂肪燃焼量は、運動の強度や時間が同じならば種目による差はありません。そのため、ややきついと感じられるよりは、楽な程度でいいので好きな種目で有酸素運動を行うのがよいでしょう。

参考文献／乳酸と運動生理・生化学―エネルギー代謝の仕組み：八田秀雄著　市村出版
食生活改善指導担当者研修「食生活改善指導担当者テキスト」（5）　運動の基礎科学　厚生労働省

運動しない人は老化する？

老化は足腰の衰えから。

阿部整形外科クリニック／整形外科・リハビリテーション科
院長 阿部瑞洋

■運動をしない人は老化する!?

「何も運動をしないより、適度な運動を習慣にするべき」これは、誰もが理解していることと思います。しかし、「できない」「やりたくない」「面倒くさい」などの理由で、実際には続けられないのではないでしょうか。

そのような方のために、「運動しない人は老化する」という事実を紹介しましょう。

■運動によるさまざまな効果とは

人間の筋力は、20～30歳代でピークを迎えた後、加齢とともに徐々に低下しはじめ、

30〜80歳代までに約30〜50%低下するとされています。また、筋力および筋量が低下する割合は、50歳前後までは小さいのですが、それを超えると徐々に大きくなっていきます。

事実、「老化は足腰から」といわれているように、上肢よりも下肢の筋群のほうが加齢に伴う筋力の低下が著しいのです。

低下率でみると、下肢の方が10〜15%ほど高く、下肢筋群においては大腿屈筋群（太もも後面）より大腿伸筋群（太もも前面）のほうが萎縮の程度が大きいとされています。

さらに、転倒などの怪我を防ぐためにも、筋力を維持することは大事です。

身体だけの問題ではありません。アメリカの神経科学の教授であるウエンディ・スズキ

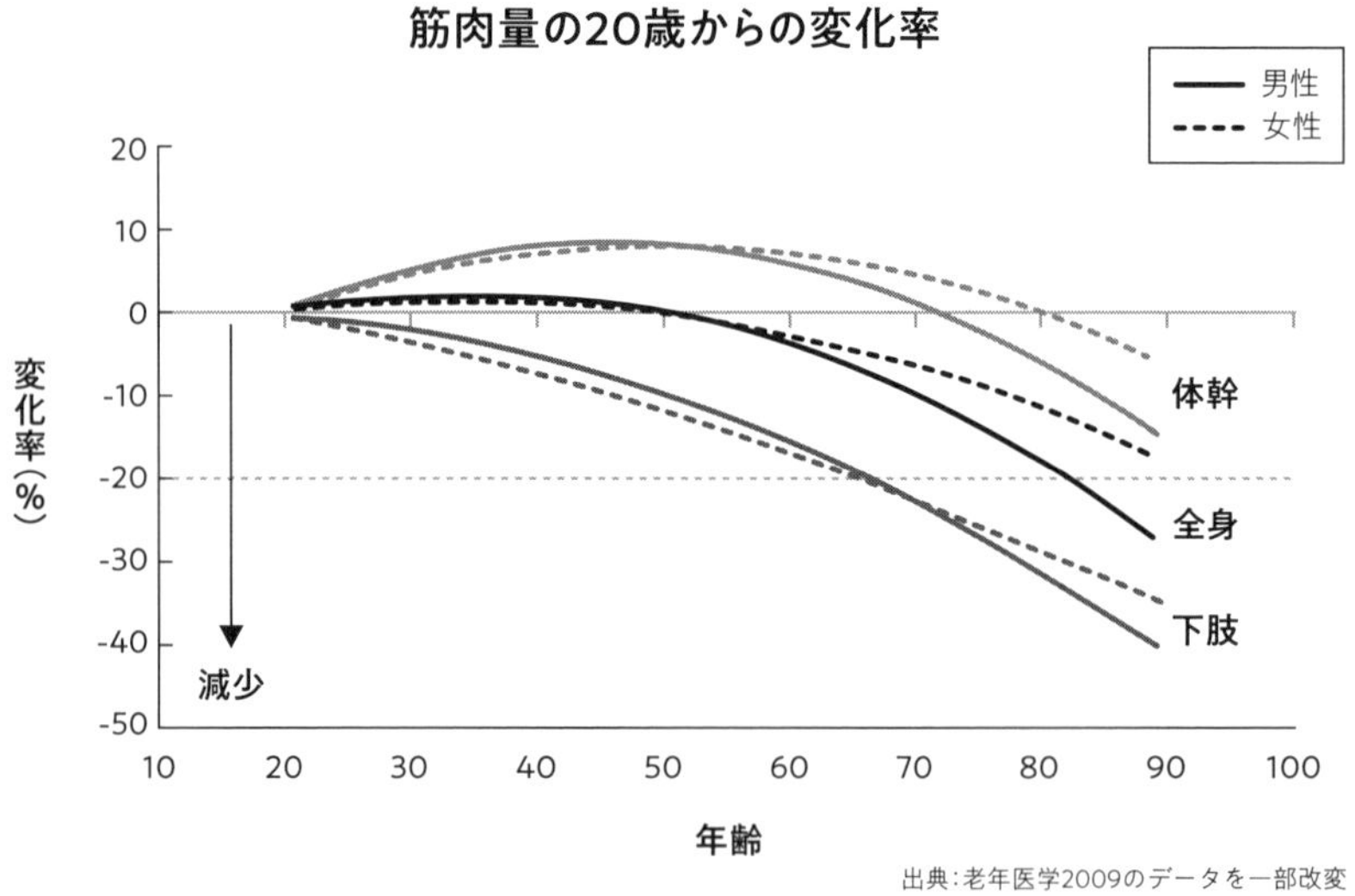

出典：老年医学2009のデータを一部改変

氏は、自身の経験と研究から、運動が脳に与える効果について述べています。

それによると、たった1回の運動であっても、脳内の神経伝達物質が増加し、気分や集中力が高まり、それが最低2時間も持続するそうです。

また長期的な効果としては、運動を継続することにより、海馬と前頭前皮質の働きが強くなり、脳の構造や生理、機能を変化させることも明らかになりました。

ちなみに海馬と前頭前皮質は、神経変性疾患や老化現象による認知機能の低下によって、最も侵されやすい部分と言われています。

■まずは簡単な運動からはじめよう！

ではどのぐらいの頻度で運動を行えばいいのでしょうか。

ウエンディ氏によると、週に3〜4回ほどのペースを目安に、一回あたり最低30分の有酸素運動がオススメとのことで、それによって心拍数を増やすのが狙いです。

まずは、早足で歩くウォーキングや階段歩きからでも構いません。無理をせず、週1〜2回からはじめると無理がありません。大切なのは継続です。

老化を防ぐためにも、今日から運動の習慣を身につけましょう。

有酸素運動は健康のためにいい？

健康増進につながるが、頻度と強度に注意が必要。

医療法人スマイル＆ファイン　いしがみ整形外科クリニック／
整形外科・リハビリ科・リウマチ科
院長　石神等

■有酸素運動をすれば健康的な体になる!?

「健康のために有酸素運動をやらなくちゃ！」と思っている方も多いかと思います。

たしかに、健康のために有酸素運動は大切です。

そもそも有酸素運動とは、ジョギングやウォーキング、サイクリングや水泳など、一定時間を継続して行う運動を指します。

そんな有酸素運動には、脂肪燃焼効果や心臓血管系の疾患リスクの低下など多くのメリットがあります。一方で、偏ったやり方によって、逆に心臓血管や筋肉、関節に負担をかけてしまうこともあるので注意が必要です。

そこで本項では、日常で行われている有酸素運動の注意点について解説していきましょう。

■週5回以上の有酸素運動にはリスクがある

米国の研究で、ランニングをする成人・しない成人を対象に、15年間の心臓血管疾患発症リスクを追跡した調査があります。

これによると、走らない人に対して週1～2回走る人のリスクはおよそ半分となり、週3～4回でもほぼ同等の成果でした。一方で週5回以上になると、徐々に発症リスクは増大していったのです。

この結果から、ランニングを例とした場合、初めは週1～2回から、習慣としては週3回程度が最も疾患予防の面からメリットがあると考えられます。

次に強度ですが、年齢に適した心拍数で継続していくことをオススメします。

有酸素運動をする際には、心臓への負担を避けるために最適な心拍数を保つ必要があります。最適な心拍数は最大心拍数の65％前後です。

簡単な計算法としては、２２０から自分の年齢を引いた数（50歳であれば、２２０～50＝１７０）があります。

今はウェアラブルデバイスといって、腕や手首に取り付けて心拍数をチェックしながら運動できるツールが数千円前後で購入できるので、ぜひ活用してみてください。

また、運動の種類はさまざまなものがありますが、必要な筋肉や骨格の柔軟性、負担の蓄積からくる関節障害などを予防することが大切です。

これを怠ると、ランニングやサイクリングでは慢性的な足腰の痛み、水泳では肩や股関節周辺の痛みなどが生じる恐れもあります。注意しましょう。

■筋トレとストレッチも行うこと

有酸素運動だけでは、必要な筋肉のトレーニングができません。

そこで、より健康的に長く続けるために、筋力トレーニングとストレッチなどのケアも行うようにしてください。

理想としては、一つの有酸素運動のみを継続するのではなく、複数の有酸素運動を交互に行うことです。

それにより、筋肉や骨格、関節の負担を分散させ、バランスの良い健康維持につながります。

私自身、週2〜3回、朝に30〜45分程度の軽いジョギングを行い、その後に肩から背中、足腰のストレッチを行っています。

また筋力維持として、腕立て伏せ、腹筋、スクワット、背筋のトレーニングを1日5〜10分程度しています。定期的なメンテナンスは、月1回お気に入りの整体院で1時間メンテナンスしてもらっています。

私の運動の目的は、長く楽しく生き生きと、大切な人との時間や仕事を楽しむためです。ぜひ、ご自身のライフスタイルにあった有酸素運動のヒントにしてみてください。

筋トレをしすぎると、体が硬くなる？

正しい方法でやれば硬くならない。

まつもと整形外科／整形外科
院長　松本淳志

■筋トレをすると体が硬くなる!?

筋トレをしすぎることで、「体が硬くなる！」と心配する人がいます。たしかに筋肉質の人は、体が硬そうに見えるかもしれません。しかし、実際は違います。弛緩した筋肉（休ませた筋肉）が柔らかいように、もともと筋肉は柔らかい組織です。

正しい筋トレを行えば、体は硬くなりません。しかし、間違った方法で筋トレを行っていると、体が硬くなることがあるので注意が必要です。

筋トレを行っている方で、どうしても体が硬くなってしまう人は、次の3つの状況に当てはまっていないか確認してみてください。

①過度なトレーニングは禁物！

1つ目は、毎日、過度なトレーニングをしているケースです。

通常、筋トレしたあとに十分な休息（48〜72時間）をとると、傷んだ筋繊維は修復され、その過程で筋肥大が起きます。

しかし、十分な休息期間を設けずに過度なトレーニングを続けると、筋繊維での修復が間に合わず、コラーゲン

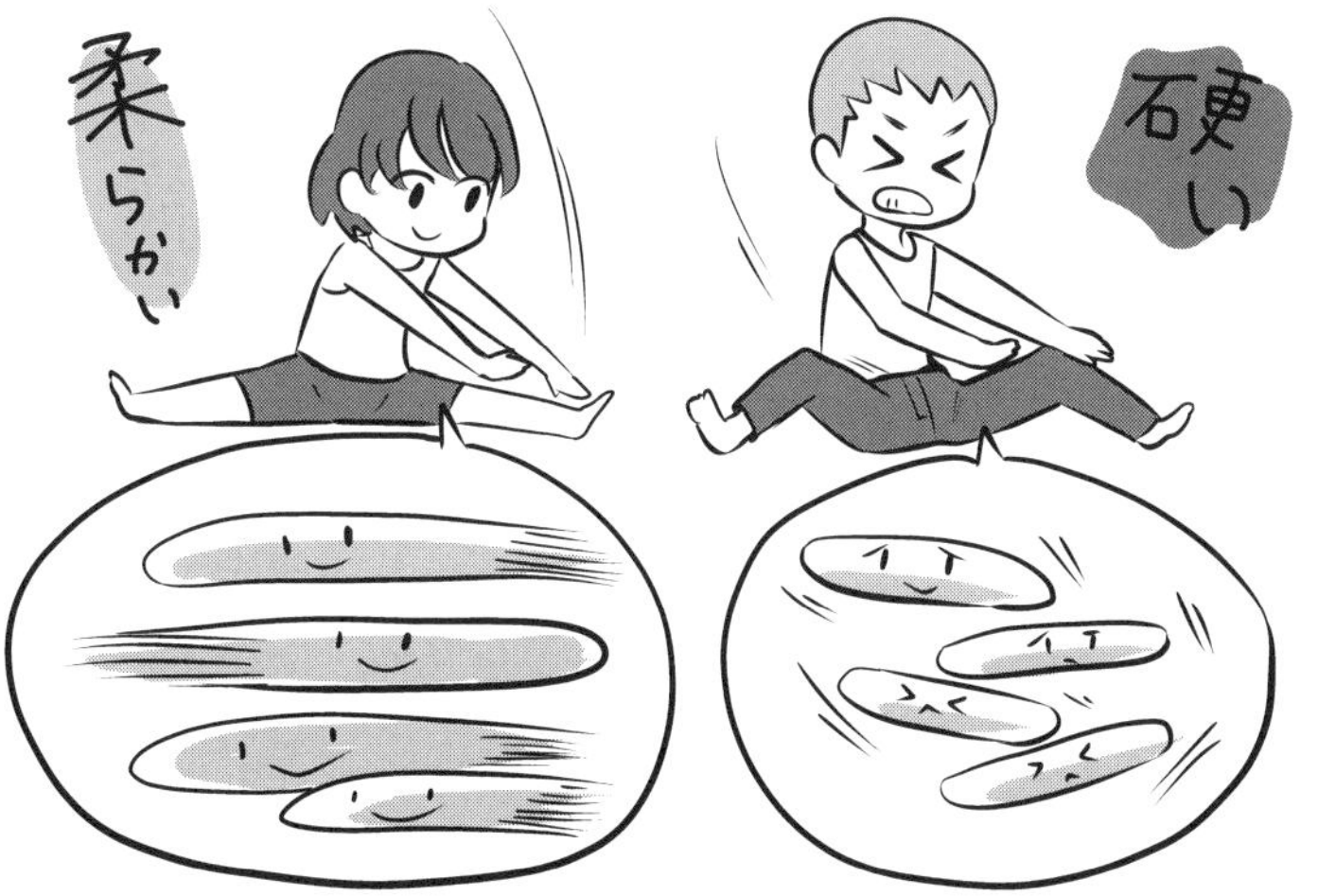

筋同士が滑って動かしやすい　筋繊維が短く柔軟性がない

で修復されてしまいます。このコラーゲンでの修復を「線維化（ファイブローシス）」と呼びます。

コラーゲンは筋肉とは違い、柔軟性がないため、筋肉が硬くなってしまいます。そのため毎日行うような過度な筋トレは望ましくなく、十分な休息（48〜72時間）が必要です。

②正しいフォームを意識しよう

２つ目は、筋トレを間違ったフォームで行っているケースです。

間違ったフォームや姿勢でトレーニングを繰り返したり、過度な負荷や回数で行ったりしていると、関節可動域が減少し、筋肉の柔軟性が落ちてしまいます。そのため、体が硬くなってしまうことがあります。

狭い関節可動域で高負荷のトレーニングを続けていると、筋肥大は起きるものの筋繊維が短くなって柔軟性がなくなり、結果として関節可動域が狭まります。

そうではなく、適切なフォームおよび最大限の関節可動域でトレーニングを行うことで、柔軟性のある筋肉がつき、関節可動域も拡大します。

③筋トレ後には静的ストレッチを

3つ目は、筋トレ後にストレッチをしていないケースです。

筋トレ後にストレッチを行わないと、体が硬くなり、かつ疲労の原因にもなります。ストレッチには、動的ストレッチと静的ストレッチがあり、筋トレ後には静的ストレッチが必要です。具体的には、関節を引き伸ばして停止させることにより、関節可動域を広げる運動です。

また、ストレッチを行うことで血流も増加します。筋繊維への血流が増加すると、筋繊維の修復を促進させ、また筋疲労の原因物質である乳酸の排泄にも役立ちます。さらに、副交感神経が優位となり、精神面でもリラックスすることができます。

正しい姿勢と正しいフォームで筋トレを行い、トレーニング後には静的ストレッチを実施しましょう。加えて、十分な休息をとっていれば、体が硬くなることはありません。

疾患を抱えている人は運動を控えたほうがいい？

疾患を抱えている人でも運動によって得られるメリットがある。

水島中央病院／内科・循環器内科
医長　横山聖太

■疾患を抱えている人の運動はＮＧ!?

「疾患を抱えている人の運動」と聞いて、皆さんはどのようなイメージをお持ちでしょうか。

たとえば、糖尿病の方が行う運動療法については、広くその効果が知られています。あるいは、整形外科における手術後のリハビリも同様です。

一方で、心臓や肺、腎臓などに疾患を抱えている人の運動はどうなのでしょうか。

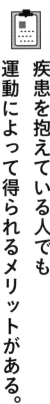

やはり、運動は避けたほうがいいのでしょうか。

■運動によって得られるメリットは多い

以前は、心臓や肺、腎臓などの疾患では、できるだけ安静に過ごすように言われていました。運動をすることによって、臓器の状態が悪化すると考えられていたためです。

しかし現在では、これらの疾患を抱えている人でも、過度な安静は不要であり、むしろ運動によって得られるメリットが多いと考えられています。

事実、運動をしないと全身の筋肉が衰え、かえって臓器への負担が大きくなってしまう可能性があります。そのため運動を取り入れ、筋力や体力を向上させることが大切です。

また近年の研究では、運動によって疲労感や自覚症状が改善し、ＱＯＬが向上したり、感染に対して負けにくい体になったり、さらには疾患そのものの再発予防や生命予後の改善にもつながることが明らかになっています。

■有酸素運動とレジスタンス運動をバランスよく

では、疾患を抱えている人にはどのような運動が適しているのでしょうか。

たとえば、心臓や肺、腎臓などの疾患や糖尿病の場合、有酸素運動（持久力トレーニング）とレジスタンス運動（筋力トレーニング）を組み合わせることによって、より良い効果が生まれるとされています。

具体的には、ウォーキングなどの有酸素運動は「週3回／1回30分程度〜」を目安に行います。運動の強さは「少し息がはずむ程度」にとどめておくのが安全です。運動中に会話が楽しめるくらいが目安です。

自宅でレジスタンス運動を行う場合は、自重や重りなどの軽い負荷をかけて、「週2回／1種目5〜10回×2セット程度〜」を目安にしましょう。ストレッチや準備体操も忘れずに、少しずつ強度をあげていきましょう。

このように運動は、適切な「強さ」と「時間」を守り、習慣化していくことが大切です。

■主治医に相談した上で実施しましょう！

ただし、疾患を抱えている人の場合、主治医の先生と相談した上で運動するようにしてください。病状が不安定な場合、運動が悪影響を及ぼすケースもあるためです。

また、血圧／脈拍や血糖値が不安定な方、関節などに痛みを抱えている方も注意が必要です。必ず主治医の先生に相談しましょう。

もちろん、運動だけではなく、適切な食事や薬剤治療等の疾患の管理と並行して進めていくことが重要です。

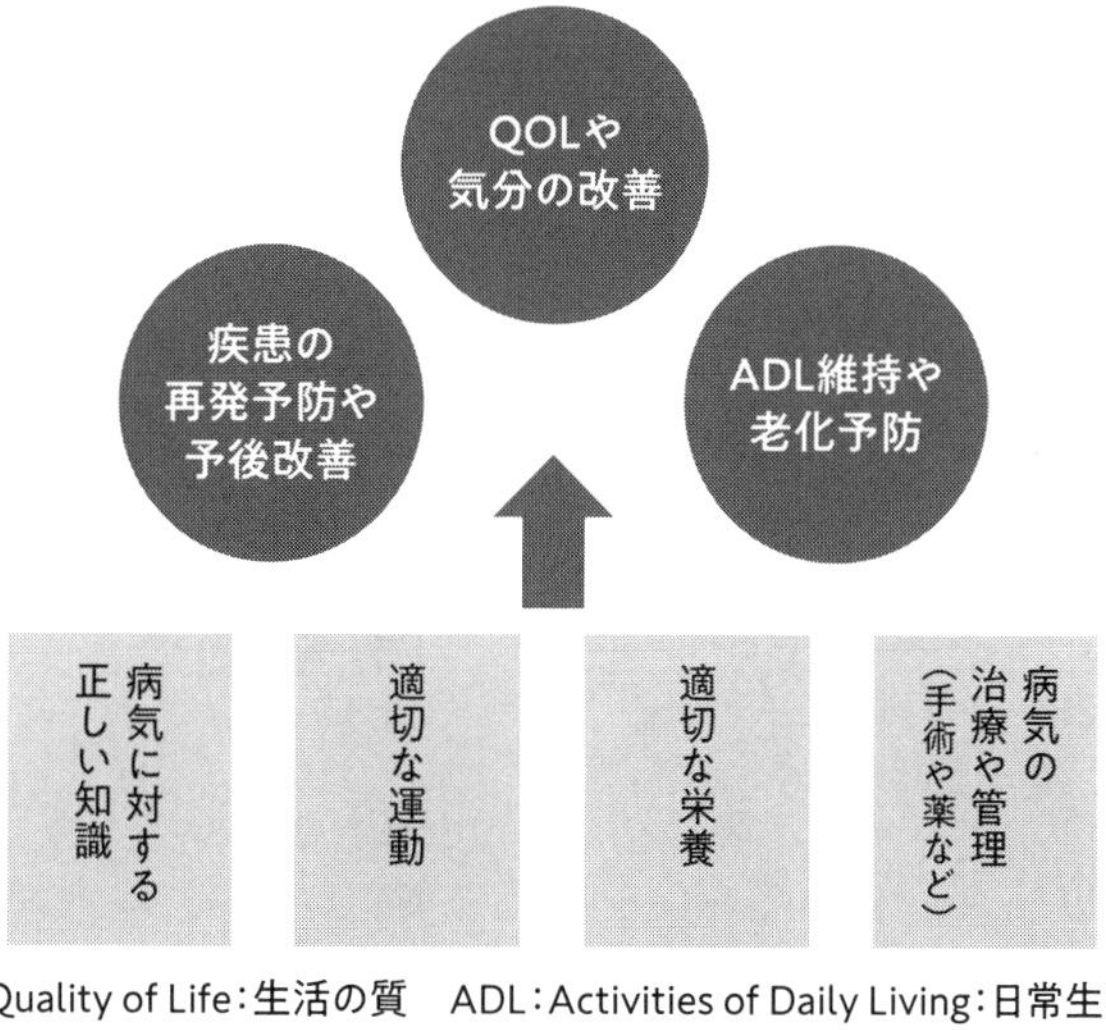

QOL：Quality of Life：生活の質　ADL：Activities of Daily Living：日常生活動作

高齢者は運動で膝を痛めやすい？

過度な負担がかかると膝を痛める恐れがある。

しばはら整形外科スポーツ関節クリニック／整形外科・リウマチ科
院長　柴原基

■運動をすると膝を痛めやすくなる!?

膝などを痛めてしまうことを気にして、運動を躊躇《ちゅうちょ》している人も少なくないかと思います。そもそも膝の痛みの主な原因は、「筋力の低下」「体重の増加」「軟骨の磨耗」「関節液分泌の低下」「ホルモン分泌の低下に伴う骨粗鬆症」などが考えられます。

筋力に関しては、主に太ももの前面部分の大腿四頭筋と、後面部分の大腿二頭筋（ハムストリングス）に加えて、股関節を閉じる動きを担っている内転筋群が重要です。

運動で膝を痛める人の中には、前面部分の大腿四頭筋ばかりを鍛えている人も多いのではないでしょうか。その場合、大腿筋膜張筋《だいたいきんまくちょうきん》や外側広筋《がいそくこうきん》という外側の筋肉が張ってきて、いわゆるO脚になり、さらに内側に負担がかかってしまいます。

また過度の運動では、股関節にも負担がかかり、腰痛の原因にもなると思われます。

やはり、正しい姿勢で正しい筋肉を鍛え、「歩容」を改善することが大切です。

歩容とは、歩行時の身体運動の様子であり、見た目に表れる歩き方です。習得するための動作としては、スクワットとデッドリフトが挙げられます。

一人でトレーニングするのが難しい人は、靴の中に入れる装具などが効果的です。いわゆる「中敷」のことですが、外側が少し高くなっている中敷を靴の中に入れることによって、内側に荷重がかからないようになります。その結果、痛みが緩和されます。

■無理のない範囲で、正しい運動を適度に行うこと

外来診療をしていると、「毎日痛いのを我慢して歩いたほうがいいですか?」「膝が痛かったら何もしないほうがいいのでしょうか?」などの質問を受けることがあります。ただ、これはどちらも間違いです。無理のない範囲で、正しい運動を適度にすることが大切です。

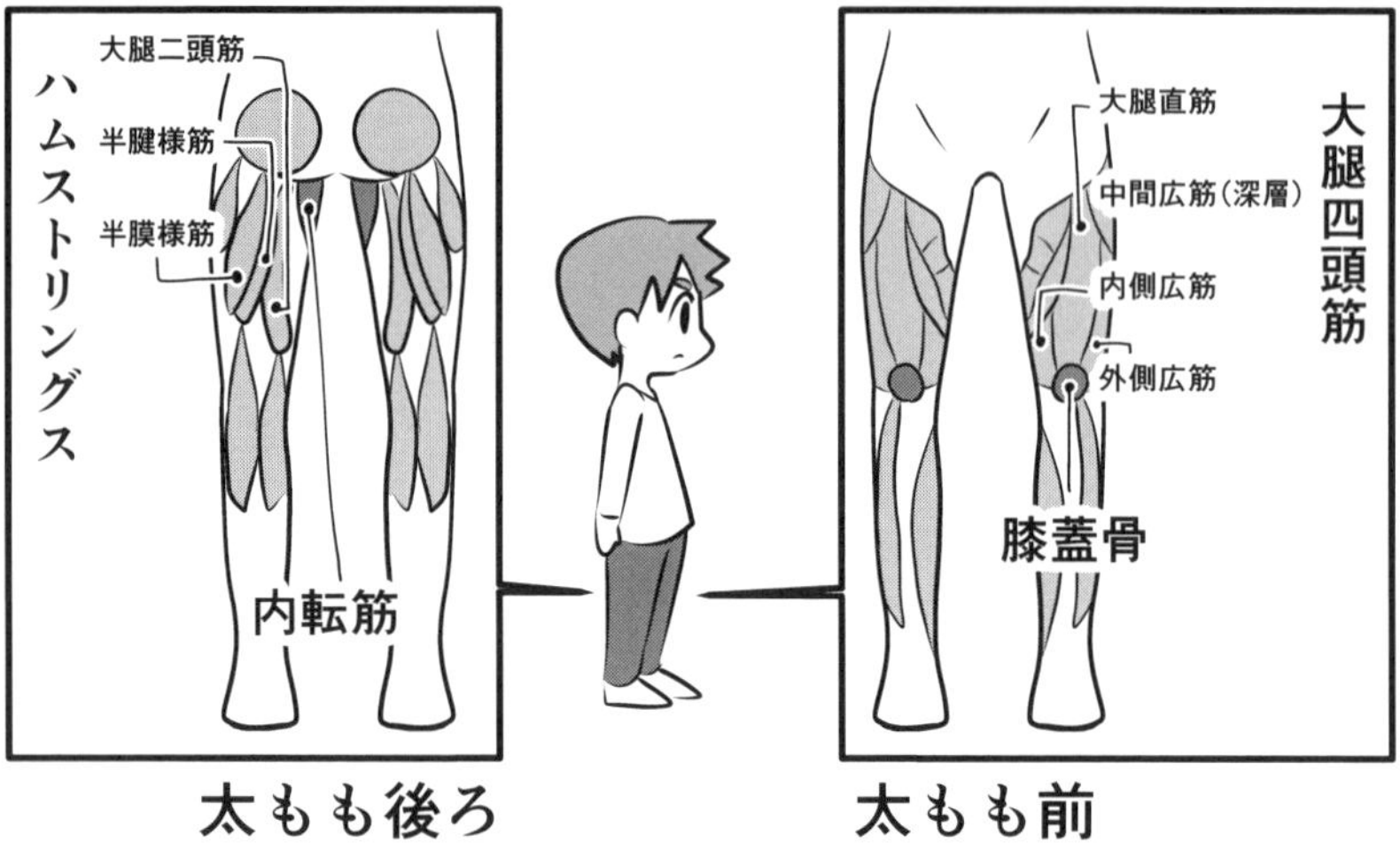

太もも前の筋肉だけでなく後ろの筋肉を鍛えることが重要

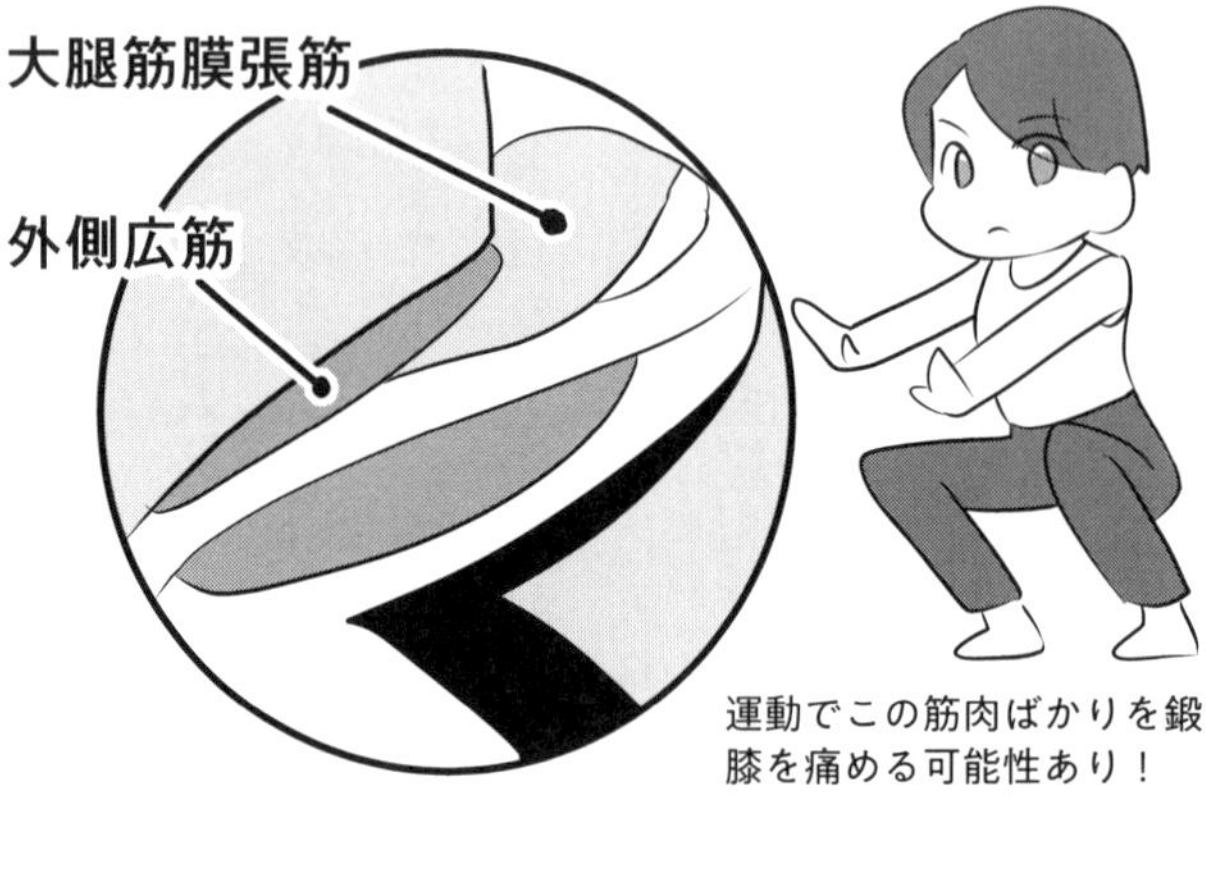

運動でこの筋肉ばかりを鍛えると
膝を痛める可能性あり！

また、和式の生活ができなくなったことを残念に思われる人も多いです。しかし、関節の可動域（膝を曲げられる角度）については、深く曲げると関節への負担が大きくなるので、痛みをこらえて無理に曲げないようにしてください。膝関節中に炎症が起こってしまい、関節水腫（水がたまる）の原因になります。

一方で何もしないでいると、筋力が落ち、「ロコモティブシンドローム」と言われる運動器不全や筋肉量が減少した状態になります。あるいは筋力や身体機能が低下している「サルコペニア」と言われる状態になってしまうため、注意してください。

■歩容を動画でチェックしてみよう！

膝が悪い人は、股関節周囲の筋肉の硬さが目立つように思います。重要なのは、股関節周囲の筋肉を「ダイレクトストレッチ」という反復収縮運動によって、柔軟にすることです。それにより、筋肉の正しいバランスを保てます。

気になる方は、自分の歩容を動画に撮り、整形外科などで理学療法士にチェックしてもらいましょう。あわせて、当院の動画サイト（https://mfrady.jp）も参考にしてみてください。

毎朝ラジオ体操を行うと健康になる？

継続することで健康効果が期待できる。

竹内内科小児科医院／内科・小児科・糖尿病内科・アレルギー内科・皮膚科
院長　五藤良将

■1日10分で健康になれる!?

10分程度の体操でも、毎日続けることで、健康になれます。たとえば、毎日10分間だけラジオ体操を行っていれば、週70分になり、1時間以上の運動になります。

運動習慣が全くない人は、週に1〜2時間の運動をしている人に比べ、うつ病発症のリスクが約1・5倍に増えると言われています。1日で1時間以上の運動を継続するのは難しいかもしれませんのでまずは、10分間のラジオ体操からはじめてみましょう。

■ラジオ体操の効果とは

ラジオ体操と言えば、朝6時30分から40分に放送されるNHKラジオ第1でおなじみです。夏休みに町内会の広場などに集まり、ラジカセから流れる放送に合わせて、体操を行っていた方も多いでしょう。私は皆勤賞で鉛筆を貰った思い出があります。懐かしいですね。実は最近、自宅マンションの1階エントランス付近で毎朝ラジオ体操をしていることを知ってから、参加するようになりました。

私はもともとフルマラソンを3時間20分で走ってしまうほどマラソンが好きで、ハードランナーですが、雨の日などでランニングできない日でもこのラジオ体操だけは参加するようにしています。

この毎朝のラジオ体操の参加で、起床時間などの規則正しい生活習慣がつくれたり、コミュニティーへの参加にもなります。

ラジオ体操の放送時間と生活リズムがどうしても合わない人は、インターネットでの動画再生もおすすめです。さらに、時間に余裕がある週末などには、ラジオ体操の前か後に散歩をすることもおすすめします。散歩をするとセロトニンの分泌が活性化され、清々《すがすが》しい気分となり、意欲が出て集中力も出るようになります。

■地域住民とのつながりも

先日、ラジオ体操のメンバーから当院のことを知ってもらい、来院していただきました。嬉しい限りです。

私自身、クリニックは大学病院などの高度医療機関と違って、地域住民のための地域医療に貢献するべきだと考えているためです。まずは風邪や胃腸炎などでかかりつけとなっていただき、予防接種や健康診断の管理、必要であれば連携している高度医療機関に迅速に紹介することが、その役目だと思います。

私は防衛医科大学校を卒業して自衛隊医官を務め、総合臨床医としても働いていました。糖尿病や高血圧などといった内科だけでなく小児科、皮膚科、アレルギー外来、またオンライン診療や往診もしており幅広く診療を行っております。

また、新型コロナウイルスのＰＣＲ検査もいち早く検査ができるようにしました。ＰＣＲ検査はもともと患者さんからの問い合わせが多く、ニーズを感じていただためです。今後も地域で必要とされる医院でありたいです。

このようにラジオ体操は、地域住民同士のつながりをつくる効果もあります。ぜひ活用してみてください。

第4章

睡眠

ショートスリーパーの人は寿命が短い？

すべてのショートスリーパーが短命とは限らない。

医療法人社団ファミリーメディカル　横浜弘明寺呼吸器内科・内科クリニック／呼吸器内科
理事長　三島渉

■ショートスリーパーの寿命は短い!?

睡眠時間が短い「ショートスリーパー」は、寿命が短いと言われることがあります。しかし、すべてのショートスリーパーが短命なわけではありません。

現状、日本人の平均睡眠時間は6・5時間です。その中でも、東京で生活している人の平日の平均睡眠時間は5・59時間となります。

本来7～8時間の睡眠を必要としている人が、毎日6時間前後しか寝られていないと、寝不足の状態が蓄積され、「睡眠負債」へと発展してしまいます。

睡眠負債が積み重なると日常生活にも支障をきたしますが、一方で、問題なく生活できる人もいます。

イギリスのエクセター大学が2019年に発表した研究結果によると、睡眠のタイプ（クロノタイプ）には約300の遺伝子が関係することがわかりました。その中に、短時間睡眠でも問題ない遺伝子変異を持つ人がいるのです。

これらの人々は、クロノタイプに関係する遺伝子に変異があり、睡眠時間が短いショートスリーパーとなります。

それぞれのスリーパーの睡眠時間と人口比

	必要睡眠時間	人口比
ショートスリーパー	5時間以下	1%未満
	6時間以下	5~10%
バリュアブルスリーパー	6~9時間	80~90%
ロングスリーパー	9時間以上	5~10%
	10時間以上	成人では1%未満 小児では大部分

しかし、白川修一郎先生らが行った調査では、そうした人の割合は0・5％以下ではないかと推測されています。

■睡眠の質はノンレム睡眠の深さにかかっている！

普通の人が短時間睡眠を続けると、睡眠負債となり、脳にも身体にもダメージが生じてしまいます。

事実、2002年にカリフォルニア大学サンディエゴ校で行われた100万人規模の調査では、無理な短時間睡眠によって寿命が縮まると報告されています。

睡眠負債を返済するには、ただ長時間寝ればいいわけではなく、質の高い睡眠をとる必要があります。

睡眠の質を高めるには、睡眠の最初の90分間における「ノンレム睡眠」をいかに深くできるかが重要です。

最初のノンレム睡眠が成長ホルモンの分泌を促し、交感神経から副交感神経優位への切り替えや記憶の整理、免疫力向上、脳の代謝などに関連してくるためです。

■深く眠るためにできる2つのこと

では、最初の90分を深くするにはどうすればいいのでしょうか。

ひとつは「睡眠時無呼吸症候群（SAS）」の確認です。

SASは太った人の病気と考えられていますが、日本人は下顎が奥まっていて気道が狭いため、痩せていてもSASになる恐れがあります。そのため呼吸器内科や耳鼻科を受診し、検査を受けることが大切です。

もうひとつは、食生活の改善です。

睡眠には「メラトニン」という神経伝達物質が深く関与しています。メラトニンは食事で摂取したタンパク質が身体に吸収され、体内にある各種酵素の働きで変換されます。その過程で、葉酸、鉄、ビタミンB群などの栄養素が必要となります。これらの栄養素不足がある方は睡眠の質が悪くなります。

不眠を訴えて睡眠薬の処方を希望される方もいますが、ほとんどの場合、栄養素不足が原因です。

そこで、きちんと専門家に相談し、食生活の改善やサプリメントでの補充によって栄養状態を改善すれば、しっかり寝られるようになります。

誰でも睡眠時間は7〜8時間必要？

睡眠時間よりも質が大事。

医療法人社団ファミリーメディカル　横浜弘明寺呼吸器内科・内科クリニック／呼吸器内科
理事長　三島渉

■睡眠時間はそれほど重要ではない!?

適切な睡眠時間について、「7〜8時間確保する必要がある」とよく言われます。しかしそれは、誰にでも当てはまることではありません。すべての人に7〜8時間の睡眠が必要なのではなく、また7〜8時間睡眠をとれば必ず健康を維持できるというわけでもありません。

睡眠時間の長さにこだわるのではなく、睡眠の質を高めることが重要です。

一般的に、寝不足の人は睡眠が足りていない状態となります。そのような状態が蓄積していくことを「睡眠負債」と言います。

睡眠負債が生じると、マイクロスリープという数秒間の瞬間的な居眠り状態を起こしやすくなり、場合によっては意識が無くなります。これは、睡眠負債を解消するための脳の防御反応です。

多くの人は、こうした症状を知らぬ間に繰り返しています。

■睡眠負債が蓄積すると……

中には、遺伝的に短時間睡眠の遺伝子変異を持つ人も存在します。これらの人々は、生体リズムに関係する時計遺伝子に変異をもっているため、短時間睡眠でも平気です。

しかし、それ以外の人が短時間睡眠を続けると、睡眠負債が生じて脳にも身体にもダメージが生じ、寿命が縮まってしまいます。

また睡眠が少ない人は、肥満や糖尿病になりやすいこともわかっています。

食べ過ぎを抑制する「レプチン」というホルモンの分泌が低下し、食欲を増進する「グレリン」というホルモンの分泌が増えるためです。

さらに、交感神経が緊張するため高血圧になり、精神疾患や認知症の発症率が上がることもあるのです。

このように睡眠負債は、健康に重大な悪影響を及ぼします。睡眠負債を返済するには、睡眠時間だけでなく、質の高い睡眠をとる必要があります。

■睡眠の質を高めるためにできること

質の高い睡眠をとるために重要なのが、「メラトニン」という神経伝達物質です。

メラトニンは、食事で摂取したタンパク質を材料に各種酵素の働きで合成され、「セロトニン」という神経伝達物質を経て変換されます。この変換の過程で、葉

年齢に伴うメラトニン分泌量

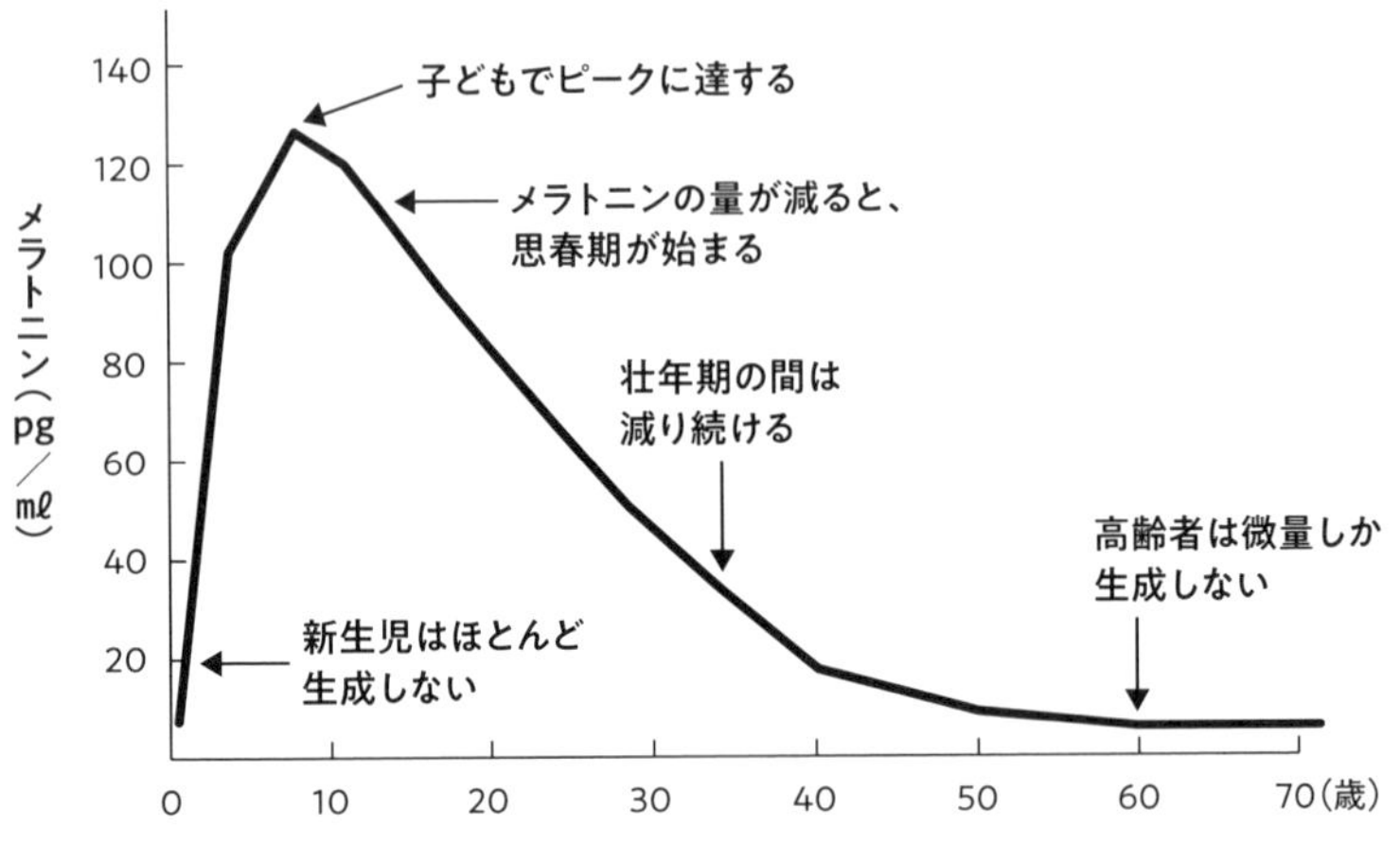

酸、鉄、ビタミンB群などのさまざまな栄養素が必要です。

そのため不足する栄養素がある人は、睡眠の質が悪くなります。またメラトニンは、年齢を重ねるにつれて減少する傾向があるため注意が必要です。

そこで、食生活を改善したり、サプリメントで不足している栄養素を補充したりすることによって、睡眠の質を高めるようにしましょう。

また、セロトニンの量を増やすことも重要です。セロトニンを増やすには、必要な栄養素を十分摂取する他、太陽の光を浴びる、ストレスを減らすなどの対策があります。

さらにもうひとつ必要なのが、「睡眠時無呼吸症候群（ＳＡＳ）」のリスクを減らすことです。

ＳＡＳは太った人の病気と考えられていますが、日本人は顔が平たく下顎が奥まっており、気道が狭いため、痩せている方でもＳＡＳになる可能性があります。

対策としては、呼吸器内科や耳鼻科を受診し、ＳＡＳの検査を受けることが大切です。

睡眠時間はどれくらい取るのがいい？

長さと質の両方が大事。長すぎても短すぎてもリスクは上がる。

医療法人秀康会　ましきクリニック耳鼻咽喉科／耳鼻咽喉科

院長　桂文裕

■睡眠負債が蓄積しているサイン!?

「寝ても疲れが取れない」「何度も目が覚める」「眠りが浅い」など睡眠に不安を感じている人は多いです。日本人の約9割が、そうした悩みを抱えているとも言われています。とくに「日中眠くなる」「休日に遅くまで寝てしまう」場合は、睡眠時間が不足し、睡眠負債がたまっているサインかもしれません。

大切なのは、睡眠時間をきちんと確保すること。質の良い睡眠を得るためには、少なくとも、その人にとって最適な睡眠時間を確保することが欠かせません。

では、私たちはどのくらい眠ればいいのでしょうか。また、長さと質はどちらが大事なのでしょうか。

■睡眠時間は長くても短くてもリスクが上がる

まず睡眠時間については、絶対的な基準はなく、体質や年齢、季節、環境など多くの要因が影響しています。

国別の平均睡眠時間はフランスが8・7時間、アメリカが7・5時間に対し、日本は6・5時間と短く、6時間未満の人が約40%いると報告されています。

睡眠時間が短いと、インスリンの分泌が悪くなり糖尿病、交感神経の緊張が続き高血圧、食欲増進ホルモン（グレリン）の分泌による肥満など、生活習慣病の原因となります。免疫力が低下し感染病、うつ病などの精神疾患、アルコール依存症などの発症率が高くなることもわかっています。

しかし、睡眠時間が長ければ良いというわけでもありません。アメリカでの調査では睡眠時間が7時間の人が最も長寿で死亡率が低く、8時間を超えている人は死亡リスクが上昇するという結果がでています。

■年齢とともに睡眠時間は短くなる

また加齢とともに、以前ほど長時間眠れなくなったという人も多いです。

事実、10歳までは8～9時間、15歳で約8時間、25歳で約7時間、45歳で約6・5時間、65歳で約6時間と、加齢とともに必要な睡眠時間が短くなるとの報告もあります。

その理由は、加齢によって血圧・体温・ホルモン分泌など、睡眠を支える多くの生体機能リズムが変化し、体内時計に微妙なズレが生じてくるからです。

とくに睡眠調節を行う睡眠ホルモン（メラトニン）は6～7歳をピークに徐々に減少していくため、年をとると朝早く目覚めたり、夜中に何度も目が覚めたりして、睡

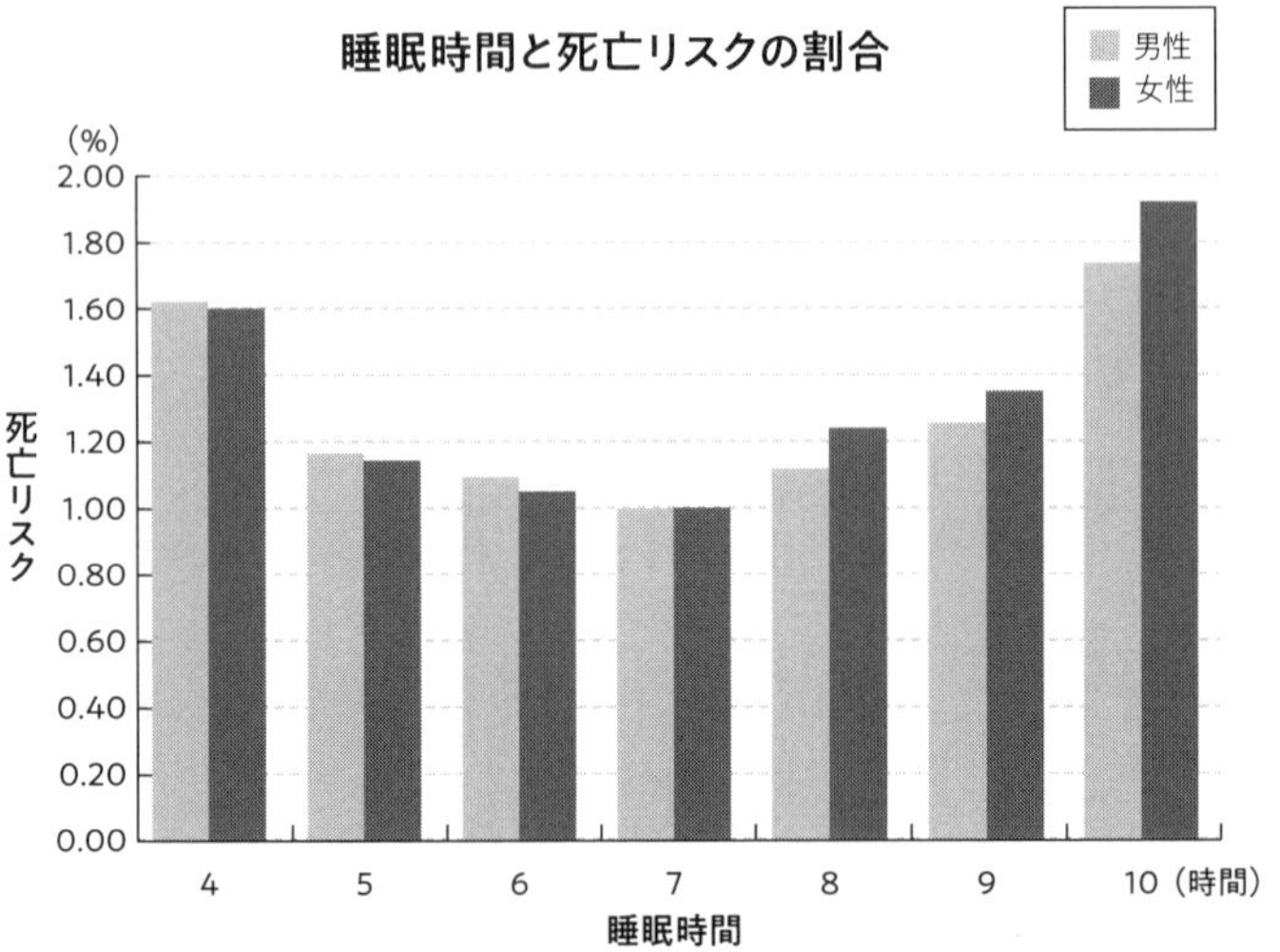

出典：文部科学省科学研究費大規模コホート研究（JACC Study）「睡眠時間と死亡との関係」より

眠時間が短くなる傾向があります。さらに、加齢とともに睡眠の質にも変化が生じてきます。睡眠脳波を調べてみると、深いノンレム睡眠が減り、浅いレム睡眠が増えるようになります。そのため尿意や小さな物音などでも目が覚めてしまうようになるのです。

■睡眠は「量×質」が大事。まずは7時間を目標にしよう

睡眠には「脳や身体の休養」「疲労回復」「免疫機能の増加」「記憶の固定」「感情整理」など、重要な役割があります。睡眠負債を抱えることなく充実した日々を送るためには、7時間を目標に睡眠時間の確保を心がけつつ、生活スタイルに合わせて個別に調整するのが現実的です。

また良い睡眠は「量×質」であるため、最適な睡眠時間を確保したうえで、睡眠の質も上げることが大切です。

たとえば、起きる時間を一定にして毎朝太陽の光を浴びる、三度の食事を決めた時間にとる、散歩や運動などで日中の活動性を高めるなどの生活習慣が大切です。

それにより、体内時計のリズムがコントロールされ、健康な快眠ライフを送ることができるようになります。

目を閉じるだけでも睡眠と同じ効果があるの？

目を閉じるだけでも約70％の睡眠効果がある。

溝の口駅前皮膚科／皮膚科
総院長　玉城有紀

■目を閉じるだけでも脳の疲労が回復する!?

仕事や学業などで寝る時間がとれないとき、無理をして起き続けている人も多いかと思います。しかし、寝ないで起きていると、蓄積した疲労がとれないために、パフォーマンスが低下していきます。

そのようなときには、横になって目を閉じてみてはいかがでしょうか。「眠れないなら意味がない」と思う方もいるかもしれませんが、実は、目を閉じるだけでも一定の休息効果が得られます。

目を閉じて体を休めることは、脳を休めることでもあります。そのため布団に入って横になり、目を閉じているだけでも眠っているのと近い状態になり、疲労回復につながるのです。

■目を閉じれば70％の睡眠効果が期待できる！

では、なぜ目を閉じるだけでも疲労回復になるのでしょうか。

普段、私たちが得ている情報はその8割が視覚から入ってきます、そのため、目を閉じて8割の情報をシャットアウトするだけで脳が休まり、レム睡眠の状態に近づきます。レム睡眠というのは浅い眠りのことで、体は休んでいますが脳の一部は活動をしており、精神的な回復・感情の安定・記憶の定着などの効果があります。

もちろん、普通の睡眠と比べると効果は少な

主な脳波の種類と睡眠の関係

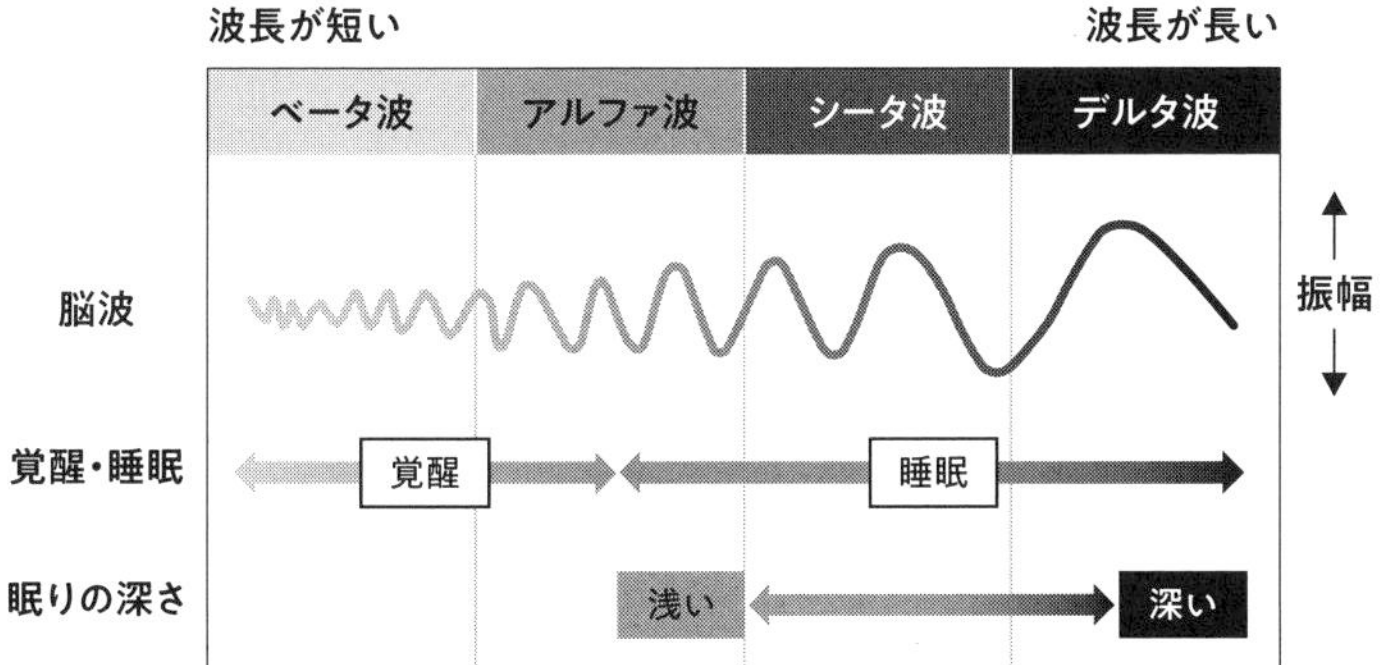

いのですが、70％くらいの睡眠効果が期待できるのです。

事実、目を閉じた状態で脳波を測定すると、覚醒時に見られるアルファ波が出ているのがわかります。つまり脳は一部起きている状態です。眠ったような状態にはなっていますが、起きているときとは異なる脳の部分を活発に動かしているのです。

この状態から眠りが深くなると、次第に脳波がゆっくりになりますが、物音が聞こえるなど意識はまだあります。呼びかければすぐに目覚めることができる状態です。このとき寝ている実感はなく、浅い眠りの状態のまま、次第に起きているときに見られるアルファ波が少なくなります。

■より効果を高めるためにできること

より休息効果を高めるために、次のような工夫もしてみましょう。

たとえば横になることで、副交感神経が優位になるため心臓の動きが抑えられ、筋肉が弛緩し、脳の広範囲を占める運動に関わる指令が無くなります。そのため、より休息状態に入りやすくなります。

またアイマスクをつけると、光の刺激が減るため、脳への情報が遮断されます。そのため脳の視覚情報を処理するエリアが休息状態に入りやすくなります。

さらに、耳からの刺激を遮断するのもいいでしょう。いつもは気にならない通常の会話も、目を閉じると騒音として感じてしまいます。耳栓をし、周囲の音を遮断することで脳を休ませることができます。

このようなことから、静かな場所で横になり、視界を遮断し、身体と脳を回復させるようにしましょう。その結果、目を閉じるだけでも、より高い睡眠効果が得られるようになります。

■スマホやパソコンには注意が必要

注意点としては、スマホやパソコンの過度な使用があげられます。直前まで考え事をしていたり、スマホやパソコンを見ていたりすると、画面から出る光が脳の視交叉《しこうさ》上核《じょうかく》に影響し、脳が活動してしまいます。

できれば、静かな場所で腹式呼吸をしたりアロマをたいたりしながら、気持ちをリラックスさせましょう。そうすることで、目を閉じているだけで気持ちと身体の休息になるのです。

身体を温めると熟睡できる？

深部体温を下げることで熟睡できるようになる。

たにぐちクリニック／整形外科・外科・内科
院長　谷口一則

■熟睡するには身体を温めるべき!?

「身体を温めると熟睡できる」という意見があります。しかし正確には、皮膚温度を上げ、深部体温を下げることが、熟睡の条件となります。

睡眠時の環境に必要なのは、適度な暗さと適度な暖かさ、そして寝具の肌触りがいいことだと言われています。

これら3つの条件は、母親の胎内にいた時の条件と似ています。我々は10カ月近く母親の胎内にいました。その間、ずっと気持ちよく眠っていたことを考えると、そうした環境こそ理想と言えるかもしれません。

とくに熟睡するには、適切な温度設定が不可欠です。睡眠時には、深部体温の低下が必要だと言われており、それが熟睡できるかどうかに関係しています。

■適度に皮膚温度を上げてから寝ること

睡眠時は、皮膚温度が上がって熱を放散し、深部体温が下がります。

とくに熟睡時には、皮膚温度と深部体温の差が2℃以下に縮まっていると言われています。つまり、熟睡するには身体の深部体温を下げる必要があるのです。

深部体温が低下することによって、身

「深部体温」と「皮膚温度」の差が縮まると眠くなる

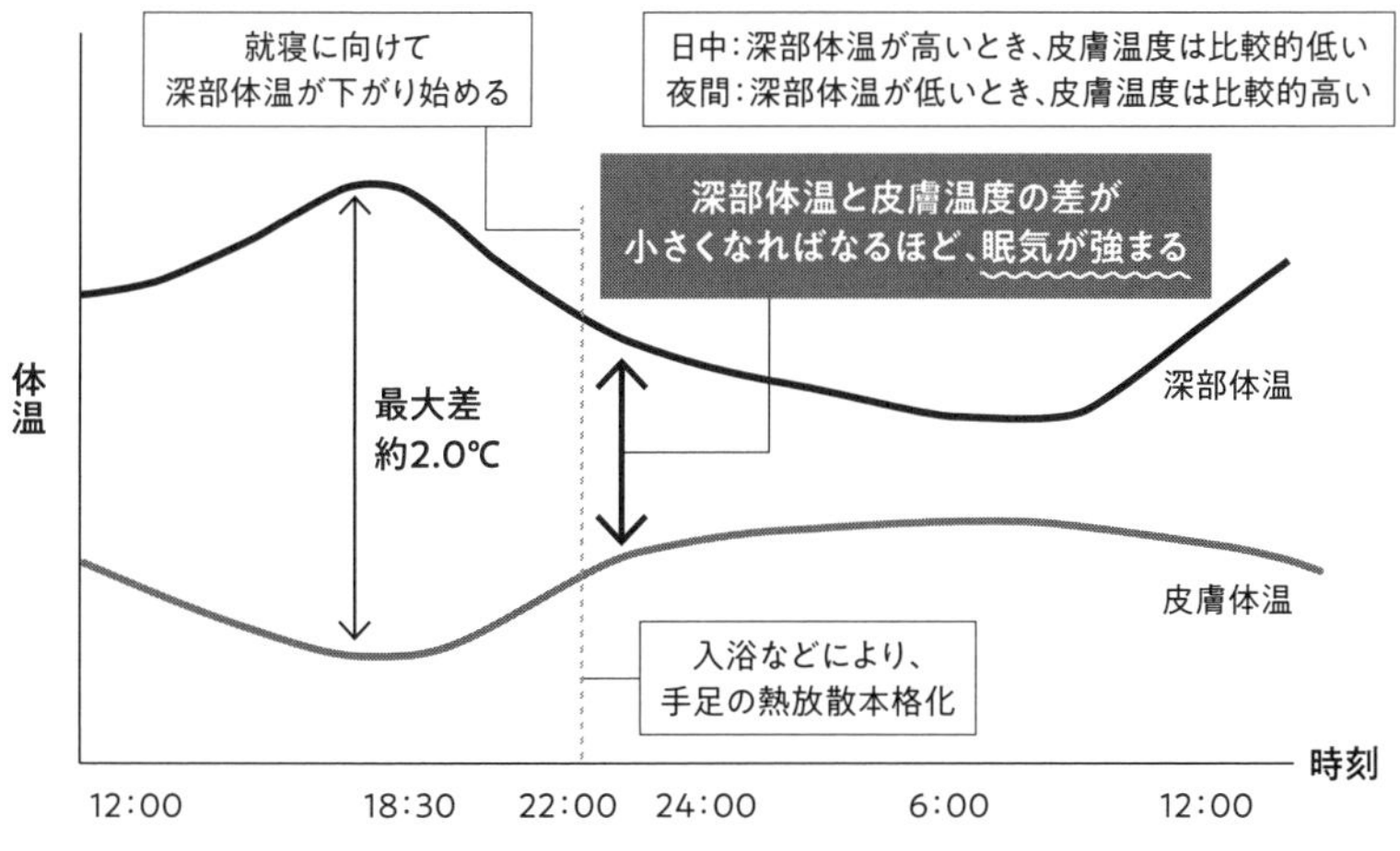
就寝に向けて
深部体温が下がり始める
日中：深部体温が高いとき、皮膚温度は比較的低い
夜間：深部体温が低いとき、皮膚温度は比較的高い
深部体温と皮膚温度の差が
小さくなればなるほど、眠気が強まる
体温
最大差
約2.0℃
深部体温
皮膚体温
入浴などにより、
手足の熱放散本格化
時刻
12:00
18:30
22:00
24:00
6:00
12:00

出典：『スタンフォード式　最高の睡眠』より作成

体の活動性を低下させ、臓器や脳を休めます。原理としては、クマが冬眠するのと同じです。

では、どうすれば深部体温を下げられるのでしょうか。

そのためには、適度に皮膚温度を上げてから寝ることが必要です。具体的には、布団の温度を適度な暖かさにすることが大切です。私自身、冬の寒い日には、あらかじめ布団乾燥機で布団を温めておいてから、寝る前にスイッチを切ります。暖まった布団をかけるようにすることで、睡眠が深くなりました。

さらに、寝室内の温度や湿度も適正値に保っておくこと。夏ならば25〜26℃、冬ならば15〜18℃、湿度は年間通して50％くらいが適当であると言われています。眠りにくいときは、エアコンなどで温度調節をしましょう。その際には、必ずお休みモード設定をして、空調を微調整するようにしてください。

■熟睡するためにできる工夫とは

その他にも、熟睡するための工夫として次のようなものが挙げられます。

・就寝の90分前に入浴する（すぐ寝たいときはシャワーがベスト）
・普通の風呂よりも温泉のほうが効果的
・効果的な即効スイッチはシャワーより足湯
・靴下をはいて寝ないこと
・蕎麦殻《そばがら》枕は頭を冷やすので有効

大切なのは、皮膚温度と深部体温の差を縮めることです。そのために、寝る前に皮膚温度を上げ、熱放散をしてから深部体温を下げましょう。

冷え性の方の中には、靴下をはいたまま寝る人もいるかと思います。しかしはいたままだと、皮膚からの体温放散が妨げられるため、深い睡眠に入りにくくなります。

そのため、寝る直前までに手足の末梢を温めておくことが大切です。

良い睡眠は、良い人生につながります。睡眠不足を軽んじることなく、良い睡眠をとれるよう心がけましょう。

参考文献／
・『スタンフォード式　最高の睡眠』西野精治　サンマーク出版
・『脳が冴える快眠法』茂木健一郎　日本能率協会マネジメントセンター

寝る前に熱いお風呂に入るとよく眠れる？

深部体温を調整できるので有効。

医療法人仁尚会　きむら内科小児科クリニック／内科
院長　木村仁志

■睡眠を左右するのは脳の温度!?

人が入眠するための条件として、何が重要なのでしょうか。あまり知られていないのですが、実は「脳の温度（以下、深部体温）」がポイントとなります。

この深部体温は、日中に高まり、夜になると低くなる性質があります。仕組みとしては、深部体温が急激に下がると人は眠くなり、入眠するとされています。

つまり深部体温の低下は、〝睡眠のスイッチ〟の役割を果たしているのです。そのため、よく眠りたいと思っている人は、深部体温を下げる工夫が必要です。

では、どうすれば深部体温を下げることができるのでしょうか。

■入浴によって深部体温を調整しよう

深部体温を下げるために、ヒトは「熱放散」という原理を利用しています。熱放散とは、手足の血行を良くすることによって、皮膚表面から体内の熱を放出すること。これにより、私たちは体温を下げています。眠くなると手足が温かくなるのはそのためです。

手足で冷却された血液が脳に戻ると、冷えた血液によって深部体温は下がります。その結果、人は眠くなるという仕組みです。

たとえば入浴は、深部体温を急激に下げる方法として非常に有効です。

深部体温は上がった分だけ大きく下がる性質があります。そのため入浴をすると、深部体温を一時的に上げることができます。具体的には、40℃のお風呂に15分入った後で測定すると、深部体温はおよそ0・5℃上昇します。0・5℃上がった深部体温が元に戻るまでの所要時間は90分です。

つまり、寝る90分前に入浴を済ませておけば、ちょうど布団に入る頃に深部体温が下がり、スムーズに入眠できるようになるわけです。

　ただし、就寝直前に入浴してしまうと、せっかく眠くなっているのに目が覚めてしまうこともあるためNGです。「寝る90分前に入浴を済ませるなんて無理！」「寝る前になんとかしたい！」という方は、深部体温が上がりすぎないよう、ぬるめの入浴かシャワーで済ませると良いでしょう。

　ちなみに、通常の入浴より温泉浴のほうが、深部体温を大きく上下させることがわかっています。睡眠のスイッチとしてより強力なので、おすすめです。また、普通のナトリウム泉だと「湯

深部体温は「上げ下げ」がカギ!

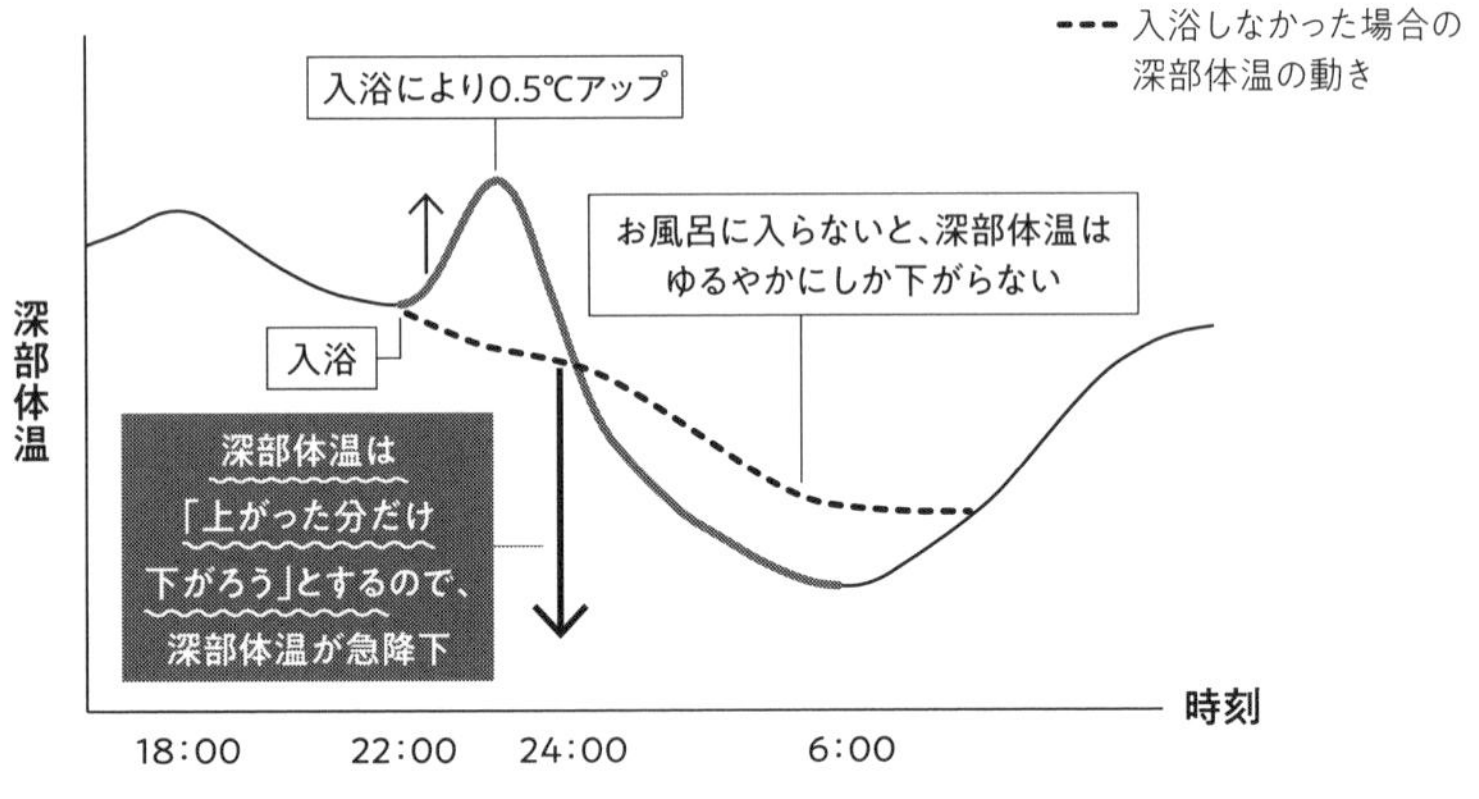

入浴しなかった場合の
深部体温の動き
入浴により0.5℃アップ
お風呂に入らないと、深部体温は
ゆるやかにしか下がらない
深部体温
入浴
深部体温は
「上がった分だけ
下がろう」とするので、
深部体温が急降下
時刻
18:00
22:00
24:00
6:00

出典:「スタンフォード式　最高の睡眠」より作成

疲れ」や「のぼせ」がひどいという方は、炭酸浴を活用しましょう。

■忙しい人には足湯がおすすめ！

さらに、簡単な睡眠スイッチをお教えします。それはズバリ「足湯」です。熱放散は、表面積が大きくて毛細血管が発達している手足をうまく利用するのがポイントです。足湯で足の血行をよくして熱放散を促せば、入浴と同等の効果が期待できます。

入浴は主に「深部体温を上げるアプローチ」となります。ただ、体温が大きく上がって大きく下がる分、時間がかかります。

一方で足湯は「熱放散のアプローチ」です。体温の上昇は大きくありませんが、その分、深部体温を下げるのに貢献してくれます。

寝る直前でも行えますので、多忙な方におすすめです。

寝る前の水分補給は健康にいいのか？

水分を摂りすぎると、夜間頻尿や睡眠障害の原因になる。

奈良県総合医療センター／泌尿器科
副部長　松村善昭

■寝る前の水分補給は必要!?

水は、私たちの体の55～60%を占め、生命活動をサポートしています。

とくに睡眠中は、呼気や汗によって体内から約500㎖もの水分が失われます。

そのため、寝る前に水分補給をしている人も多いのではないでしょうか。

たしかに早朝は、脳梗塞や心筋梗塞が発症しやすい時間であり、とくに高齢の方の中にはかくれ脱水の方も少なくありません。

また、寝る前に水分補給を勧める情報を目にすることも多いかと思います。

しかし、その人の尿量によっては、夜間頻尿や睡眠障害につながる恐れがあるため注意が必要です。

■冬に増えやすい夜間頻尿

夜間頻尿は「夜間排尿のために1回以上起きなければならないという訴え」と定義されています。

また、生活の質の低下、睡眠障害、夜間転倒のリスクの増大などの原因により、寿命にも関係することが報告されています。

とくに冬の寒い季節になると、外来に受診される高齢者の方が増えるのですが、私の外来では、夜間1、2回程度は正常範囲と説明しています。

夜間頻尿の原因の約8割が夜間多尿であり、さらにそのほとんどが水分過剰摂取によると言われています。

科学的根拠がないにもかかわらず、健康番組の血液サラサラの言葉を鵜呑みにして水分を過剰に摂取しすぎる場合や、脱水を恐れて介護者や家族が無理に過剰な摂取を強いている場合があるため、注意が必要です。

■どのくらい水を飲めばいいのか?

では、どのくらい水を飲めばいいのでしょうか。

欧米の研究では、水の必要摂取量の目安は生活活動量の少ない人で2・3〜2・5ℓ、活動量の多い人で3・3〜3・5ℓと推定されています。また飲み物で摂取する量が70〜80%であることから、約1・2ℓ程度の飲水が勧められていますが、日本人での研究はありません。活動量についても個人差が大きく、適切な量を決めることは困難です。

そこで私は、尿量から飲水量を決めていく方法を勧めています。尿で排泄される水分は、身体において不要とされる水分であり、適切な尿量測定こそ飲水量を決める鍵であると考えているからです。

そもそも多尿とは、24時間尿量が40㎖×体重(kg)以上で、夜間多尿とは24時間の尿量のうち夜間尿量の割合が多い状態とされています。高齢者で0・33以上、若年者で0・20以上と定義されています。

多尿・夜間多尿を確認するためには排尿日誌を作成することが大切です。

排尿日誌の記録用紙は日本排尿機能学会のホームページ(http://japanesecontinence-society.kenkyuukai.jp/）内の各種ガイドラインからダウンロードできます。自分の尿量をみて、夜間尿量が多い場合は、就眠前や夕食後の飲水量を調整し、尿量が適正となるようにしてみましょう。

■日頃から飲水や生活習慣への心がけを

夜間多尿や夜間頻尿が改善しない場合は、排尿日誌を持参し、専門医の診察を受けるようにしてください。

多尿の原因には、心因性の過剰摂取だけではなく、糖尿病や高血圧などの生活習慣病や尿崩症（抗利尿ホルモンの欠如）といった病気が隠れていたり、薬剤による影響があったりと、専門家でないとわからないこともあるためです。

また、夜間頻尿の生活指導として、水分量調整やアルコール、カフェイン、食塩の摂取制限を行うことで改善したとの研究もあります。

生活や健康に配慮しながら、楽しい毎日を過ごせるように、飲水や生活習慣の改善につなげていきましょう。

途中で目が覚めても ベッドに横になっていたほうがいい？

ベッドを離れて、再び眠くなるまで活動してみよう。

いのまたクリニック／内科・循環器内科・小児科
院長　猪又雅彦

■目が覚めてしまったらベッドから離れたほうがいい!?

睡眠に関して、「眠れなくても疲れがとれるから、目をつむったまま横になっていたほうがいい」という意見を聞くことがあります。

また、「とにかく頑張れば寝られるはず」「布団から出たら余計に眠れなくなる」などと言う方もいるようです。

しかし私は、起きてしまったら無理に寝ようとはせず、いったん布団から出ることをオススメします。なぜなら、眠れない状態のままベッドで過ごしていると、焦りを感じ、余計に眠れなくなってしまうからです。

無理をせず、いったん心を落ち着かせて、もう一度眠くなるのを待ちましょう。たとえば寝室を離れて、ゆったりとした音楽を聴いたり、難しい本や仕事で読むべき本を読んだりするのも有効です。

他方で、避けたほうがいいのは次のような行為です。これらの行為は、再度の睡眠を妨げてしまいます。

・スマートフォンやパソコン、テレビなどを見る
・時間をチェックする
・とりあえずトイレに行く
・好きな漫画や小説などを読む

男女年齢別中途覚醒の割合

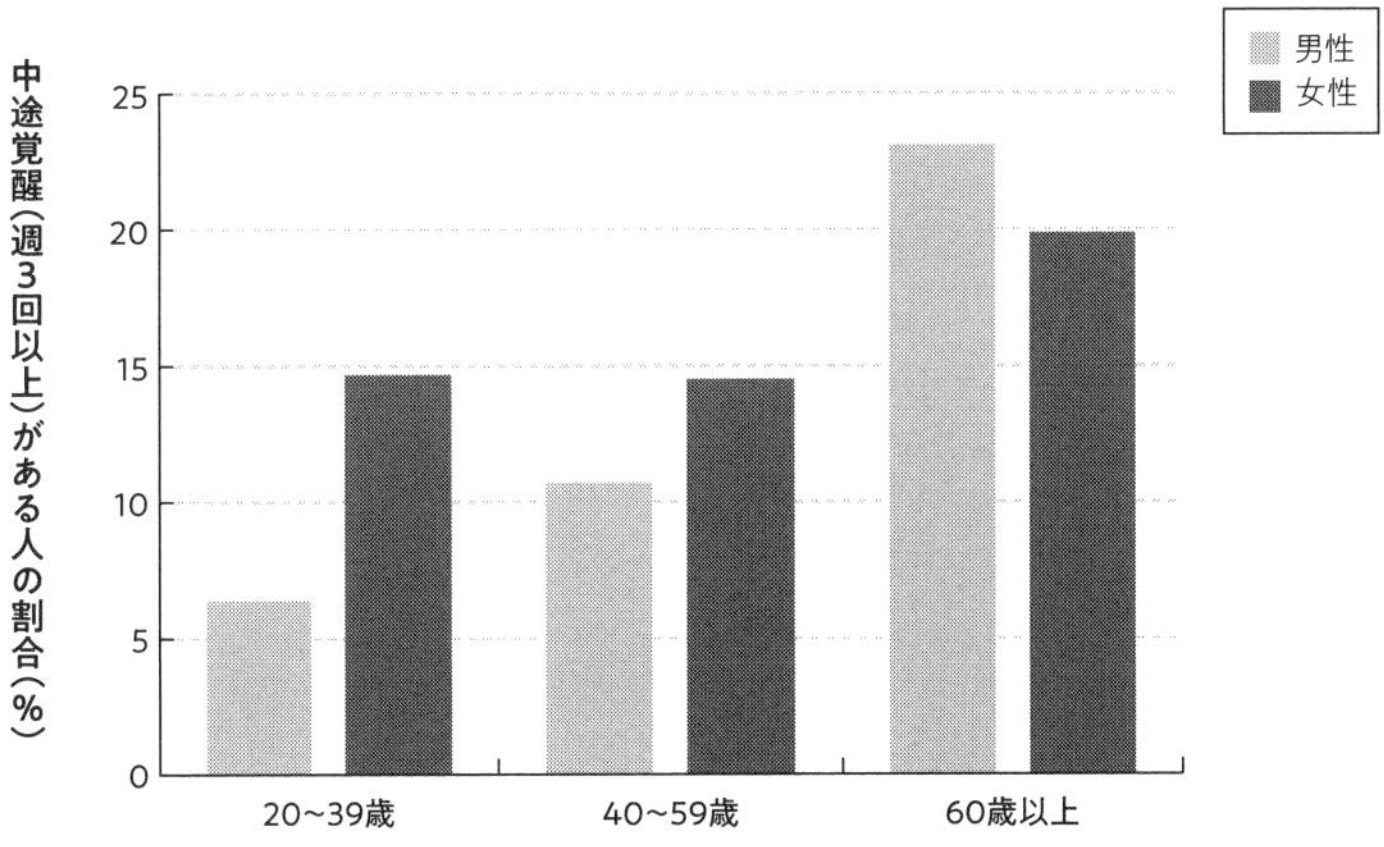

出典：『女性心身医学』19(1)：103-9、2014

■睡眠を阻害する刺激を排除しよう！

夜中に起きてしまうのは「中途覚醒」と呼ばれる現象です。覚醒と睡眠のバランスが崩れてしまうことで起こり、加齢によってその頻度は増えていきます。

また、生活リズムや精神状態も影響します。睡眠時無呼吸症候群や慢性閉塞性肺疾患、むずむず脚症候群、うつ病などの病気が原因の場合もあります。

対策としては、「刺激制御療法」と「筋弛緩法」があります。

刺激制御療法とは、寝室は眠る場所、眠れる場所というイメージを自分の中に植えつけて、熟睡できるように意識をコントロールする方法です。

寝床で横になっても寝付けない日が続くと、寝室に行くことさえ苦痛に感じられます。そうならないよう、以下をふまえて、寝室での過ごし方や生活習慣を見直しましょう。

・眠くなった時だけ寝室に入るようにする
・決まった時間にベッドに入るのはさける
・テレビやパソコンを寝室に入れない
・スマートフォンを寝室に持ち込む場合は光が目に入らないようにする

・夜中に目が覚めたら、別の部屋にいき、眠くなったら寝室に戻る
・眠れなくても、毎朝同じ時刻に起きる
・昼寝は15分程度に抑える

■緊張した体をほぐすことも大事

一方で筋弛緩法とは、体のさまざまな部位に力を入れてから、一気に力を抜くという動作を繰り返す方法です。力が抜けたとき（リラックスした状態）の感覚をつかみながら、スムーズに入眠できるよう練習してみましょう。

人間は、ストレスを感じると心身の状態が安定せず、無意識に体を緊張させてしまいます。そのような状態を解除するべく、筋弛緩法を試してみてください。

その他にも、簡単にできることとして「時計を隠す」「水分の摂り過ぎに気をつける」「お風呂に入ってから眠る」「静かな環境を作る」「眠る前のルーティンを作る」などがあります。

人間は頑張って起きていることはできても、頑張って眠ることはできないと言われています。より良い睡眠がとれるよう、できることから始めてみましょう。

昼間に眠くなるのは睡眠時間が足りていないから？

眠気の大半は生理現象。
ただし、睡眠不足や病気の可能性もある。

兵庫県立淡路医療センター／麻酔科
麻酔科医長　奥野琢也

■日本人は睡眠時間が不足している!?

もともと日本人は、睡眠時間が短い傾向にあります。

「平成30年国民健康・栄養調査結果の概要」によると、男性・女性問わず、すべての年齢において7時間以下が大半で、中には6時間未満の人もいます。

そのため、昼食後などに眠気を感じたことがある人も多いのではないでしょうか。

これは、食事の摂取で一時的に上がった血糖値が、消化に伴い急激に下がることで起こる生理的な反応です。体を動かし、コーヒーを飲み、あるいは短時間の昼寝で眠気を解消させることは良い方法です。

一方で、慢性的に眠気を感じる場合は、「睡眠不足症候群」という病気の症状である可能性があります。

最近では健康のために、早朝や深夜にジムに通う人も多く、24時間営業している店舗も珍しくありません。しかし、睡眠時間を削ってまでジムに通っていると、慢性的な睡眠不足に陥りかねません。

■睡眠時間以外に原因がある場合も

また、睡眠の質に問題があるケースもあります。

1ヵ月間の1日の平均睡眠時間

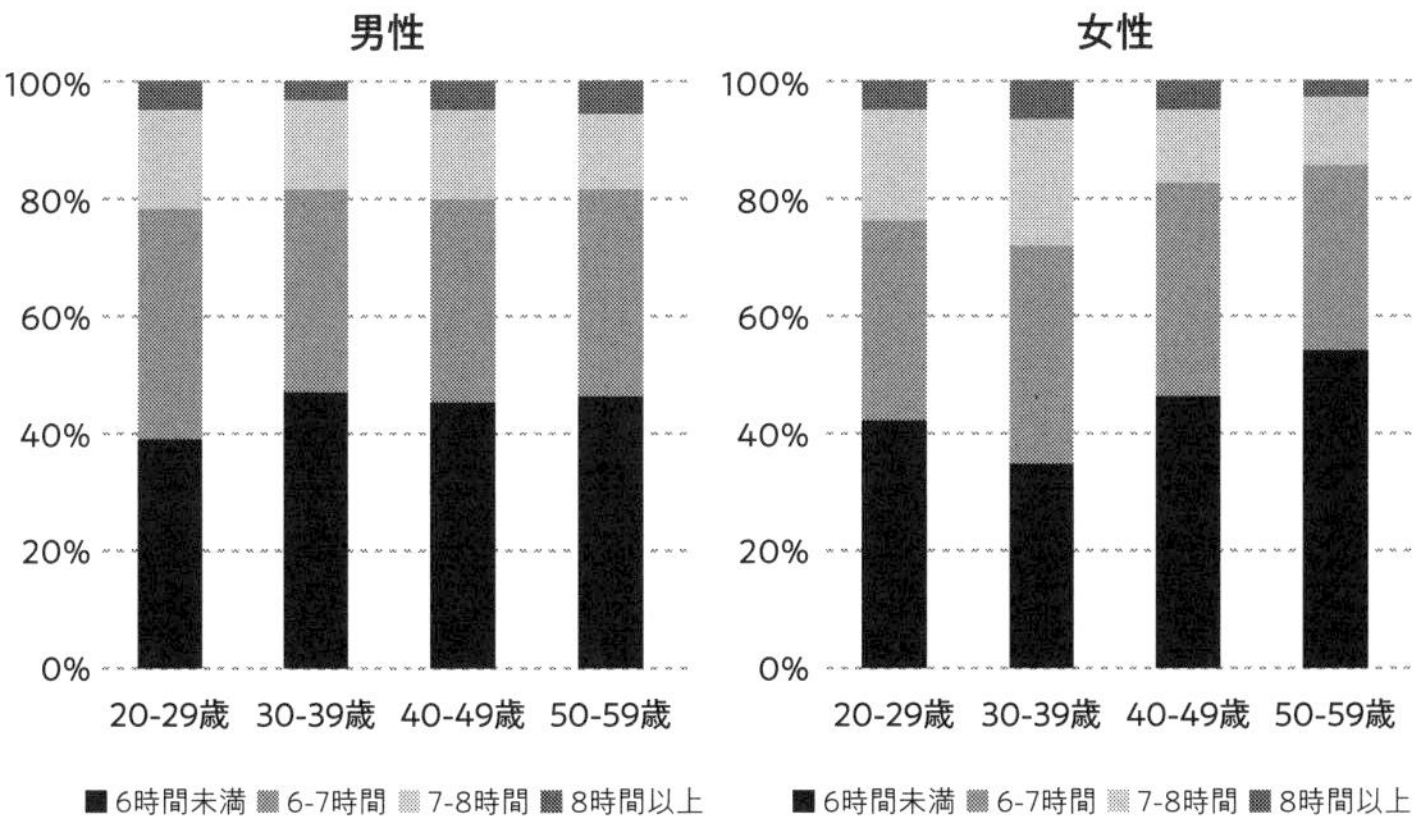

出典:厚生労働省　平成30年国民健康・栄養調査結果の概要

体内時計をつかさどるメラトニンは、暗闇で分泌が促され、朝の日光によって分泌が抑制されます。そうすることで、1日のリズムを作ります。

ハーバード大学の研究では、寝る前のスマートフォン操作により強制的にメラトニン分泌が抑えられ、結果的に、体内のリズムが崩れることが指摘されています。そのような習慣がある人は、スマートフォンの操作を控えるべきでしょう。

生活習慣に問題がない場合、予期せぬ病気が潜んでいるかもしれません。

有名なものとして、睡眠中に呼吸が止まる睡眠時無呼吸症候群やメンタルヘルスの障害などがあり、レストレスレッグ症候群（むずむず脚症候群）、関節炎、椎間板ヘルニア、夜間の頻尿、注意欠陥多動症（ＡＤＨＤ）などは、知らず知らずのうちに睡眠障害を引き起こしている可能性があります。

その他にも、糖尿病、甲状腺機能低下症、貧血、ナルコレプシーなども、過度な眠気を引き起こすことが知られています。

■日中の眠気と正しく向き合うために

日中の眠気は、睡眠習慣と医学的な理由から起こるものです。まずは睡眠習慣を見直すと良いでしょう。

ＷＨＯは、週に１５０分以上の中等度の運動（早歩きなど）を推奨しています。この程度であれば睡眠時間を削ってジムに通わずとも、日々の通勤を工夫することで十分な運動量を得られます。

また、スマートフォンは、最低でも寝る30分前に使用をやめることで良質な睡眠につながるとの報告もあります。

医学的な背景がある場合は、個々の病気に応じた根本的な対策が必要です。まずは、かかりつけ医や産業医などに相談するのがいいでしょう。

日常的に眠気がくる場合、単なる午後のまどろみと侮らず、睡眠習慣の改善と医師への早めの相談を意識してください。

睡眠不足を来す病気	
	睡眠時無呼吸症候群
	精神疾患（うつ病、双極性障害、統合失調症、不安障害など）
	概日リズム睡眠障害
	レストレスレッグ症候群（むずむず脚症候群）
	関節炎、椎間板ヘルニア、線維筋痛症
	夜尿症
	認知機能障害（認知症、外傷性脳損傷、脳腫瘍など）
	神経発達障害（注意欠陥多動症など）
	代謝異常症（糖尿病、甲状腺機能低下症など）
	貧血、電解質異常症など
	薬剤性

夜10時から2時の間に寝ると美容にいい？

時間よりも最初の3時間が大事。

医療法人秀康会　ましきクリニック耳鼻咽喉科／耳鼻咽喉科
院長　桂文裕

■夜10時から2時の間に寝たほうがいい!?

「美容のためには夜10時から2時の間は寝たほうがいい」という説があります。この時間に肌に良い成長ホルモンが多く分泌されるから、というのがその理由です。

たしかに、寝入って最初に深い眠りに入るタイミングで、多くの成長ホルモンが分泌されることは事実です。

しかし、成長ホルモンの分泌は、時計で決められる時刻には依存していません。深夜1時に寝ても、深くて質の良い睡眠がとれていれば、成長ホルモンは十分に分泌されます。

また現代社会では、就寝時間が遅くなる要因がたくさんあり、夜10時から2時に寝るのは現実的ではないでしょう。

では、どのような点に注意して眠るといいのでしょうか。

■睡眠のゴールデンタイムは最初の3時間

まずは、成長ホルモンについて詳しく見ていきましょう。

脳下垂体から分泌される成長ホルモンは、成長期の子どもにだけ働くようなイメージがありますが、大人に対しても新陳代謝を促進させる働きがあります。

とくに肌や粘膜のような細胞分裂が活発な部位には、アンチエイジングや美容などに大きな効果を発揮します。

その他にも脂肪分解、糖代謝を正常化するなど心身の健康維持に必要不可欠なホルモンが、深い眠りのときに分泌されます。

睡眠中はおよそ90分周期で浅いレム睡眠と深いノンレム睡眠を繰り返していますが、ノンレム睡眠の中で最も深い眠りが現れるのは、最初の2周期程度です。その後は徐々に浅くなっていきます。

そのため、とくに眠りの深い最初の3時間にまとめて分泌され、その後はほとんど分泌されません。

この最初の3時間（とくにノンレム睡眠が訪れる最初の90分）こそ、成長ホルモンが十分に分泌される睡眠のゴールデンタイムといえます。

だからこそ、その時間に深く眠れるような工夫が求められます。

睡眠のリズムと成長ホルモン

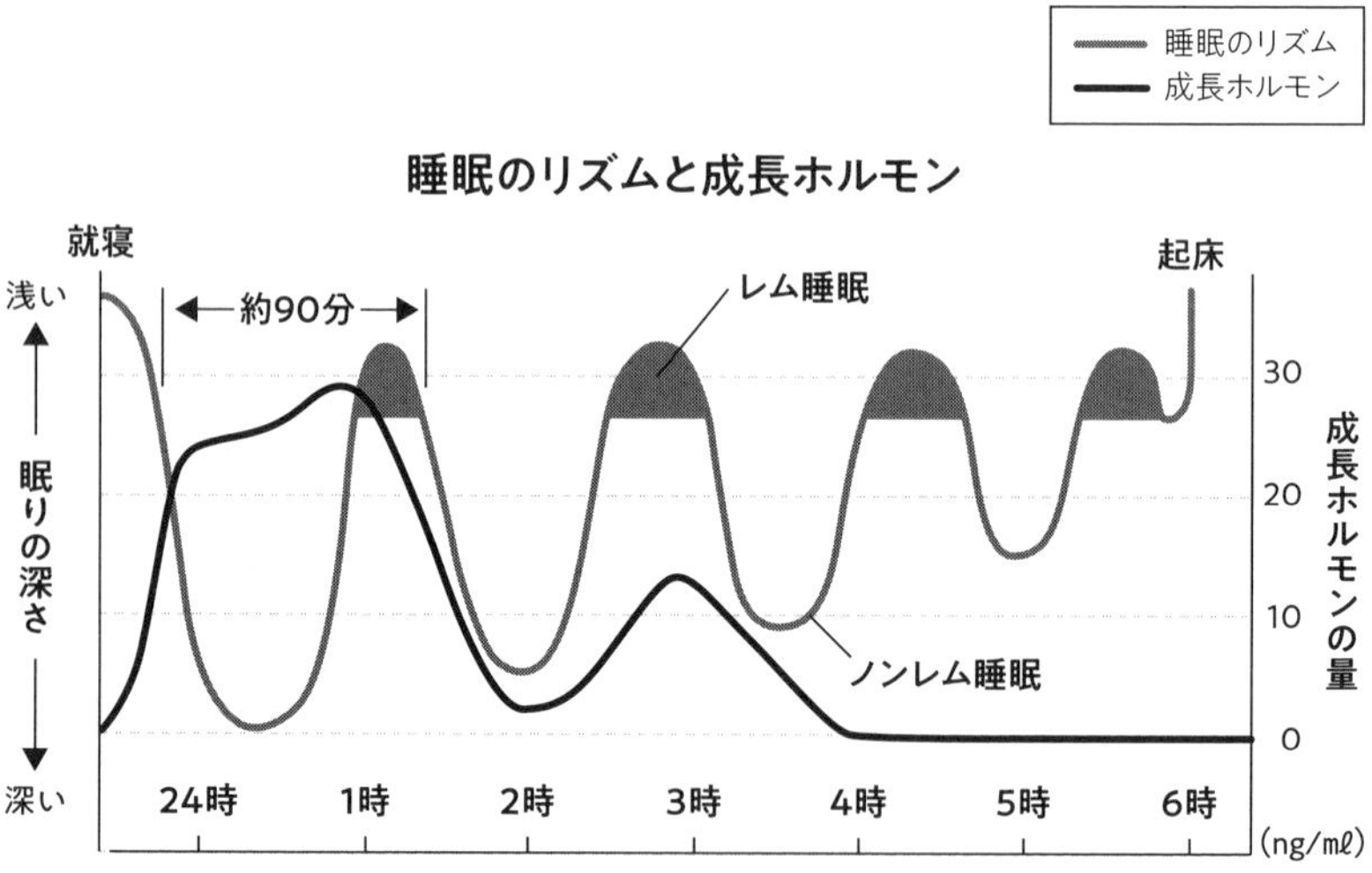

最初の3時間が睡眠のゴールデンタイム

■ポイントは体温と光の調節

最初の3時間で深く眠るには、2つのポイントがあります。

1つ目は「体温の調節」です。

人間は眠くなるとき深部体温が下がる性質があり、それに合わせて睡眠が深まります。深部体温は上がった分だけ下がろうとする性質があるため、以下の方法などで、深部体温を前もって上げておきましょう。

1 就寝の90分前に入浴する（できるだけ湯船につかる）

2 就寝2時間前に軽い運動をする（手足の血流を良くするストレッチなど）

3 就寝3時間前までに夕食を食べる（温かいものを食べて、体温を上げておく）

2つ目は光の環境を整えることです。

光は、約25時間とされる人間の体内時計を24時間に調節します。毎日体内時計を調節しなければ、体内時計が徐々に後ろにずれてしまうため、起きたらまずは自然の光を部屋に取り込むようにしましょう。

反対に、夜の人工照明は体内時計を遅らせる働きがあるといわれています。就寝前は部屋をできるだけ暗くして横になり、睡眠ホルモン（メラトニン）の分泌を促すことが大切です。またスマートフォンやＰＣなどブルーライトを発する機器の使用は極力控えましょう。

とくに寝る時間が遅くなってしまう人は、最初の３時間に夜中の３時が含まれるように調整してみてください。

私たちの体内時計は、活動期と休息期が周期的に変動しています。そして24時間周期の「概日リズム」、12時間周期の「半日リズム」、90分周期の「超日リズム」という３つのリズムの休息期が重なり合うのが、夜中の３時前後だからです。

そのため、最初の３時間に夜中の３時が含まれるように心がけましょう。

ぐっすり眠るには部屋を暗くしたほうがいい？

真っ暗よりも、部屋をほんのり明るくするとよく眠れる。

JR芦屋駅前　梅華会耳鼻咽喉科クリニック／耳鼻咽喉科
院長　木澤薫

■ぐっすり眠るために必要なこと

毎晩ぐっすり眠るには、どのような点に注意すればいいのでしょうか。

中でも重要なのは、寝室の環境です。寝室の環境は睡眠の質を左右します。

たとえば、「外の音が気になる」「湿度や温度が低すぎたり高すぎたりして不快」といった状況はストレスになり、睡眠の質を下げます。部屋の明るさに関しては、明るくないと眠れないとか、逆に暗くないと眠れないとか、個人で好みは色々あるかと思います。では、どのような明るさにすれば、ぐっすり眠れるようになるのでしょうか。

■鍵は「メラトニン」と「セロトニン」

睡眠のメカニズムを語るうえで欠かせないのが、メラトニンというホルモンです。

メラトニンは脳の松果体というところから分泌され、体の覚醒と睡眠のリズム（概日リズム）をコントロールしています。夜になり、暗くなるにつれて徐々に分泌され、睡眠のスイッチが入ります。このメラトニンのもとになるのが、セロトニンというホルモンです。

セロトニンは、適度な運動や食事によって分泌されます。日中にセロトニンがしっかり分泌されると、夜には睡眠を促すメラトニンが作られ、自然と眠くなるというサイクルです。メラトニンの分泌は主に光に依存します。一定時間明るい光を浴び続けると、体が覚醒しようとするのです。

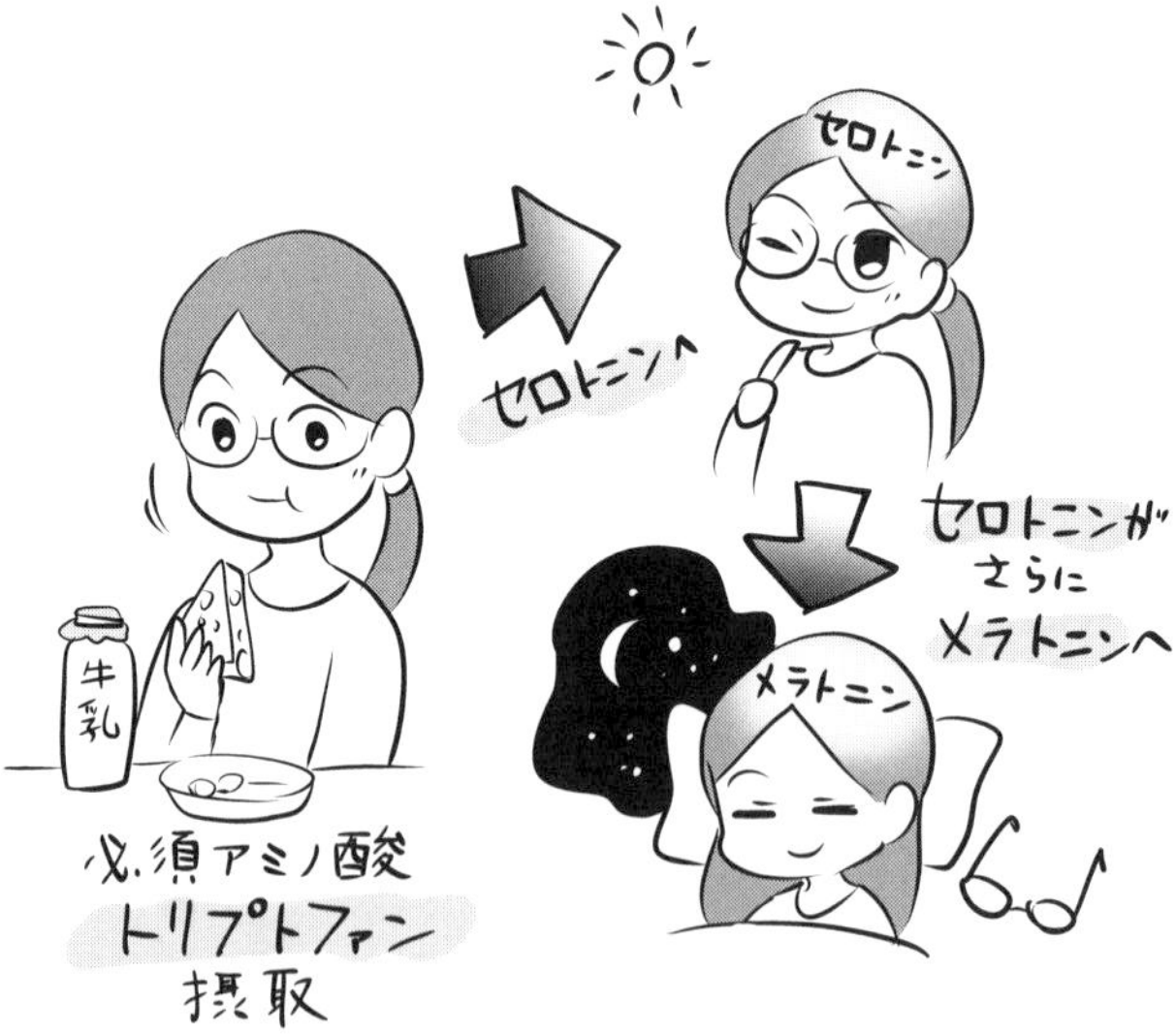
必須アミノ酸
トリプトファン
摂取
牛乳
セロトニンへ
セロトニン
セロトニンが
さらに
メラトニンへ
メラトニン

■部屋を真っ暗にするとよく眠れない!?

では、眠るときには部屋を暗くしたほうがいいのでしょうか。

実は、明かりが一切ない真っ暗な状態は、よくない状況を連想させるため、無意識に不安を感じてぐっすり眠れなくなるようです。また、暗闇によって感覚が遮断され、脳が過敏になり、目が覚めやすくなるともいわれます。

心理学的にも、常夜灯や間接照明を使ってほんのり明るくすることが、眠りにとって一番良い環境といえそうです。夜間に起きたときもさっと行動できるため安心です。寝る前のリラックスタイムは少し部屋を暗くし、TVやスマートフォンなどから発せられる青い光（ブルーライト）を避けるようにしましょう。

ブルーライトは脳の覚醒を促すほか、メラトニンが分泌されにくくなり、体内時計が後ろにずれてなかなか寝付けなかったり起床がつらくなったりします。

部屋の照明も、眠りを誘発する赤い波長の白熱灯色の照明を選びましょう。もちろん、そのまま寝てしまって構いません。その際、部屋の外からの光が明るすぎる場合は遮光カーテンを利用するとよいでしょう。

睡眠時間は90分単位がいい？

睡眠周期には個人差があり、90分単位が最適とはいえない。

医療法人社団慈奏会　奏の杜耳鼻咽喉科クリニック／耳鼻咽喉科
院長　山本耕司

■90分単位で起きればすっきり起きられる!?

睡眠の周期が「ノンレム睡眠」と「レム睡眠」の2つで構成されていることは、よく知られています。そしてその2つがセットで約90分となり、一晩に3〜5回繰り返されるということをご存知の方も多いでしょう。

ただ問題なのは、ノンレム睡眠は深い眠りでレム睡眠は浅い眠りであることから、「90分単位で起こるレム睡眠のときに覚醒すればすっきり目覚められる！」と信じている人がたくさんいることです。

しかしそれは、本当に正しいこととといえるのでしょうか。

■睡眠周期と睡眠時間には個人差がある

そもそも、睡眠周期の90分には個人差があります。同様に、トータルの必要睡眠時間にも個人差があるため、就寝の時間から90分の倍数で起床すればすっきり目覚められるとは限りません。

もっとも、睡眠の周期については、脳と体の休息時間であるノンレム睡眠と、脳の情報整理が活発に行われるレム睡眠の2つで構成されているのは事実です。そのため、覚醒状態に近いレム睡眠のときに目覚めればすっきり起きられると信じられてきました。

しかし実際には、睡眠周期が人によって70〜110分と差が大きく、また必要なトータルの睡眠時間も個人差が大きいので、一律に「90分の倍数で覚醒するのが良い」とはいえないのが実情です。

■最適な睡眠時間を知る方法とは

ヒトの一生の3分の1は睡眠時間です。その睡眠時間をうまくコントロールし、社会活動を行う時間が増えればどんなに良いだろうと、誰もが一度は考えたことがあると思います。

たとえば世の中には、「ショートスリーパー（短時間睡眠者）」と呼ばれる、平均睡眠時間が6時間未満でも日中の活動に影響が及ばない人がいます（「ショートスリーパーはほぼいない」という研究データもあります）。

もともと睡眠は、脳や体の休息、記憶や情報の整理という生命活動に必須の役割を担っており、健康維持に重要な働きがあります。その人にとって必要な睡眠時間を削ることは、健康障害や寿命の短縮につながります。

では、最適な睡眠時間を知るにはどうすればいいのでしょうか。その方法は簡単です。就寝後に自然と目覚める時間が、その人にとっての最適な睡眠時間です。まずは、自分にとって最適な睡眠時間を知ることからはじめましょう。

■十分な睡眠時間を確保することが生産性を高める

経済協力開発機構（OECD）の統計（Gender Data Portal 2019）によると、他の先進諸国の睡眠時間が平均500分を超えている一方、日本は442分と短いのがわかります。日本人の勤勉を美徳とする文化がこのような結果をもたらしたのかもしれません。ただ、十分な睡眠時間を確保することは、仕事や社会活動の生産性を上げ、また健康寿命を延ばすことにつながります。睡眠に対する正しい知識を持ち、健康で豊かな日常生活を実現しましょう。

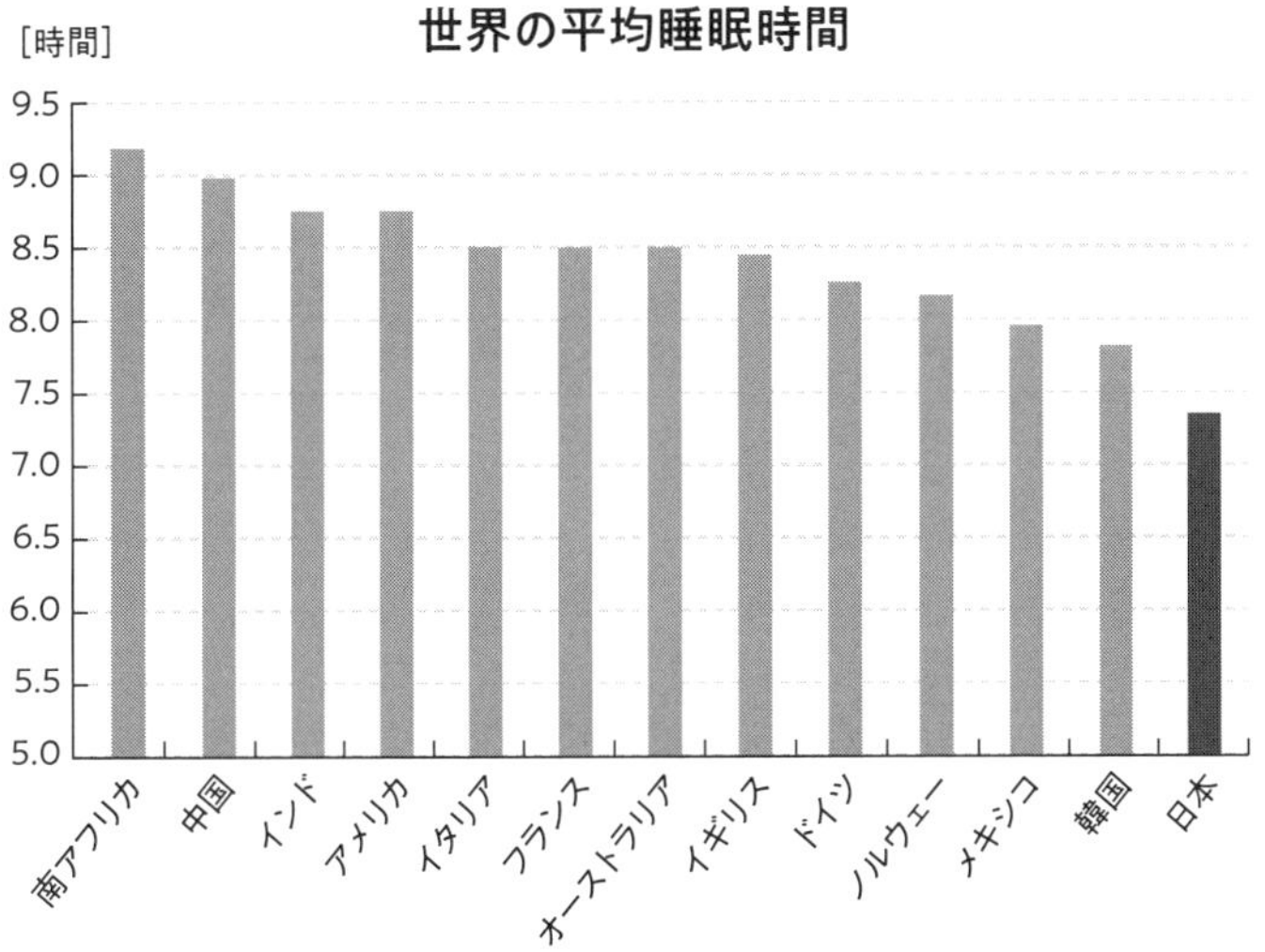

出典：OECD（経済協力開発機構）
Gender Data Portal 2019 平均睡眠時間データより抜粋

昼寝をすると心身が回復する？

短時間の昼寝は認知力や注意力を向上させる。

医療法人社団慈奏会　奏の杜耳鼻咽喉科クリニック／耳鼻咽喉科
院長　山本耕司

■昼寝をする人はサボっている？

元来、昼寝には「さぼり」や「怠惰」のイメージがつきまとっています。そのため、努力家や成功者とは相反するものと思われているようです。

とくに日本は、努力や勤勉を美徳とする文化があり、また成功者の「短眠だった」「昼夜関係なく働いた」などのエピソードにふれることで、昼寝がネガティブなイメージになっていると考えられます。

では、昼寝をするのは、本当に悪いことなのでしょうか。

■昼寝によって認知力が34%、注意力が54%向上する！

カリフォルニア大学の最新の研究によると、15〜20分の昼寝によってもたらされる浅い睡眠（浅睡眠）には、さまざまなプラスの効果があるとわかっています。

たとえば、脳内で短期記憶を行う「海馬」の余分な記憶容量をリフレッシュし、記憶の予備スペースを広げ、脳の機能を最適化する働きがあるとされています。つまり、短い昼寝によって、その後の精神活動を強化することができるのです。

またNASAの研究によると、昼寝をした場合、していない場合と比較して認知力が34%、注意力が54%も向上したとの結果が報告されています。

昼食後や午後の勤務時間中に睡魔に襲われ、ついウトウトしてしまう経験は、誰しもお持ちでしょう。また、昼寝後に頭がスッキリ冴えわたった経験がある人も多いのではないでしょうか。

実はこの眠気、ヒトをはじめとする多くの生き物に認められる生理反応です。具体的には、午後の2時から4時頃に眠くなるのは「概日リズム（サーカディアンリズム）」による影響であり、生き物にとって自然の摂理といえます。

まさに昼寝は、私たちの本能が求める活動なのです。

■15〜20分の昼寝で仕事がはかどる

昼寝の習慣は、南欧では「シエスタ」と呼ばれ、古くから存在しています。また最近では「パワーナップ」という呼び方で、アメリカを中心にその重要性が認識されつつあります。

事実、GoogleやNIKEなどの大手企業は、昼寝の時間を会社のシステムとして導入し、日本企業でも昼寝を推奨する会社が徐々に増えています。昼寝の効能は前述のデータからも明らかなので、仕事の質向上や効率化のためにもぜひ取り入れたい習慣です。

最適な昼寝の時間は午後2時から4時の間とされていますが、その時間に昼寝をするのが難しければ、昼休憩の最後の15〜20分を利用し、デスクに突っ伏して寝るだけでも問題ありません。

ただし30分以上の昼寝は、浅い睡眠を通り過ぎて深い睡眠（深睡眠）に入ってしまい、目覚めを悪くさせてしまうため注意が必要です。

そこで、昼寝の前にコーヒーを一杯飲むと、20〜30分後にカフェインが効き始め、良い目覚めが得られるためお勧めです。

最近では、デスクで寝るための便利な枕なども多数販売されています。それらのグッズもうまく活用し、日常に昼寝を取り入れてみましょう。

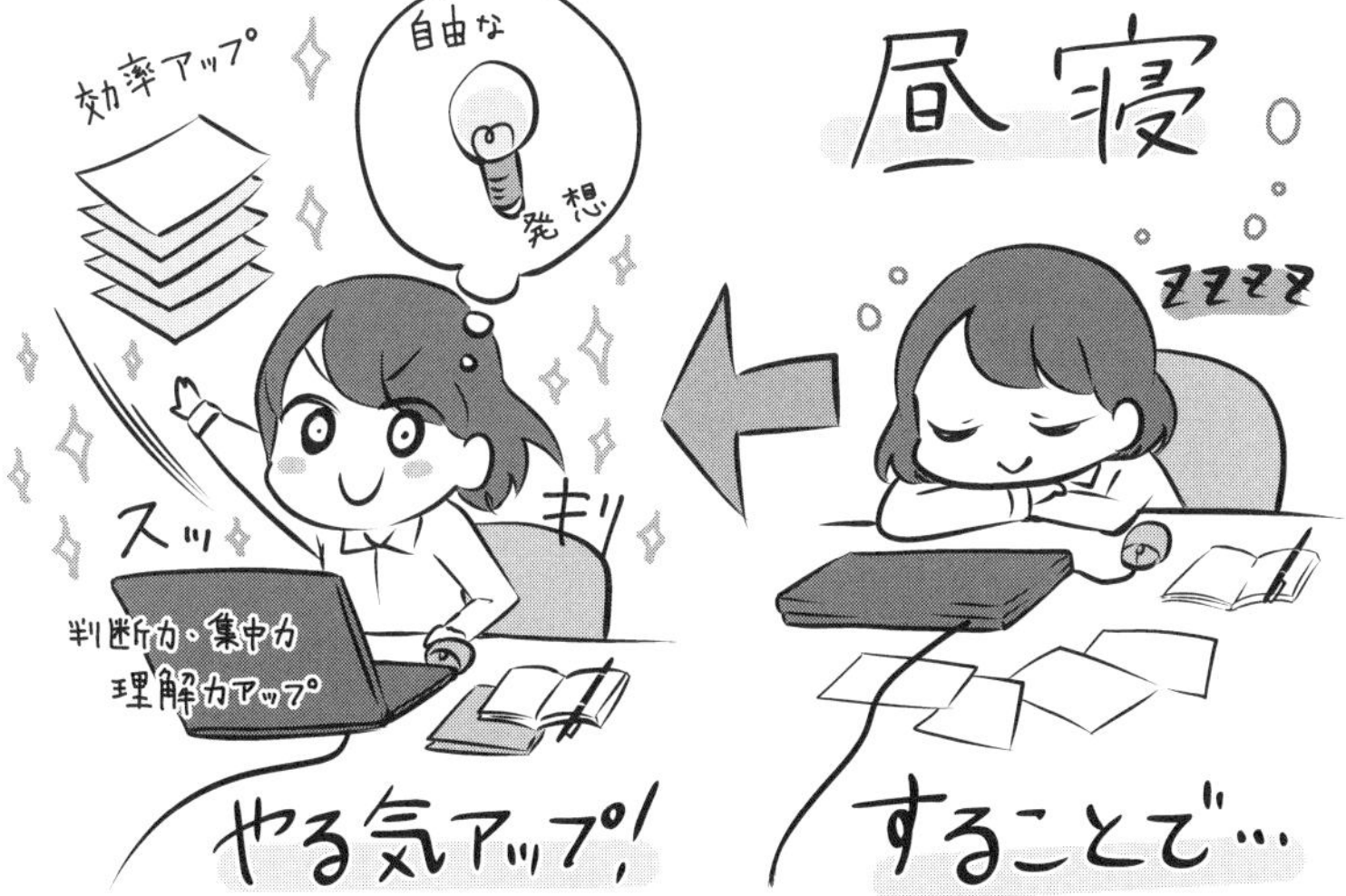
昼寝
ZZZZZ
することで…
自由な
発想
効率アップ
スッ
キリ
判断力・集中力
理解力アップ
やる気アップ!

眠れないときに睡眠薬に頼ることは問題ない？

依存症に陥る可能性がある。

医療法人社団澄心会　なかむらファミリークリニック／内科・胃腸内科
院長　中村憲史

■睡眠薬を飲むとよく眠れるが……

不眠症の対策として睡眠薬を使用している人は少なくありません。実際に使用している方から話を聞くと、「よく眠れるので、毎日欠かさず睡眠薬を服用しています」との感想をいただくこともあります。

ただ、眠れないときに睡眠薬を飲むことは、本当に正しい対処法といえるのでしょうか。副作用も含めて、医学的な視点で検証してみましょう。

■睡眠薬に頼りすぎると「依存症」になる!?

通常の睡眠薬は、脳の機能を休ませ、眠りに就かせる作用があります。副作用も少なく、安心して使用できる薬といえるでしょう。また即効性に優れ、服用したその日から睡眠の改善が期待できます。

しかし、よく効く一方で、多用してしまうと薬が無いと眠れなくなる「依存症」に陥る危険性があります。事実、薬に対する「耐性」が出現し、本来の効き目が弱くなっていくことがあるのです。

さらに、ごくまれに記憶の一部が欠落することがあります。これを「一過性全健忘」といいます。そのため「睡眠薬を飲んだら認知症になる」との誤解を招いているのですが、認知症とは異なり、あくまで一過性のものです。

その他にも、何らかの病気が原因で不眠に陥っている場合は注意が必要です。たとえば「うつ病」の初期には不眠がしばしばみられます。不眠が改善しないときは、睡眠薬に頼り続けるのではなく、医療機関に相談されると良いでしょう。

■進化する睡眠薬とその種類

医療機関でもらえる薬も年々、進化しています。これまでとは異なり「非ベンゾジアゼピン系睡眠薬」がよく使われるようになり、依存性、耐性、筋肉の弛緩作用も少なくなっています。

その他にも、新しい薬として次のようなものが使われています。

一つ目は、「メラトニン受容体作動薬」です。メラトニンには、体内時計のリズムを整え、自然な睡眠を誘発する作用があります。ただし即効性は無いため、毎晩決まった時間に服用する必要があります。

二つ目は、「オレキシン受容体拮抗薬」です。オレキシンは脳を目覚めさせる物質で、それをブロックすることにより、脳を覚醒状態から睡眠状態へと移行させます。安全性が高く、入眠効果も高いのが特徴です。

■まずは生活習慣の改善を

このように、睡眠薬の進化によって、依存症をはじめとする副作用の危険性は少なくなっています。しかし、薬に頼るだけでなく、自らの生活習慣を見直すことも大切です。

たとえばカフェインの摂りすぎは、脳の覚醒状態が続き、眠れなくなってしまいます。コーヒーはもちろん、日本茶や烏龍茶にもカフェインが含まれていることに注意しましょう。

また、スマホやゲームのしすぎも脳に負担がかかり、睡眠に悪影響を及ぼします。日常的にパソコンを使う人も同様に、注意が必要です。

薬に頼りすぎないためにも、まずは、生活習慣を見直してみてはいかがでしょうか。

睡眠薬の主なタイプ

GABA受容体作動薬	ベンゾジアゼピン系（1960年代） ・神経伝達物質であるGABAの働きを促し脳神経の活動を全般的に抑える 非ベンゾジアゼピン系（1989） ・筋弛緩などの作用を取り除き、ふらつきなどの副作用が出にくく改良
メラトニン受容体作動薬（2010）	・睡眠に関係したホルモンのメラトニンに作用し、体内時計の調節を通じて睡眠と覚醒のリズムを調整
オレキシン受容体拮抗薬（2014）	・覚醒状態をもたらす神経伝達物質オレキシンの働きを抑え、眠りに導く

（注）カッコは発売時期

冷え性なので靴下をはいて寝てもいい？

はいたまま寝るのはＮＧ。足が温まったら脱ぐこと。

うるおい皮ふ科クリニック／
皮膚科・アレルギー科・美容皮膚科・形成外科・漢方皮膚科
院長　豊田雅彦

■冷え性が睡眠を妨げる!?

「眠れないときに足を温めると寝つきがよくなる」。そのようなことは、昔から経験則として語られてきました。

私たちの体は、睡眠に入る前に皮膚の血流が増加し、熱放散が活発化します。それにより深部体温が低下して、睡眠が誘発される仕組みです。

なかでも、体温の上昇が顕著に起きるのは手足です。つまり、手足の血流が増加して皮膚体温が上がり、体から熱が放散されると、体は眠りにつきやすい状態になります。

反対に手足の熱を放出しないと、深部体温も下がらないため、寝つきが悪くなってしまいます。そのため冷え性の方は、慢性的に手足が冷えており、寝つきが悪く、熟睡できない人が多いのです。

また、脳にある松果体から分泌される睡眠ホルモン（メラトニン）も関係しています。

メラトニンは、日中に太陽光を浴びて作られたセロトニンを原料に産生されます。メラトニンは体温を下げる作用があるため、脳内・体内でメラトニンが増えると体温が下がり、体を眠りへと導きます。

ただ体の表面が冷えていると、血管が収縮して深部体温が下がらず、メラトニンの分泌にも影響を与えてしまいます。

このように冷え（体温低下）と睡眠とのつながりは、自律神経系および内分泌系のそれぞれが関与しているのです。

■そもそも冷え性とは

そもそも冷え性とはどのような症状なのでしょうか。

ヒトの体温には、普段体温計で測る「皮膚体温」と、内臓など体の奥の温度である「深部体温」の2つがあります。これらは自律神経でコントロールされています。

ヒトは恒温動物なので、深部体温を通常37度前後の一定に保とうとします。とくに深部体温は、生命活動にとって重要な臓器が集まる中心部の温度なので、大きく変動しないように、体内を循環させる血流量を調整したり、発汗したり、身震いしたりすることなどで調整しています。

この体温調節機能が正常に機能せず、「一

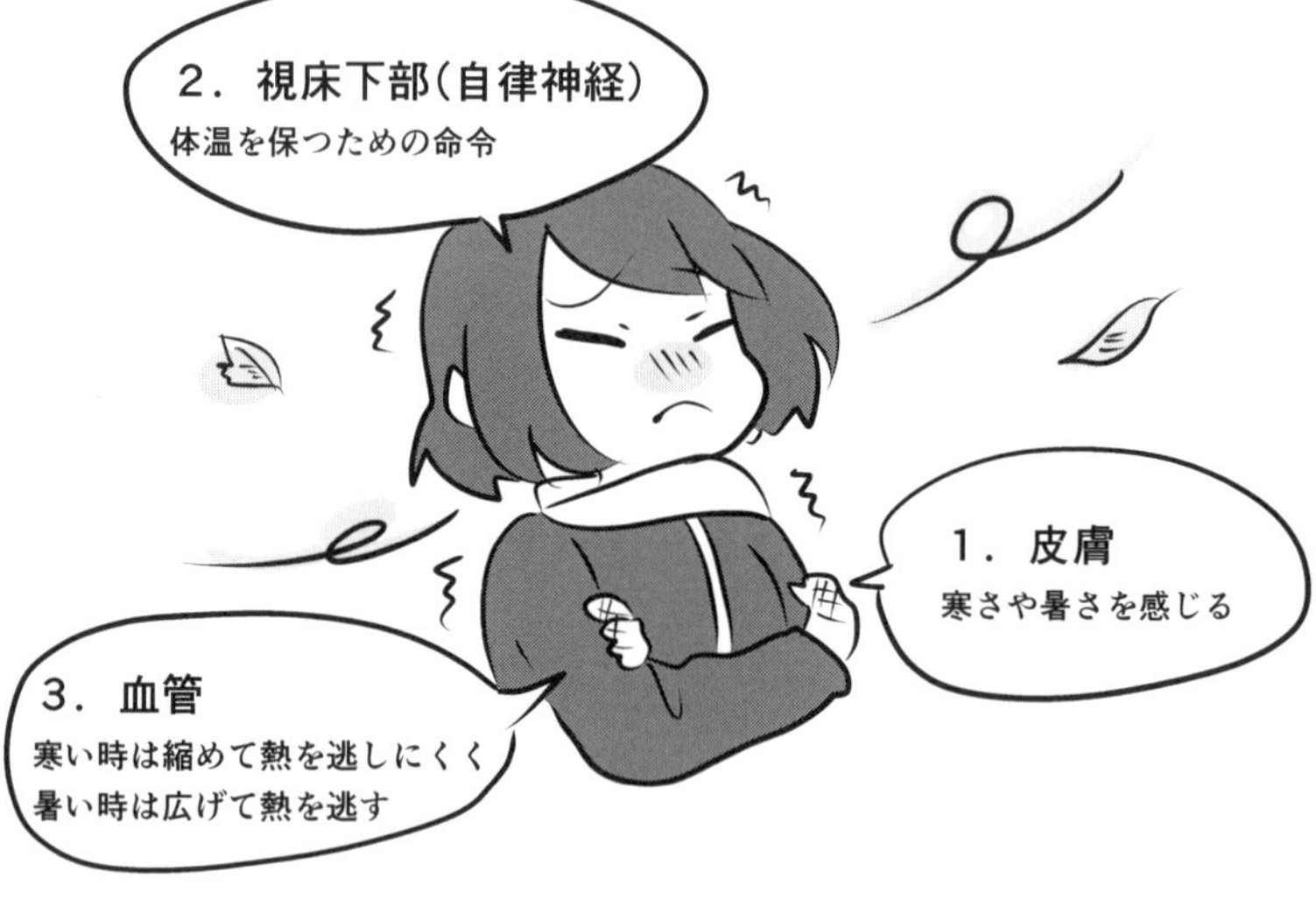
2．視床下部（自律神経）
体温を保つための命令
1．皮膚
寒さや暑さを感じる
3．血管
寒い時は縮めて熱を逃しにくく
暑い時は広げて熱を逃す

般的に寒さを感じない程度の温度でも、体の一部が慢性的に冷えてつらい症状」を、冷え性と呼んでいます。

その原因は、筋肉量が少ないことや女性ホルモン分泌の乱れ、その他にも自律神経の乱れや血流循環の悪化、皮膚感覚の乱れなどが考えられています。

また冷え性の種類としては、全身が冷える「全身型」、手足が冷える「四肢末端型」、ストレスで冷える「体感異常型」などがあります。

■睡眠時における正しい靴下の活用法

では、冷え性の人はどのような対策をとればいいのでしょうか。靴下をはいて寝ることについて考えてみましょう。

足が冷たくて寝られないとき、靴下をはくと、皮膚の表面を温めることができます。しかし冷え性は、体質的な側面が強いため、根本的な改善にはなりません。

また靴下をはいたまま寝ると、足に熱が溜まり、入眠にとって大事な深部体温の低下（皮膚温度の上昇と深部体温の低下により、２つの温度が2度以内に縮まること）を引き起こすための熱放散ができなくなり、睡眠の準備が間に合わず、入眠準備が整いません。

さらに、靴下をはいて足熱暖房器具（電気あんか、電気毛布など）を用いると、発汗や蒸れの気化熱によって冷え性が悪化したり、不快感やかゆみが生じたりすることもあります。

とくに靴下のゴムは、足首を締め付けて血流が滞ってしまうので、冷えの悪化が懸念されます。

そこで靴下をはいて寝る場合は、そのままはき続けないで、ある程度温まったら脱ぐようにしてください。それによって熱放散が始まり、深部体温が下がり、入眠準備が整います。

また靴下の素材については、吸湿性が高く、放湿性に優れているシルクが最適です。保温性も加味すると、その上に綿の靴下を重ねばきするといいでしょう。

足先の冷えが気になるときは、レッグウォーマーがオススメです。発汗を妨げることなく、足首やふくらはぎの筋肉を保温して血流を促進させることができます。

太っている人は「いびき」をかきやすいって本当?

痩せていても、顎が小さい人はいびきをかきやすい。

医療法人社団　梅華会／耳鼻咽喉科・小児耳鼻咽喉科・アレルギー科
理事長　梅岡比俊

■日本人の2000万人がいびきをかく!?

「太っている人ほどいびきをかきやすい」と思っている人もいるのではないでしょうか。しかし実際は、必ずしもそうとは限りません。

現在、日本全国で推定2000万人のいびき患者がいると言われています。

そもそもいびきというのは、鼻腔内から喉の気道にかけて、寝ている間に閉塞することによって起こります。そのため赤ちゃんでも、鼻が詰まればいびきをかくことがあります。いびきだけでは体には負担が少ないと言われていますが、問題は、一緒に

寝ている ご家族の方がうるさくて眠れないということです。

■いびきよりも怖い「無呼吸」

いびきは、狭くなった気道を空気が通るときに起こる音です。

とくに太っている人の場合、脂肪によって気道が押しつぶされ、いびきが出ることがあります。たしかに、欧米などではそのとおりでしょう。

しかし日本人の場合は、顎が小さい方が多いため、舌の付け根（舌根）が下がってしまい、いびきが起こることもあります。

いびきだけならまだしも、無呼吸になってしまうと、血液中の酸素飽和度が下がって

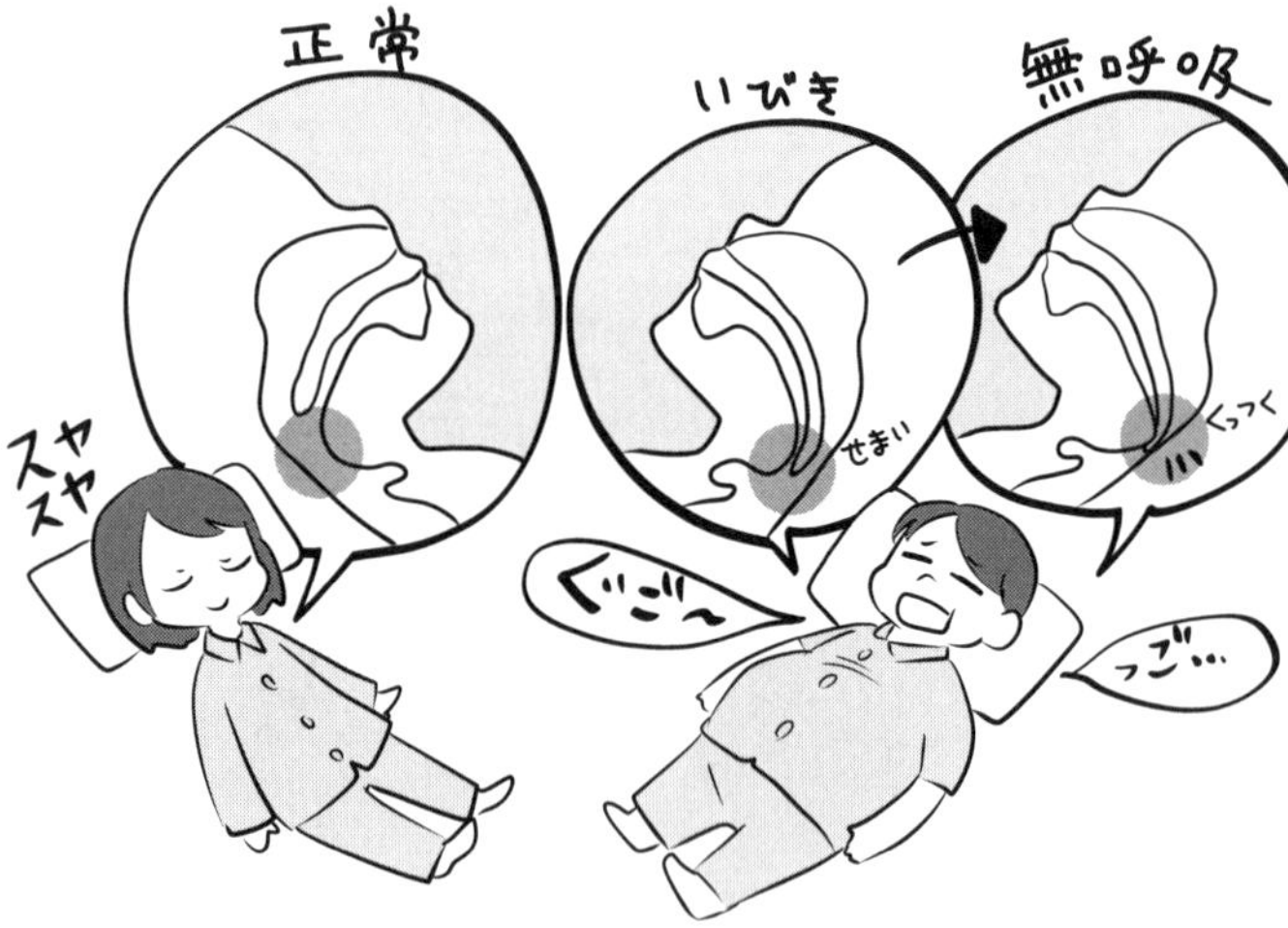

しまいます。それにより、心血管系の病気のリスクが高まるデータも出ているので注意が必要です。

■たくさん寝ても眠い人は要注意

太っている方の場合、痩せることが一つの対策となります。ただ顎が小さい人は、痩せていてもいびきをかいてしまう場合があります。

そのような人は、「側臥位《そくがい》（横向き寝）」によって気道の隙間を確保し、空気の通り道をつくるとよいでしょう。抱き枕などを使えば、自然に横向きで寝ることができます。ただし、いびきには自覚症状がありません。そのため、自分がいびきをかいていることを気づいていない人も多いのです。

他方で無呼吸の場合は、睡眠の質が下がります。そのため8～9時間寝たとしても、日中や食事後に激しい睡魔に襲われたり、朝の寝起きが悪くなったりします。心当たりがある方は、ぜひ対策をとるようにしてください。

また、睡眠アプリなどを使えば、睡眠の状態をチェックすることができます。いびきや無呼吸になっていないかを調べるために、ぜひ活用してみるといいでしょう。

column

現代人と睡眠

日常生活における我々の生活様式はITの普及、情報革命そして古くは産業革命を通して劇的に変わってきました。

しかし我々は一向に暇にはならず、むしろ多忙な毎日を過ごしている人々が多いのではないでしょうか。

そんな中、睡眠時間が削られてきています。日本人の平均睡眠時間は6.5時間ということで、一般的に必要と言われている7時間に足りていないのが実情です。

睡眠を後回しにしてしまうことによるストレスや疲労の蓄積というのは計り知れない影響があると思っています。

「分かってはいるけれど……」という方も多いと思いますが、この睡眠という時間の使い方、あるいは睡眠に対する考え方を今一度改めることこそが、現代人の免疫力の向上に一番貢献できるのではないかと思います。

健康の源は、食事・運動・睡眠と言われていますが、私は、日本人において一番必要なことは睡眠の質の確保ではないかと思っています。

睡眠の質の向上にはいろいろな方法があります。

ぜひ一つずつ、お試しください。

第5章

医療（薬）

風邪には抗生物質が必要？

必ずしも必要とは限らない。

医療法人社団七海会　あおぞらクリニック新橋院・新宿院／性感染症内科
理事長　内田千秋

■抗生物質は風邪に効かない!?

医療機関で感染症を疑われたとき、抗生物質を処方されることがある人は多いかと思います。ときどき患者さんの方から「抗生物質をください」と言われることもあります。この抗生物質、風邪をひいたときなどに処方されるのですが、患者さんの中には「あらゆる感染症に効く」と誤解している方もいるようです。たしかに、感染症を疑った場合に医療機関が抗生物質を出すことも多く、風邪の際に抗生物質を処方することもあります。ただ、そのために、誤解が生じているのも事実です。

■抗生物質は細菌を退治するためのもの

たとえば、感染症と抗生物質の関係性について考えてみましょう。

そもそも微生物には、大きいものから順に「原虫」「真菌」「細菌」「ウイルス」とあります。そのうち抗生物質は〝細菌〟を退治する薬です。

風邪は、新型コロナウイルスに代表されるようなウイルス感染症であり、風邪そのものに抗生物質が効くわけではありません。

風邪をひいてこじらせたとき、免疫力が落ちているため、細菌に感染することがあります。それによって肺炎や上気道炎になったりします。そうなるともはや単なる風邪ではないため、抗生物質が有効となり、医師の判断で処方されるというわけです。

ちなみに、原虫には「抗原虫薬」、真菌には「抗真菌薬」、ウイルスには「抗ウイルス薬」が効きます。ただ残念ながら、ウイルスは変異しやすいこともあり、薬の開発が難しく、また風邪の原因になるウイルスも多いため、風邪に効く抗ウイルス薬は今のところありません。対してインフルエンザには、現在、いくつかの抗インフルエンザウイルス薬があります。

■乱用によって抗生物質が効かなくなることも

抗生物質の乱用は、細菌が抗生物質に強くなって耐性化してしまい、いざというときに効かない恐れがあるため、抗生物質が必要なとき以外は、内服しないことが大切です。一方で、乱用しないことと、処方された分をきちんと飲みきることは、分けて考える必要があります。

ちなみに、単なる風邪なのか、それとも抗生物質が必要な状態なのかは、喀痰《かくたん》の色でも判断します。黄色い喀痰は細菌感染をあらわしており、透明や白い喀痰は細菌感染していない状態と考えられます。細菌に感染した場合、体内の白血球が反応して細菌を退治しようとするため、白血球の死骸が黄色い喀痰となってあらわれます。風邪と思われる症状で、医療機関にかかった場合には、喀痰の色も医師に伝えましょう。ただし、抗生物質が必要かどうかを自ら判断しないよう注意してください。

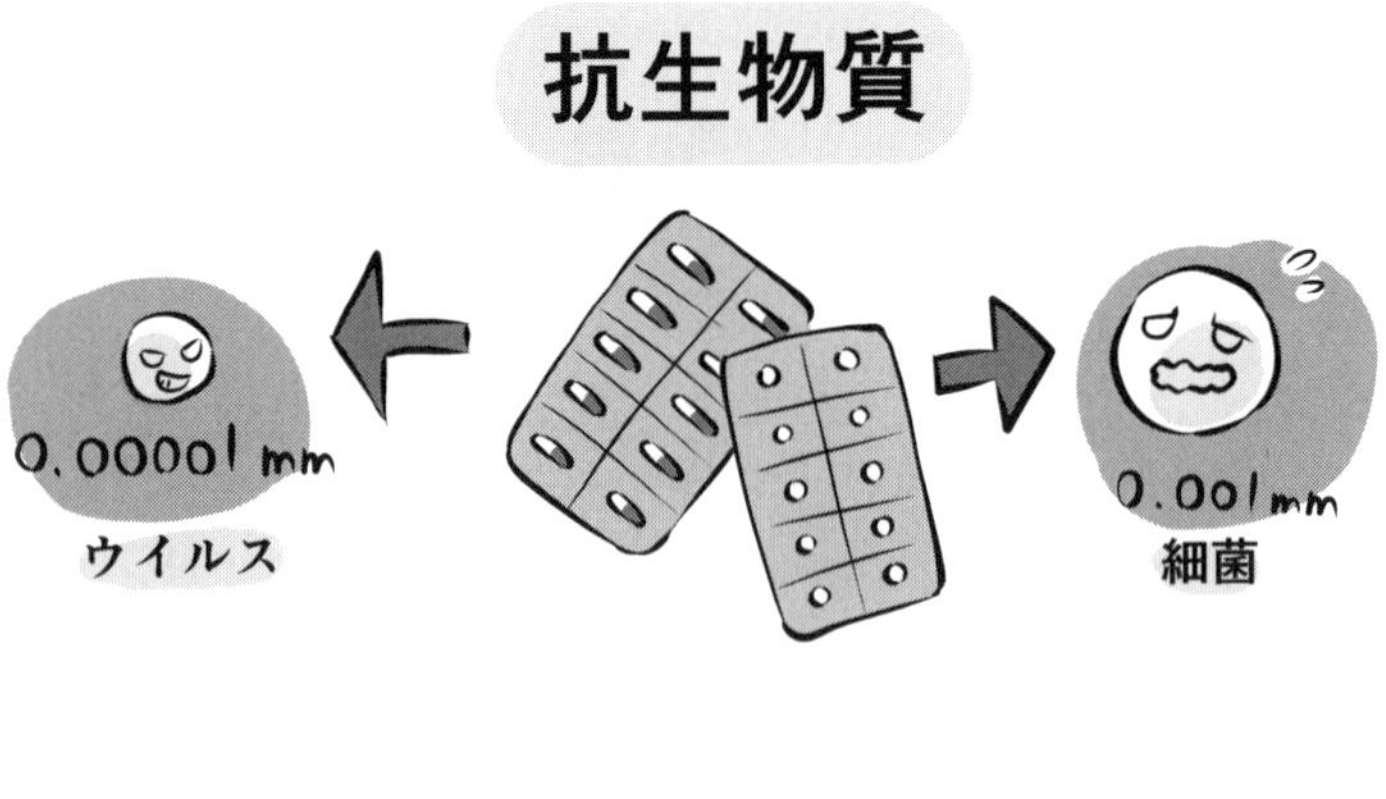

頭痛は温めたほうがいい？

原因によって、温・冷を使い分けることが大事。

港みみ・はな・のど・クリニック／耳鼻咽喉科
院長 荒木幸絵

■頭痛の対処は原因によって異なる!?

頭痛において最も大事なのは、原因を探ること。孫子の兵法にも「敵を知り、己を知れば百戦殆《あやう》からず」という言葉があります。まさに、日常に入り込んでくる頭痛も同じです。頭痛には、危険な頭痛とそれ以外の頭痛の2種類があります。

危険な頭痛は、脳出血、脳梗塞、くも膜下出血、脳腫瘍など。それ以外の頭痛は、筋緊張性頭痛、片頭痛、群発性頭痛、神経痛、緑内障、副鼻腔炎などさまざまです。うつによる気分の落ち込み、血圧の変動、鼻詰まり、帯状疱疹、中耳炎、メニエル病などでも頭痛は発生します。中には、市販の頭痛薬で痛みを緩和させている方も多いかと思います。ただ、頭痛の原因を明らかにしなければ、根本的な対処にはなりません。

■自分の頭痛はどのタイプなのか？

私自身、かれこれ30年近く頭痛に悩まされてきました。研修医時代には回診中に顔が真っ青になり、いきなり嘔吐することもあったため、上司から神経内科の受診を勧められたこともあります。当直後はいつも頭痛があり、午前中はめまいに悩まされることも多々ありました。

そんな中で、「頭痛は温めたほうが良い」と思い込んでいたこともあります。痛みを逃れたいがために鎮痛剤を飲み、温めた結果、体調を

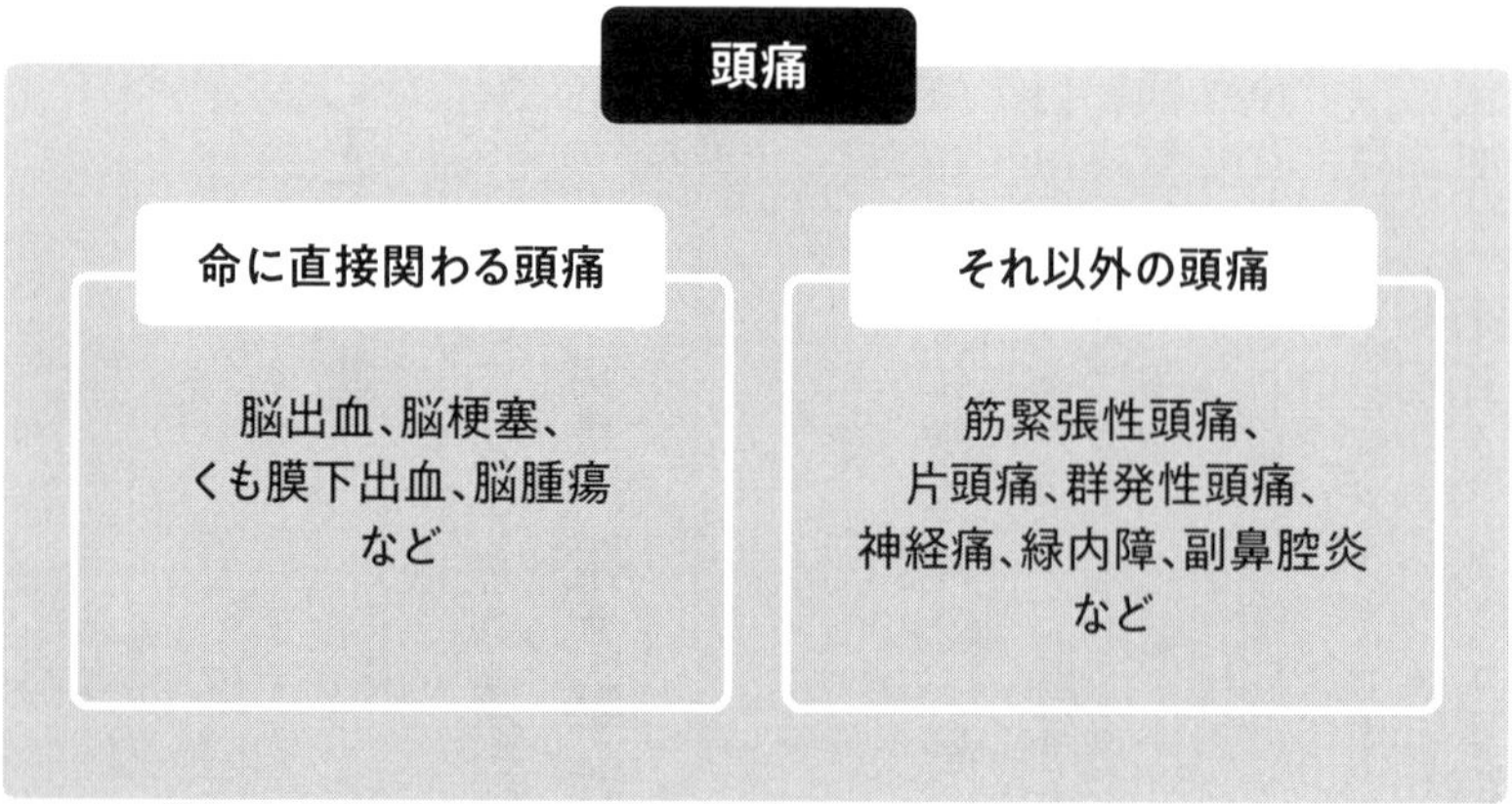

悪化させてしまうことも少なくなかったのです。しかしよくよく調べてみると、私は「前庭性片頭痛」という、片頭痛の前後にめまいが起こるタイプだと判明しました。

そこで現在では、信頼できる脳外科医の診察を年に一度受け、頭部MRIで危険な頭痛ではないことを確認しつつ、服用する薬の指導を受けています。

■「温める」と「冷やす」を状況に応じて使い分けること

日頃の対処法としては、「温める」と「冷やす」を状況に応じて使い分けています。たとえば肩凝りからくる頭痛のときは、半身浴、マッサージ、ストレッチ、カイロなどで温める方法をとります。一方で片頭痛が起きたときは、保冷剤で痛む場所を冷やし、部屋を暗くし、音や匂い、光を遮断して安静にしています。

また頭痛が起こりそうなときには、飲む薬の順番も決めており、予防のための運動、ストレッチ、マッサージ、半身浴なども欠かせません。さらに赤ワインや中華料理などの頭痛を起こしやすい飲食を避け、頭痛が起こりにくくなる食事を心がけています。

頭痛は、QOLを著しく下げてしまいます。正しい診断を受けたうえで、状況に合った対処法を見極め、同時に生活習慣などのアドバイスも受けるようにしましょう。

体調がよくなったら、抗生物質は処方分が残っていても飲まなくていい？

処方された分はきちんと飲みきること。

医療法人社団七海会　あおぞらクリニック新橋院・新宿院／性感染症内科
理事長　内田千秋

■抗生物質は途中でやめてはいけない!?

風邪をひいたとき、病院で医師から「抗生物質」を処方されることがあるかと思います。ただこの抗生物質、風邪が治るとやめてしまう人が少なくありません。

しかし、本来は、処方された抗生物質はすべて飲みきるべきです。

少なくとも、鎮痛剤のように「痛みがないときは飲む必要がない」という発想は正しくありません。自分で判断するのではなく、医師の指示に従い、症状が良くなっても飲むことが大切です。

抗生物質だけでなく、あらゆる薬は、内服しなくて済むのであればしないほうがいいのです。どんな薬にも何らかの副作用が懸念されるためです。それでも医師が抗生物質を処方するのは、薬を使うメリットとデメリットを天秤にかけ、メリットが多いと判断するためです。

抗生物質を処方する際も、すべて飲みきることで最も効果がある用量・用法で処方しています。中途半端に内服した場合には、何らかの不具合が生じる恐れがあると考え、あらかじめ注意しておきましょう。

■細菌との戦いを繰り返す人類の歴史

そもそも抗生物質は、細菌を退治するためのものです。

仮に細菌が体内に100体いたとします。そのうち99体がいなくなった状態で「抗生物質はもういいか」と内服をやめてしまうと、残りの1体が増殖し、また同じ細菌感染になってしまいます。

しかも、使用した抗生物質に耐えた強い1体（耐性菌）が増殖するので、同じ薬が効かなくなります。この耐性菌を退治するのに難渋することがあり、なかなか治らないということになってしまうのです。

また、その耐性菌を他人にうつすと、その人もなかなか治らない菌をもらってしまうことになりかねません。

歴史的に見ても、人類と細菌の戦いは同様の経緯をたどっています。

人類が細菌に対する抗生物質ペニシリンを開発

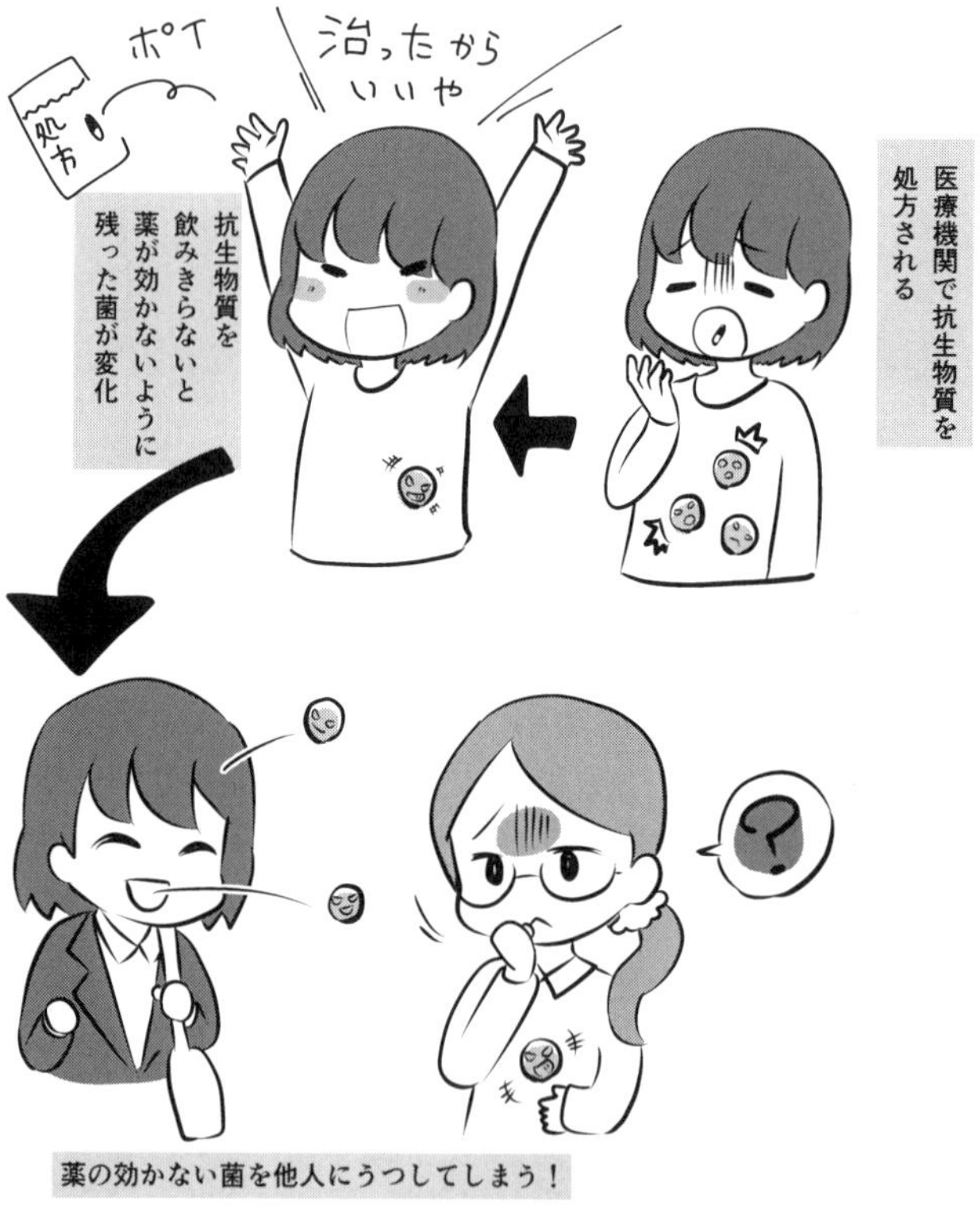
医療機関で抗生物質を処方される
治ったからいいや
ポイ
処方
抗生物質を飲みきらないと薬が効かないように残った菌が変化
薬の効かない菌を他人にうつしてしまう！

したら、それに対抗するよう細菌は耐性化し、次に人類が新たに抗生物質を開発したと思ったら、さらにそれにも耐性化する。

私たちは、そのような歴史を繰り返しています。

■やめてから再開する「休薬」にも注意！

さて、抗生物質は細菌を退治するとても有効な薬ですが、使い方を間違えると前述のような耐性菌を作ってしまい、大変なことになります。身近な人を守るためにも、医師の指示する用法用量にしたがって、きちんと内服することが重要です。

また、1週間内服するように言われた抗生物質を、3日内服し、休薬してその後4日内服するということもやめましょう。休薬している間に細菌が増殖したり、耐性化したりする可能性があるからです。

また、アルコールを摂取すると、抗生物質の効果が下がります。そのため、少なくとも内服期間中は禁酒してください。お酒を飲んだままだと中途半端な治療になってしまい、やはり耐性化する可能性があります。注意しましょう。

熱が出たら解熱剤を飲むべき？

一時的に熱のつらさを緩和させることはできるが、副作用への配慮も必要。

医療法人社団ワッフル　ぐんぐんキッズクリニック／小児科・アレルギー科
理事長　中野景司

■解熱剤は使わないほうがいい!?

解熱剤の使用については、人によって賛否がくっきりと分かれます。

肯定派の人は、「熱を下げたほうが、よく眠れたり、食欲が改善したりして体力の回復が早い」「熱性痙攣《けいれん》を起こさないように体温を下げたい」などの意見があります。

他方で否定派の人は、「熱はウイルスや細菌の増殖を抑える働きがあるので、下げないほうが良い」「解熱剤が切れて熱が再び上がるときに熱性痙攣が起きやすい」などの意見があります。しかし、肯定派の意見も否定派の意見も、いずれも決定的な理由とは言い難いところです。では、どうすればいいのでしょうか。

■一時的に熱を下げることはできるが……

そもそも解熱剤というのは、原疾患の治療薬ではなく、対症療法、つまり症状を和らげるお薬です。原疾患が治っていなければ、時間が経って薬が切れると、再び体温が上がってきます。そのため、日本古来の根性論と相まって「使わないほうが良い」という意見が優勢だった時期があります。

一方で現在では、さまざまな医療分野において、痛みや苦痛をできるだけ減らす取り組みがなされています。がんの疼痛コントロールや、無痛分娩などがその代表です。そのため、風邪などの発熱や頭痛も和らげる方向に振れつつあります。

本来であれば、解熱剤使用群と不使用群を分け、大規模な比較試験をすれば良いのですが、大半の発熱は生命予後を左右するほどの出来事ではありません。そのため、そうした試験はほとんど行われず、決定的なエビデンスがないというのが実情です。

また、一口に解熱剤といってもさまざまな種類があり、疾患との組み合わせによっては使わないほうが良いケースもあります。

たとえば以前から、水痘やインフルエンザなどのウイルス感染にアスピリンを使用すると「ライ症候群」という急性脳症・肝障害を起こす病気になる可能性が指摘されていました。

さらに2000年の調査では、インフルエンザ脳症とボルタレン・ポンタールなどの解熱剤との関連が指摘されて話題になりました。

そのほかにも、解熱剤全般にみられる副作用として胃粘膜障害があります。

また、抗菌薬など相互作用を起こす（いわゆる飲み合わせが悪い）お薬もあり

注意すべきおもな飲み合わせ

医療《いりょう》用医薬品		OTC医薬品	問題点
痛み止め（内服薬）	＋	総合かぜ薬	解熱鎮痛成分が重なるので、効きすぎや副作用が出やすくなる。
		解熱鎮痛剤	
アレルギー用薬（内服薬）	＋	総合かぜ薬	抗《こう》ヒスタミン薬など、眠気《ねむけ》をもよおす成分が重なり、副作用で眠気が強く出やすい。
		鼻炎薬	
		せき止め薬	
		乗り物酔《よ》い薬	
向精神薬	＋	総合かぜ薬	副作用で眠気が強く出ることがある。
		鼻炎薬	
		乗り物酔い薬	

ます。

このように解熱剤は効果も副作用もさまざまなので、定期的に使用する場合は医師の指示を守ることが大切です。

■副作用のリスクも考慮すること

熱が高いだけで、比較的全身状態が良い場合は、むやみに解熱剤で熱を下げる必要はありません。

最近は新型コロナウイルスの影響で、熱があると仕事ができなかったり、施設に入館できなかったりするので、無理に下げるために解熱剤を使用する人もいるようですが、そのような使い方は論外です。

一方、休日や夜間など医療機関が開いていないときに、一時的に熱のつらさを凌ぐには、市販の解熱剤を決められた用法・用量で服用することは悪いことではありません。

しかし、一定期間以上服用を続けると副作用が出現するリスクも高まりますので、熱などの症状が続く場合は、あなたの体質をよく理解してくれている主治医に相談するようにしましょう。

切り傷、擦り傷には消毒液を使うといい？

傷に消毒液を使うのは逆効果

医療法人社団ＣＲＳ　きずときずあとのクリニック豊洲院／形成外科・美容外科
院長　村松英之

■消毒液は傷の治りに悪影響!?

「傷ができたら市販の消毒液で消毒し、創傷部分を乾かす。かさぶたができれば、その下で傷が治っている」

以前から、傷の治療法としてそのように考えられてきました。今もご家庭で、同じように対応されている方も多いかと思います。私も昔は、怪我をしたら赤チンなどを塗って乾燥させていました。なぜ以前はそのような処置をしていたかというと、かつて怪我をしたときに最も恐れられていたのが、細菌感染だったからです。昔は細菌感染で亡くなる人もたくさんいたのです。

そして、細菌感染についての研究が進み、その中で細菌は、乾燥状態では増殖しにくいと報告されました。そのため細菌感染を防ぐには、乾燥させることと、外から細菌の侵入を防ぐことが必要だとわかったのです。その結果、傷口には消毒液をかけて乾いたガーゼで保護するという治療法が最適だと考えられるようになりました。

しかし、さらに細菌感染の研究が進んだ結果、抗生剤なども登場し、怪我による細菌感染で命を落とす人はほとんどいなくなりました。自宅で処置できるような軽度の怪我ではなおさらです。怪我で命を落とす人が減ってきたおかげで、今度は「できるだけ傷を早く治しましょう」ということに目が向くようになったのですが、実はその後、消毒液が傷の治りに悪影響を及ぼすことがわかってきました。

■消毒液がオススメできない2つの理由

消毒液には、傷の治りに関して2つの弊害があると言われています。

1つ目が、傷を治す細胞を殺してしまうということ。消毒液はタンパク質を変性させる効果があり、細菌を殺すのに有効なのですが、正常な人間の細胞も壊してしまいます。そのため周囲の皮膚にもダメージを与え、傷が治らないばかりか、まわりの皮膚に湿疹が起きることもあります。

2つ目は、消毒液の効果時間についてです。消毒液の効果は15分くらいしかありません。そのため消毒しても、15分後に細菌の量が元に戻ってしまいます。しかも消毒液は、感染の元になる菌と一緒に皮膚にいる常在菌も殺してしまいます。

このように2つの側面から、傷の治療に消毒液を使うべきではありません。

■傷の治療には「湿潤療法」が最適

まずは、怪我の治療において、消毒液は一切使わないようにしてください。また怪我をしたときだけでなく、手術を受けたりピアスの穴を開けたりしたときも、消毒液を使わないようにしましょう。傷への対応は、水道水で洗うだけで構いません。その後は「湿潤療法」と言われている、ワセリンと保護パッド（創傷被覆材）や、ハイドロコロイド製剤で覆うだけの治療法をオススメします。事実、消毒しても傷が治らない方の中には、消毒をやめ、水道水で洗うようにするだけで治る方がたくさんいます。今後はぜひ、傷に消毒液を使わずに、湿潤療法を試してみてください。

火傷したら冷たい水よりも、ぬるま湯で温度を下げるほうがいい？

適度な温度の水（ぬるま湯、37度程度）で洗浄するとより良い。

医療法人社団健香会　おおみや形成・整形クリニック／形成外科・整形外科
院長　水谷健人

■火傷の処置は水道水でも問題ない!?

みなさんは手や足などに火傷をしたとき、どのように処置しているでしょうか？

多くの方が、水道水や氷水を使って火傷した部位を冷やしているのではないでしょうか。そのような処置には冷却・洗浄効果があり、とても効果的です。

また熱傷の処置については、受傷後30分以内に、15〜20度の水道水や生理食塩水で冷却することで、疼痛軽減や深部への熱傷深達の予防ができると言われています。

ただし、氷などでの冷却は組織の損傷を助長する場合があり、さらに広範囲熱傷での過冷却は低体温を助長することもあります。注意しましょう。

一方で、「火傷には冷たい水よりもぬるま湯がいい」という意見もあります。実際はどうなのでしょうか。

■水の温度は低すぎても高すぎてもダメ！

火傷をした場合に冷たい水（過度に低温の水）で洗浄を行うと、血管が収縮し、創傷部の血流が減少することで、創傷治癒を遅らせる可能性があります。また、過度に低温の洗浄水による洗浄は、洗浄時の疼痛や体温低下のリスクもあります。

一方で洗浄液の温度が高すぎると、傷口のタンパク質（表皮や真皮といった皮膚組織）を変性させる可能性があります。そのため、適度な温度の水を使うことが大切です。

ちなみに洗浄液については、生理食塩水を使用すると痛みやしみる感覚を減弱させることができるので最適です。ただ、ご自宅などで生理食塩水をすぐに用意することはなかなか難しいと思います。

傷口がとくに汚れているような場合は、水道水でもよいので傷口の異物や細菌などをしっかりと洗い流すことが重要です。

洗浄液の違いによる感染率・治癒率には差がないとされていますが、石鹸などの洗浄剤を使用することで、より効果的に細菌数や汚染物質を減らすことができるのは事実です。また、洗浄時に傷口を傷つけてしまうと創傷治癒を遅らせることになります。

洗浄時に流水圧をかけることで、細菌や残留物を除去することはできます。ただ圧が強すぎると、傷口の組織を損傷させ、創傷治癒に必要なサイトカインを減らすことになり、創傷治癒を遅らせることがあるため注意が必要です。

■ぬるま湯がなければ、水道水で患部を冷やそう

以上のように、洗浄液はぬるま湯のような体温に近いものがより望ましいという見解もあります。

一方で、自宅などで行う最初の処置としては、水道水で患部を冷やすことで火傷が深くなることを防ぎ、痛みを和らげることができます。

小範囲であれば水道で5分から30分ほどを目安に、広範囲であればシャワーなどを使用して患部を冷やしたうえで、形成外科や皮膚科などを受診するようにしましょう。

疲れ目には目薬が効果的？

ドライアイが原因の場合、十分な効果が得られないことがある。

ひらばり眼科／眼科
院長　加藤光男

■ドライアイには市販の目薬が効かない!?

「目が乾燥する」「目の奥が痛む」「目が充血する」。そのような疲れ目の症状が出ているとき、目薬を差す人は多いかと思います。ただ、短時間でまた痛くなったり違和感が出てきたりする経験はありませんか？

そもそも、疲れ目という状態が単独で存在するわけではありません。原因は、不健康な目の状態にあります。最も多いのは「ドライアイ」です。ドライアイは、涙の量が少ないときや、涙の成分のバランスが悪くなったときに発症します。

私たちの涙は、厚さ7マイクロメートルという薄い膜なのですが、水とムチンと油の3種類の成分でできています。

水は涙の主成分で、ムチンは目の表面の親水性を高め、水を広がりやすくする働きがあります。また涙の99%は水とムチンの混じった水層で、残り1%が油の層です。油の層が涙の表面を覆うことで、水分の蒸発を防いでいます。

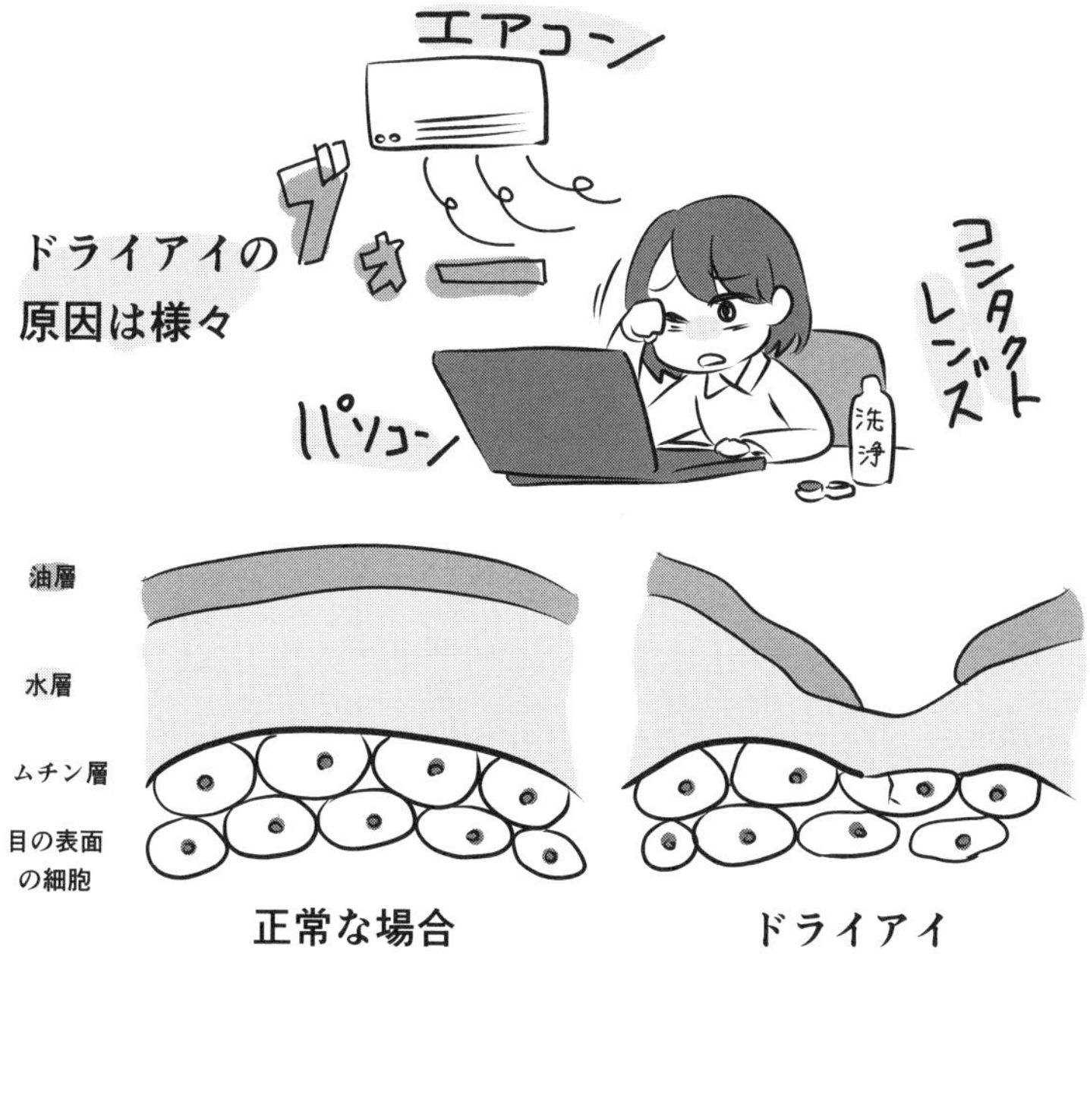

■目の油を増やすことが大事

最近の研究では、新しい事実もわかってきました。ドライアイの方の86%が、水やムチンの減少より、全体のわずか1%しかない油の不足が影響しているというのです。そのため、油の層がドライアイを防ぐためにとても重要だということが明らかになってきたのです。

薬局で売っているドライアイの目薬は、涙の成分のうちの1つである水を補うことはできますが、ムチンと油を補うことはできません。そのため1日に何回点眼しても、十分な効果が出ない方もいます。

油の層はまぶたにある「マイボーム腺」から分泌されます。そこで、油を増やすためにおすすめなのは「温罨法《おんあんぽう》」です。

具体的には、まぶたを1日2回、40度のタオルで5分ほど温めます。2週間ぐらい続けると徐々に効果が現れてきます。

■温罨法のやり方

＜用意するもの＞

・タオル2枚

・薄いポリ袋1枚

＜手順＞

1. タオル1枚を水に濡らし、適度に絞って両眼を覆う広さに折り畳みます。
2. 電子レンジで手にもつと熱いくらいに温めます。
(おしぼりサイズのタオルでは500ワットで1分ほど)
3. 熱さに気をつけて取り出し、ポリ袋に入れます。
4. もう1枚の乾いたタオルで巻きます。
5. まぶたの上にのせて5分間、温めます。

電子レンジを使わない場合は、50度くらいのお湯を用意し、タオルをお湯につけて温めます。もし温度計がない場合は、沸騰したお湯と水を1対1の割合で混ぜてください。これで50度に近い温度となります。熱さに気をつけて行ってください。

温罨法を行うと、目の周りの血流が良くなり、疲労回復や目の周りのむくみ改善にも効果があります。同時にマイボーム腺の油が溶け、分泌される量が増えると、涙の蒸発が抑えられます。その結果、ドライアイの症状が軽くなります。

■温罨法でも改善しない場合は眼科へ

目薬と温罨法を行っても症状が改善しないときは、眼科を受診してください。

眼科では、涙を安定化させるために目の表面に異常がないか、眼瞼炎《がんけんえん》などのまぶたの病気がないかを調べて治療します。さらに、水やムチンを増やすドライアイ治療用の目薬を処方し、マイボーム腺からの油を増やす治療を行います。

さらに詳しい情報を知りたい方は、「LIME研究会」のホームページをご覧ください。

LIME研究会　https://www.lime.jp/

インフルエンザ対策には予防接種が最適？

ワクチン接種は有効。だが、その他の予防法も併用するべき。

とうきょうスカイツリー駅前内科／内科
院長　金子俊之

■インフルエンザにワクチンは効かない!?

「ワクチンを接種したけどインフルエンザを発症した」「友人がワクチンを打ったがインフルエンザにかかったようだ」。現場で、そのような声を聞くことがあります。しかし、インフルエンザ感染症において、ワクチンは間違いなく有効です。

事実、インフルエンザワクチンの有効性を証明する論文は、世界中にたくさん存在しています。また統計データを見ても、接種した集団は、接種していない集団より発症率・重症化率（インフルエンザ脳症含む）ともに明らかな有意差をもって低下しています。

ただ日本においては、海外と比較した場合、インフルエンザワクチンの種類の少なさや投与経路、製造過程などに多くの問題が指摘されているのも事実です。そのためワクチンだけでは対策として不十分であり、他の感染予防対策との併用が推奨されています。

■日本におけるワクチンの問題点とは

そもそもインフルエンザワクチンは、流行しそうなウイルス株の抗原を選択する必要があります。この抗原が流行とずれていたら、効果は低下してしまいます。

とくに日本では、ワクチンの製造基材として鶏卵が使用されています。鶏卵での増殖効率を重視したウイルス株の選定をした結果、「卵馴化《らんじゅんか》」してしまい、遺伝子変異がウイルスで生じてしまうこともあります。

これが流行すると、想定されたウイルス株との抗原性との乖離《かいり》を発生させ、ワクチンの効果を低下させてしまっている可能性があるのです。

また、投与経路にも問題があります。日本のワクチンは主に「皮下注射」で、接種すると赤く腫れ、痛みと熱感が数日続くこともあります。1970年代に解熱剤や抗菌薬などの「筋肉注射」において、大腿四頭筋拘縮などの副作用の報告が相次ぎ、ワクチンにおいても筋肉注射が避けられる傾向となったためです。

しかし本来は、皮下注射と比較した場合、筋肉注射のほうが局所の副作用が少なく、ワクチン接種経路として適しています。事実、海外のインフルエンザワクチンの投与経路は、そのほとんどが筋肉注射となっています。

さらに、環境の問題もあります。満員電車に乗って通勤し、換気不十分の職場で仕事をしている状況が、飛沫感染等によるインフルエンザ蔓延《まんえん》の根本的な問題点であることは無視できません。

■より効果的なワクチンの使用法について

では、どのような対処が必要なのでしょうか。

日本では、鶏卵を基材としたワクチン製造が行われていると述べました。しかし海外では、鶏卵培養だけでなく細胞培養やリコンビナント遺伝子組み換え法なども行われています。そうすることで遺伝子変異の可能性を下げ、ウイルス株の抗原に近いワクチンを製造できます。

またワクチンの投与経路に関しても、皮下注射による副作用は筋肉注射を選択することにより少なくなることが分かっています。基本的にはメーカー推奨の投与経路を守ることが大切ですが、患者さんのことを考え、筋肉注射も選択肢に入れるべきではないでしょうか。

近年では、日本でも経鼻投与によるインフルエンザワクチンの使用が認可されました。皮下注射で使用する不活化ワクチンとは異なり、よりリアルな抗原に近く、また獲得免疫だけでなく自然免疫系統も刺激する有効性の高いワクチンとなります。

しかし、少なくない確率で鼻炎症状や咽頭痛、発熱や頭痛などの症状をきたすこともあり、投与の適応は慎重に行う必要があります。

■生活習慣を正常化することも大事

最後に、インフルエンザ感染症の予防について触れておきましょう。

ワクチンはインフルエンザを予防するうえで非常に優れた手段です。ただワクチンだけでは完全に感染症を予防することはできません。大切なのは、生活習慣を正常化し、体調を整えることです。具体的には、以下の項目を心がけましょう。

・質の良い睡眠
・三食バランスよく食べる
・ビタミンやミネラルなどが不足しないように配慮する
・ストレスをためない
・適度な運動をする
・日光をしっかり浴びビタミンDを摂取する

上記のような生活習慣は、インフルエンザを含むあらゆる感染症を予防する効果が期待できます。ワクチン接種を最低条件として、これらの習慣にも気を配りながら、お互いの距離を保つ「ソーシャルディスタンス」に配慮した生活を意識しましょう。

ピロリ菌は除菌すると胃がんにならないの？

除菌してもリスクは残る。

里村クリニック／内科・消化器内科・外科
副院長　里村仁志

■ピロリ菌を除菌しても胃がんになる!?

ピロリ菌は、1983年に、オーストラリアのバリー・マーシャル氏とロビン・ウォーレン氏が培養に成功したものです。彼らは自らピロリ菌を飲み、胃炎を起こすことで、ピロリ菌の存在を証明しました。

ピロリ菌の大半は幼少期に感染し、除菌されなければ、生涯にわたって胃粘膜に感染しつづけます。感染すると、ピロリ菌がつくりだす蛋白《たんぱく》やウレアーゼ酵素と、胃の中の尿素が反応。それによって発生するアンモニアなどで胃の粘膜が傷つけられたり、ピロリ菌から胃を守ろうとする免疫反応で胃の粘膜に炎症が起きたりします。その結果、慢性胃炎、胃・十二指腸潰瘍、胃がん、胃腺腫、過形成性ポリープ、MALTリンパ腫、特発性血小板減少性紫斑病などと深く関係することがわかっています。

■ピロリ菌の検査と除菌方法とは

現在、ピロリ菌感染の有無を調べる方法としては、呼気試験、採血、尿中抗体測定法、便中の抗原測定法、内視鏡で胃粘膜組織を採取して調べる鏡検法、ウレアーゼ試験、培養法など、多岐にわたります。

また日本人の感染率は、50代以上は40％以上、10代でも10％前後となっています。ちなみに胃がんの発生については、99％がピロリ菌の現在または過去の感染胃粘膜から発生することがわかっており、２０１３年2月からは、ピロリ菌感染胃炎に対する除菌治療が保険適用となりました。ピロリ菌の除菌治療は、2種類の抗菌剤と1種類の胃酸分泌阻害薬を1日2回、7日間服用。正しく内服することで、1次除菌治療の成功率は90％以上といわれています。内服が終了したら、4週間以上あけて再度、ピロリ菌の除菌確認を行います。あまりに早い段階で除菌確認を行うと、ピロリ菌が残っていても陰性になる場合（偽陰性）があるため、十分に期間をあけて確認を行うことが大切です。ピロリ菌を除菌すると、除菌していない人と比べて、胃がんの発生率が３〜４割減少すると言われていますが、前述のとおり、ピロリ菌の除菌後も、胃がんの発生リスクはあります。とくに、除菌時の年齢が高かった方、早期胃がんの内視鏡治療歴のある方、胃粘膜の高度萎縮や腸上皮化生の変化をきたしている方、胃潰瘍やＭＡＬＴリンパ腫の既往がある方などは、リスクが高いと言われています。除菌後も、定期的に内視鏡フォローを受けることが大切です。

ピロリ菌除菌後の胃がん発生率

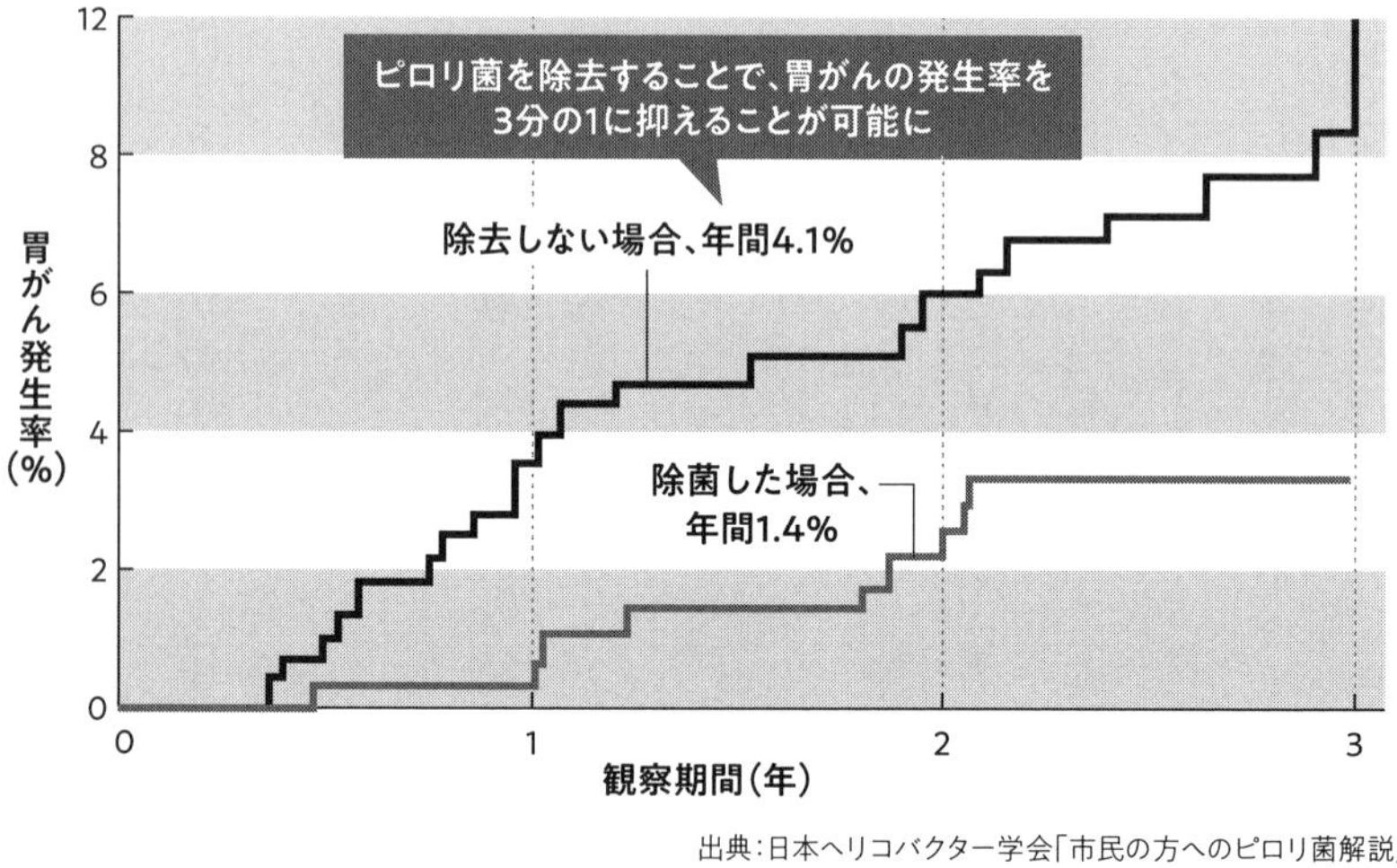

出典：日本ヘリコバクター学会「市民の方へのピロリ菌解説」

ピロリ菌は一度除菌すれば再発しない？

再発する可能性はあるが、とても低い。

おおつ消化器・呼吸器内科クリニック（2021年7月開業予定）／内科・消化器内科
院長 大津威一郎

■ピロリ菌は除菌しても再発する!?

ピロリ菌は免疫力が弱い幼少期に感染が定着します。そのため、現代の日本の環境において、免疫力がある成人が通常の生活で再感染する可能性はとても低いと考えられています。大量の菌を摂取した場合には再感染しますが、そのような機会は日本では起こりにくいと考えます。

そもそもピロリ菌は、唾液、歯垢《しこう》、胃・十二指腸、便から検出されており、口ー口感染や糞ー口感染、水系感染、医原性疾患による感染などが感染経路として考えられます。

現在、国内で最も多い感染経路は、幼少期の口－口感染による家庭内感染と考えられています。とくに、子供と接触する機会の多い母親からの感染リスクが高いとされています。また糞－口感染や水系感染は、衛生環境の悪い発展途上国に多く、さらに医原性疾患による感染は、現在の日本の医療水準では考えにくいですが、胃カメラ（上部消化管内視鏡検査）後の内視鏡洗浄が不十分な場合に起こると考えられます。

日本では、井戸水からピロリ菌が感染すると聞いたことがある方も多いかと思います。実際、ＰＣＲ法を用いた検査では、ピロリ菌が検出されていますが、井戸水から採取したピロリ菌を育ててみた（培養した）ところ、うまくいかなかったと報告されています。井戸水内のピロリ菌量にもよりますが、正常な免疫をもつ大人が少量の井戸水を摂取したところで、感染する確率は低いでしょう。

■ピロリ菌の再感染率は「1%未満」

このような性質をもつピロリ菌は、一般的に先進国で少なく、発展途上国で多いとされています。再感染率も同様で、その理由としては、社会的因子（貧困）、学歴、住宅環境、上下水道の普及率などの衛生環境が関係しています。

たとえば日本では、再感染率は1年間で1%未満と報告されており、一度除菌が確認できれば再感染を心配する必要はほぼありません。

また、ピロリ菌除菌のトピックスとして、除菌治療が失敗する場合は、抗菌薬の耐性化が原因としてあげられます。その他にも、口腔内の衛生状態が悪い場合や、歯肉炎・歯周病を患っている方は、除菌治療が効きにくいという報告があります。

除菌治療がうまくいかない方、あるいは万全を期して除菌に臨みたい方は、口腔環境も整える必要があるでしょう。

■気になる人は胃カメラをうけてみよう!

ピロリ菌が心配な方は、まず、胃カメラをうけてみてください。とくに家族内にピロリ菌感染者がいる、もしくはいた方は、より感染リスクが高いので積極的に調べる必要があります。また、子育ての際に、親が咀嚼したものを子供に与えないようにすることも大事です。ピロリ除菌においては、歯周病との関連が報告されており、歯科との連携も重要になります。こうした点を踏まえて、適切に対処してください。

胃がん検診は「内視鏡検査」が有効？

胃がんの早期発見・早期治療には「胃内視鏡検査」が有効。

医療法人ハートアンドオンリー　福岡天神内視鏡クリニック／内視鏡内科・消化器内科・胃腸内科
院長　秋山祖久

■国が推奨しているのは胃バリウム検査!?

会社などの検診や人間ドックでは、現在でも「胃バリウム検査」が主流となっています。これは、対策型胃がん検診として、国が推奨している検査方法だからです。

胃バリウム検査を国が推奨している理由としては、検査費用が安価であることに加えて、感度（がんをがんと正しく診断する精度）が70〜80％、特異度（がんでないものをがんでないと診断する精度）が90％であり、死亡率減少効果が認められていることなどが挙げられます。

しかし近年、「胃内視鏡検査」でも死亡率減少効果が認められました。それにより、2016年からは、胃内視鏡検査も対策型胃がん検診として国から推奨されるようになりました。

つまり現在は、胃バリウム検査と胃内視鏡検査のいずれも、胃がん検診検査として国が推奨しています。

■胃バリウム検査の問題点とは

胃バリウム検査は、放射線を照射することで食道、胃の粘膜の凹凸を「影絵」の原理でみています。

そのため、粘膜の色の変化や微細な粘膜模様の変化でしか出てこないもの、つまり早期胃がんや早期食道がんの発見にはほとんど役に立ちません。

とくに食道は、口からストレートに胃につながりますので、バリウムがすぐ胃内に落ちてしまいます。その結果、食道にバリウムが貯留せず、早期の食道がんを捉えることが非常に難しいと言われています。

現在のところ、早期の食道がんや胃がんの特徴である粘膜の色や表面の微細な変化を直接診断できる検査は、胃内視鏡検査しかありません。

さらに胃バリウム検査では、大量の放射線を浴びることになるので、放射線被ばくのリスクも生じます。

1回の撮影でだいたい15～30mシーベルトもの被ばく量と言われていますが、これは胸部レントゲン写真1枚を0・1mシーベルトと考えると、150～300倍もの被ばくを受けてしまうことになります。何度も胃バリウム検査を受けていると、医療被ばくによる発がんリスクが高くなってしまうので注意が必要です。

■定期的に胃内視鏡検査を受けよう！

以上のことから、早期発見・早期治療のためには、胃内視鏡検査を受けたほうが良いと考えられます。胃がんや大腸がんの5年相対生存率から考えても、早期発見が重要なことは言うまでもありません。

かつて胃内視鏡検査は「痛い」「苦しい」「つらい」というネガティブなイメージがもたれていましたが、最近では、内視鏡医の洗練された技術と軽い鎮静剤を併用することにより、それらを伴うことなく検査できます。
とくに食道がんや胃がんリスクが高まる40歳以降は、1～2年に1回の定期的な胃内視鏡検査をおすすめします。

病気別にみた各部位のがんの5年相対生存率（男女計）

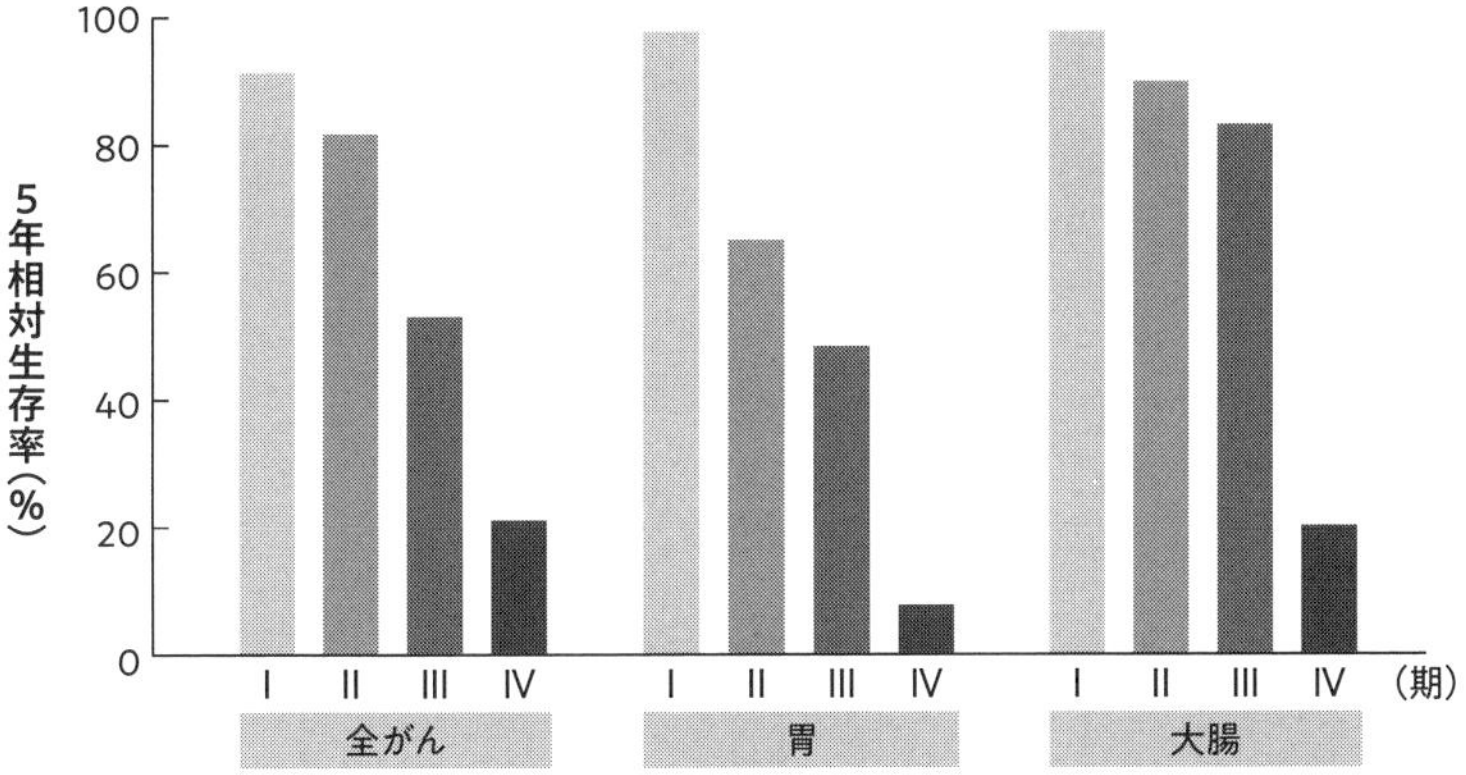

出典：公益財団法人がん研究振興財団「がんの統計'17」
全国がんセンター協議会加盟施設における5年生存率（2007~2009年診断例）
臨床病期別5年相対生存率　男女計（全症例）

新型コロナウイルスは肺だけでなく、肝機能にまで影響する？

現段階では明らかにされていない。

ふるたクリニック／外科
理事長　古田一徳

■新型コロナウイルスの影響は肝機能にも!?

新型コロナウイルス感染症（COVID-19）では、肺の線維化だけでなく、肝機能にまで影響が及ぶのではないかと懸念されています。実際はどうなのでしょうか。

新型コロナウイルスの影響として多く報告されているのが、肺の後遺症です。事実、感染症が治癒してPCR検査で陰性になっていても、「肺線維症」という器質的変化によって障害が残るケースが報告されています。

またドイツやアメリカからの報告では、肺以外にも、腎臓の障害が報告されています。重症患者の2〜4割が急性腎不全をおこし、治癒後も腎臓への後遺症を残すといわれています。そのため、肝機能への影響が心配されるのも当然です。

■肝機能障害の報告事例

肝機能障害の報告には次のようなものがあります。

たとえば中国の417人を対象にした調査では、318人（76.3％）に何らかの肝機能検査の異常がみられ、障害が強いほど重症化しやすかったと報告されています。

また2020年5月に報告されたものでは、47の研究論文（COVID-19：計1万890症例）の解析で15〜16％に肝機能障害がみられ、別の解析（12研究論文、COVID-19：計1267症例）では肝障害の頻度は19％と報告されています。

感染をおこしてからの肝障害の機序としては、ウイルス自体の肝細胞への障害と、全身のサイトカインストームや虚血、低酸素も関係していると思われます。

ただし、肝機能障害が感染症治療後にも継続したり、慢性肝炎や肝硬変へ進展したりすることについては、現段階で明らかにされていません。

■肝疾患患者への影響は？

他方で、もともと肝疾患のある方がＣＯＶＩＤ-19に感染した場合の検討は、多くの国で行われています。

たとえば日本では、非アルコール・アルコール性脂肪性肝疾患の患者が増加してきています。自己免疫性肝疾患や肝移植後などで、ステロイド剤、免疫抑制剤を投与されている患者さんは、ＣＯＶＩＤ-19に感染すると重症化する可能性があります。肝硬変や肝臓がんも重症化にかかわる要因であると報告されています。

また日本肝臓学会からは、自己免疫性肝疾患や肝移植後などでステロイド剤や免疫抑制剤を投与されている方は、感染の予防につとめ、自己判断で現在の肝疾患に関す

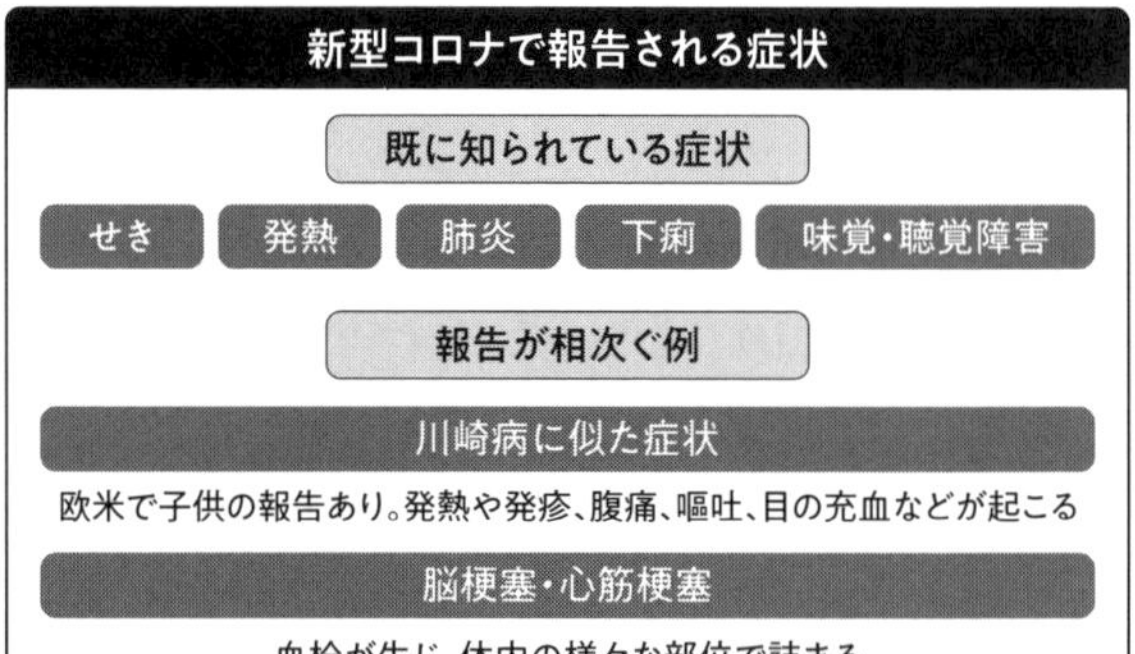

新型コロナで報告される症状
既に知られている症状
せき　発熱　肺炎　下痢　味覚・聴覚障害
報告が相次ぐ例
川崎病に似た症状
欧米で子供の報告あり。発熱や発疹、腹痛、嘔吐、目の充血などが起こる
脳梗塞・心筋梗塞
血栓が生じ、体内の様々な部位で詰まる
肝臓・腎臓障害
肝機能を示す血液検査の数値が変動したり、急性腎不全で透析が必要になったりする

る内服を中止しないようにとの提言がなされています。内服の中止でかえって肝機能が悪化する恐れがあるためです。

ただ今のところ、肝疾患における新型コロナウイルス感染の悪影響は明らかでないとも提言されています。

■今後の推移を注視して予防につとめよう

ＣＯＶＩＤ-19は、その病態として、全身を高濃度のサイトカイン（サイトカインストーム）がめぐります。そのため、いろいろな臓器で過剰な炎症がおき、障害がおきてきても不思議ではありません。

当然、肝臓への影響も危惧されます。現段階では明らかになっていませんが、将来的に、肝臓への影響が出てくる可能性もあります。

そこで、肝臓疾患の有無にかかわらず、ＣＯＶＩＤ-19対策を徹底しましょう。

予防法としては、生活リズムを整える、体力をつける、手洗いをする、マスクをつけるなど、基本的なことが大切です。情報に惑わされることなく、また必要以上に恐れないようにしましょう。

免疫力を高めればウイルスには感染しない？

免疫力はウイルスを防ぐ「堤防」。

医療法人社団玉翠会　喜平橋耳鼻咽喉科／耳鼻咽喉科
院長　村川哲也

■**ウイルスは「津波」、免疫力は「堤防」**

夏よりも冬のほうが風邪をひきやすいのは、身体が冷え、免疫力が落ちるためです。免疫力が低下する理由としては、その他にも睡眠不足、食生活の偏り、生活時間の乱れ、疲労、運動不足、喫煙、ストレス、過度の飲酒などが挙げられます。

では、免疫力を高めればウイルスには感染しないのでしょうか。

インフルエンザで考えてみましょう。インフルエンザウイルスを「津波」、免疫力を「堤防」と考えてみてください。津波よりも高い堤防があれば、被害を完全に防ぐことができます。高さ10mの津波に対し、2mの堤防では大きな被害が出てしまいますが、8mの堤防があれば完全に防げなくても被害は少なくて済みます。

つまり、より免疫力が高い人は、ウイルスによる被害を少なくできるということです。

最近の研究によると、粘膜面で主体的に活躍して生体を守る免疫物質の一つである「IgA」の量が一定以上あれば、インフルエンザに感染しないことが明らかにされています。予防接種を受けなくてもインフルエンザにかからない人はIgAが多く、

IgAが低くなると上気道感染症にかかる

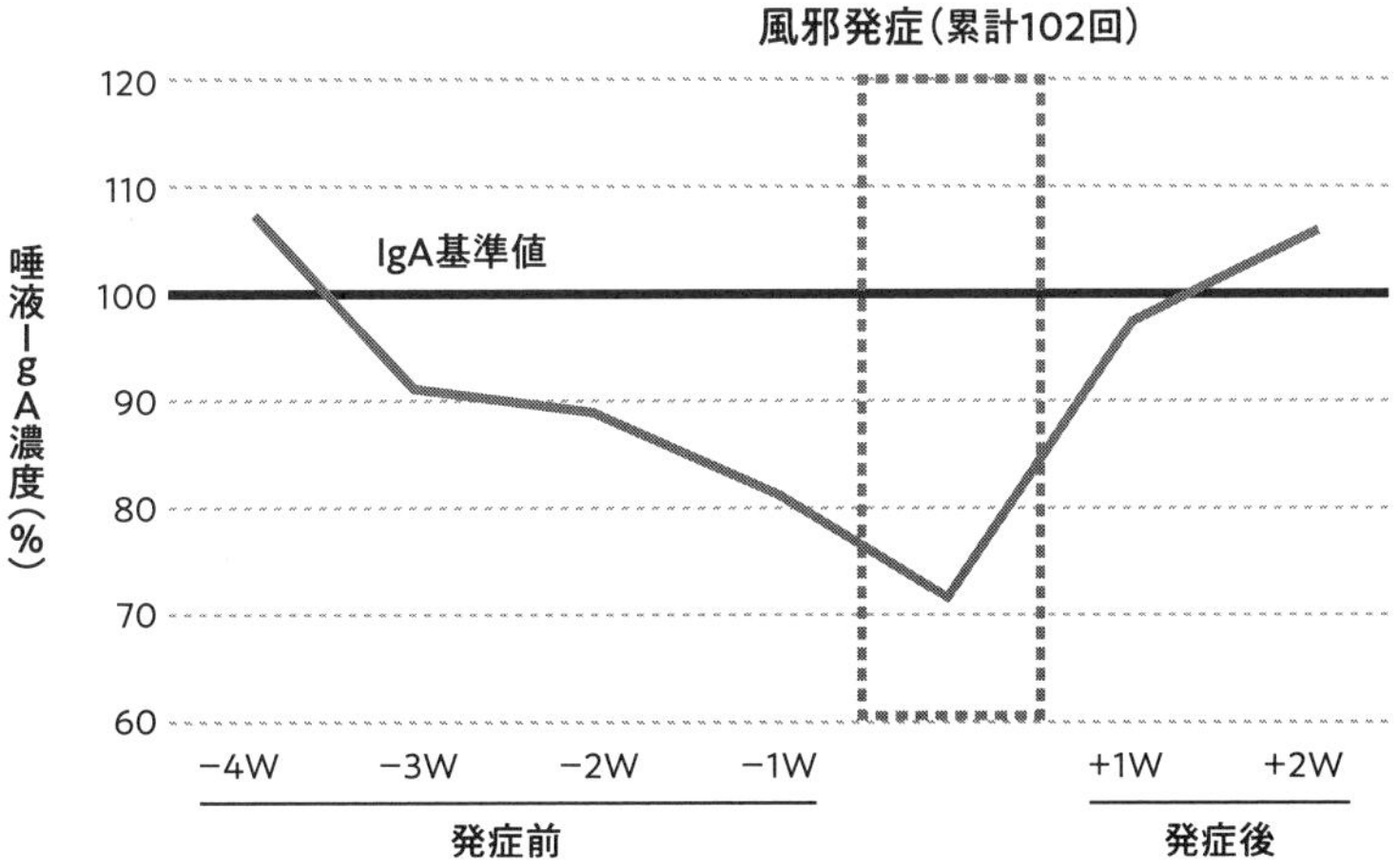

出典：Med Sci Sports Exerc.;40,1228-36,2008

予防接種を受けてもかかる人はＩｇＡが少ないと考えられます。

■堤防を高くすれば被害は小さくなる

予防接種を「堤防を高くする工事」と考えると、たとえ完全に防げなくとも、被害を少なくすることはできると分かります。

予防接種を受けることで、インフルエンザで亡くなる恐れのある人が亡くならずに済んだり、重症になる人が軽症で済んだり、軽症になる人が発症せずに済んだりします。そのためインフルエンザにかかった経験のない方や小児、妊婦、高齢者、持病のある方など、免疫が低いと思われる方はぜひ予防接種を受けてください。

免疫力は予防接種だけでなく、前述の生活習慣も大いに関係します。体調とともに高まったり低下したりしますので、うがい、手洗い、マスク装用などの感染予防も含めて、日頃から免疫を高める習慣を身につけましょう。

■免疫力を高めるためにできること

生活習慣の中で、すぐに見直せるのは睡眠時間の確保です。７時間未満の人は、８

時間以上の人に比べて約3倍、風邪をひきやすいという報告があります。

次に食生活です。何よりもバランスのとれた食事を心掛けることが大事です。とくに腸内環境を整えることで免疫力が高まるため、乳酸菌や食物繊維を多く含む食材を積極的に摂取しましょう。

さらに、軽く汗をかく程度の適度な運動をする日数が多いほど、風邪をひきにくくなり、また軽症で済むとの報告もあります。たとえ運動できなくても、身体を温めるだけで、免疫力を高める効果が期待できます。シャワーよりも湯船に浸かって体温を上げ、腸のある腹部を温めることで免疫力が高まります。38～40度のお湯に20分ほど浸かるのが理想ですが、湯船の中でストレッチを行うとより早く温まり、短時間でも効果があります。

その他にも、補中益気湯《ほちゅうえっきとう》や十全大補湯《じゅうぜんたいほとう》など、自分の身体にあった漢方薬の服用に加え、高濃度ビタミンC点滴療法や血液クレンジング（オゾン療法）、Bスポット療法など、医療機関で施行できる治療法もあります。

さまざまな方法で免疫力を高め、ウイルスに強い身体を目指しましょう。

同じウイルスに2回感染するのか?

感染するウイルスの種類によって、2回感染することもある。

奈良県立医科大学／感染症センター・MBT研究所
病院教授　笠原敬

■同じウイルスに2回感染する!?

同じウイルスに2回感染することはあるのでしょうか。結論からいうと、「感染するウイルスの種類による」ということになります。

たとえば新型コロナウイルスに関していえば、2回感染する可能性があるということは、ほぼ確実だと考えられています。

しかし、それがどれくらい起こりやすいかについては、よく分かっていません。

ウイルスなどの病原体に感染するかしないかにおいて重要なのは、人間の「免疫」です。そこで本稿では、免疫について詳しく解説していきましょう。

■自然免疫と獲得免疫について

人間の免疫は、大きく「自然免疫」と「獲得免疫」に分かれます。

自然免疫は、分かりやすくいえば仕事は早いのですが、ややおおざっぱです。病原体が体に侵入してきたとき、真っ先に対応してくれる一方、病原体ごとに個別に丁寧かつ精密に対応するわけではありません。

大まかに選別し、とりあえずの対応を行った上で、「獲得免疫」に申し送るというイメージです。

より専門的に説明すると、マクロファージや樹状細胞などの細胞がTLR（Toll like receptor）を介して病原体を認識し、それを「抗原提示」という方法を用いて獲得免疫を担うT細胞に申し送ることとなります。

他方で獲得免疫は、丁寧かつ精密に病原体ごとに対応し、さらにその対応した記録を保管してくれます。この記録が長期間しっかり保存された場合に「1回感染すると

2回目は感染しない」ということが起こり得ます。

このように長期間、強く持続する免疫のことを「終生免疫」と呼びます。終生免疫が期待される主な感染症には麻疹や風疹などがあります。

またこれらの感染症は、決められた手順でワクチンを接種することによっても終生免疫を得ることができます。

ただ、病原体や感染症によって終生免疫が得られるものと得られないものがある理由については、分かっていないことも多いです。

病原体の姿形が関係するという説もありますし、また同じ病原体といっても、遺伝子が変異することによって少しずつ姿形を変えていくこともあります。

普通の風邪のウイルスやインフルエンザウイルスなどは、こうした遺伝子変異によ

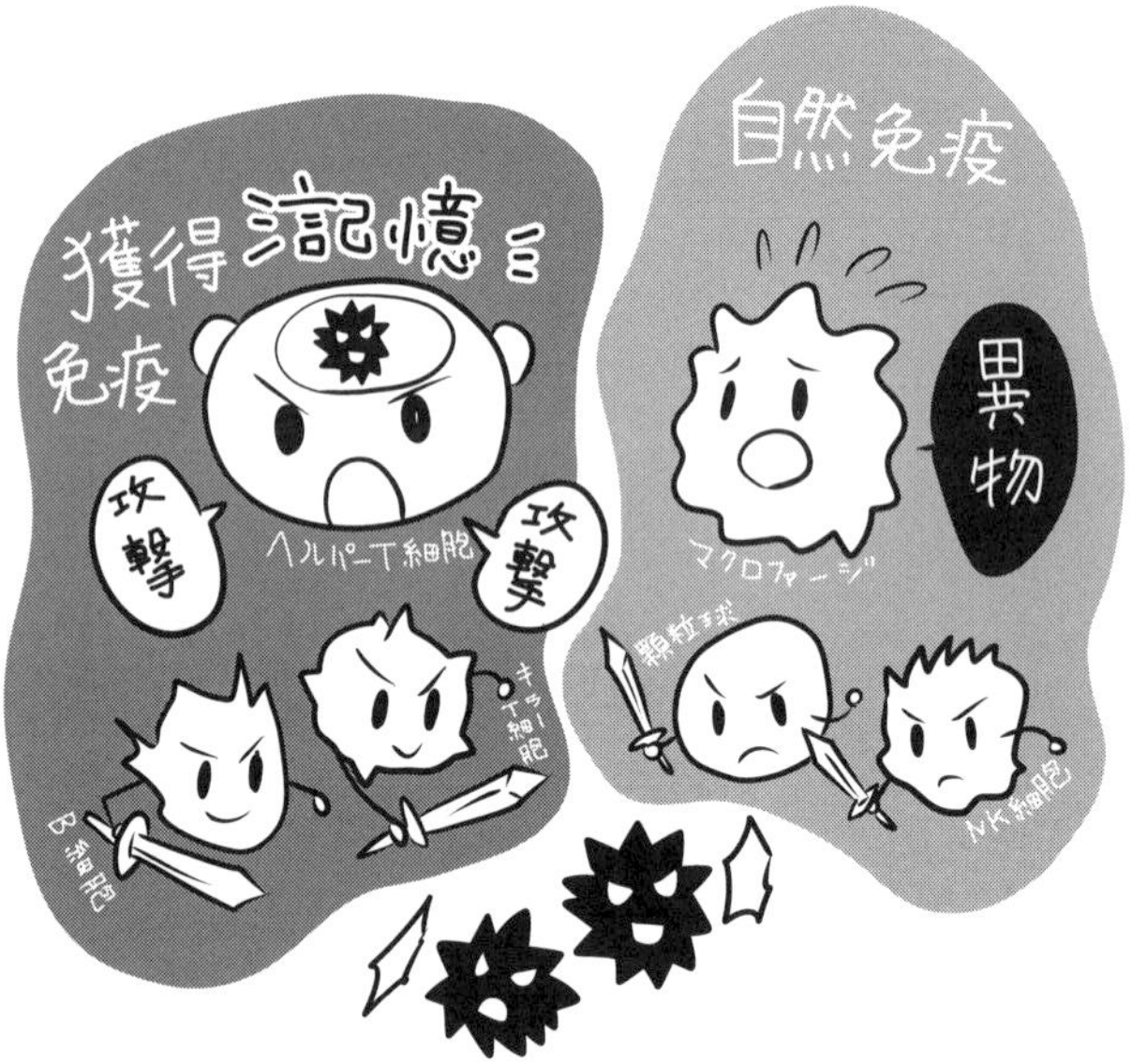

ってその姿形を変えることもあり、一生のうちに何度も感染します。

■2回目で症状が変わるケースも……

なお、2回目以降に感染した場合に、免疫によって症状が軽く済む場合もあれば、逆に重くなる場合もあります。

たとえば東南アジアなどで蚊に刺されて感染する「デングウイルス感染症」は、2回目以降の感染で重症化しやすいことが知られています。1回感染して免疫ができることによって、2回目の感染の際に、免疫が過剰に反応することが原因とされています。

冒頭で述べているように、新型コロナウイルスも2回以上感染することはあり得ます。

また、ワクチンを接種したとしても、ワクチンで得られる免疫が一生持続するのかどうか、今のところ分かっていません。さらにワクチンを接種したからといって、感染しないとも限りません。

今後の研究を待ちつつ、手洗いとマスクなど、基本的な対策を心がけましょう。

病気は遺伝が関係している？（がん家系など）

遺伝性がんなど、遺伝が関係しているものもある。

わかばクリニック／消化器外科
院長　藤田博茂

■がんをはじめとする病気は遺伝が原因!?

両親や兄弟にがんの人がおり、「がん家系なので自分もそのうちがんになるのではないか」と心配している人は少なくありません。

また、「がん家系」＝「遺伝によってがんになる」と思っている人もいるでしょう。

では、実際はどうなのでしょうか。

そもそも日本人の2人に1人はがんになります。そして最近の研究では、がんは遺伝子の変異（異常）によって起こることが分かってきました。

一方で、大部分のがんは遺伝子によって親から子へ引き継がれるものではないことも分かっています。がんを引き起こす遺伝子の変異は、主に加齢やその他の要因によって起こります。

■遺伝によってがんになる？

しかし、ある家系で特定のがんがよく発生することがあります。「家族性腫瘍」と呼ばれ、がん全体のうち5％から10％がこのタイプです。

同じ環境で長年生活することで、住環境や食生活などの影響も同じように受けることになります。遺伝子は両親から半分ずつ引き継ぐ体の設計図のようなものです。

ある病気になりやすい遺伝子を引き継ぐと、そうでない方に比べ、生活環境からの影響を受けやすくなります。塩辛い食習慣のある家族では高血圧になりやすく、たばこを吸う習慣のある家族では肺がんになりやすくなります。

反対に、病気になりやすい遺伝子を引き継いでいても、生活環境を改善することで病気になりにくくすることも可能です。

一方で、先天的な遺伝子変異ががんの原因となるもの（遺伝性のがん）は5％以下となっています。この場合、親から50％の確率で遺伝するとされています。
そのような可能性もありますので、自分のがんリスクを知るために、遺伝子検査を受けて予防や対策を講じることも必要でしょう。

■遺伝性がんの家系に共通する3つの特徴

遺伝性がんの家系には、共通する3つの特徴があります。

・家系に若いのにがんにかかった人がいる。
・家族の中に一人で何度もがんにかかった人がいる。
・特定のがんだけが家族内で何人も発生している。

中でも遺伝しやすいがんとして、大腸がん、乳がん、卵巣がんなどが有名です。

家族性腫瘍と遺伝性腫瘍

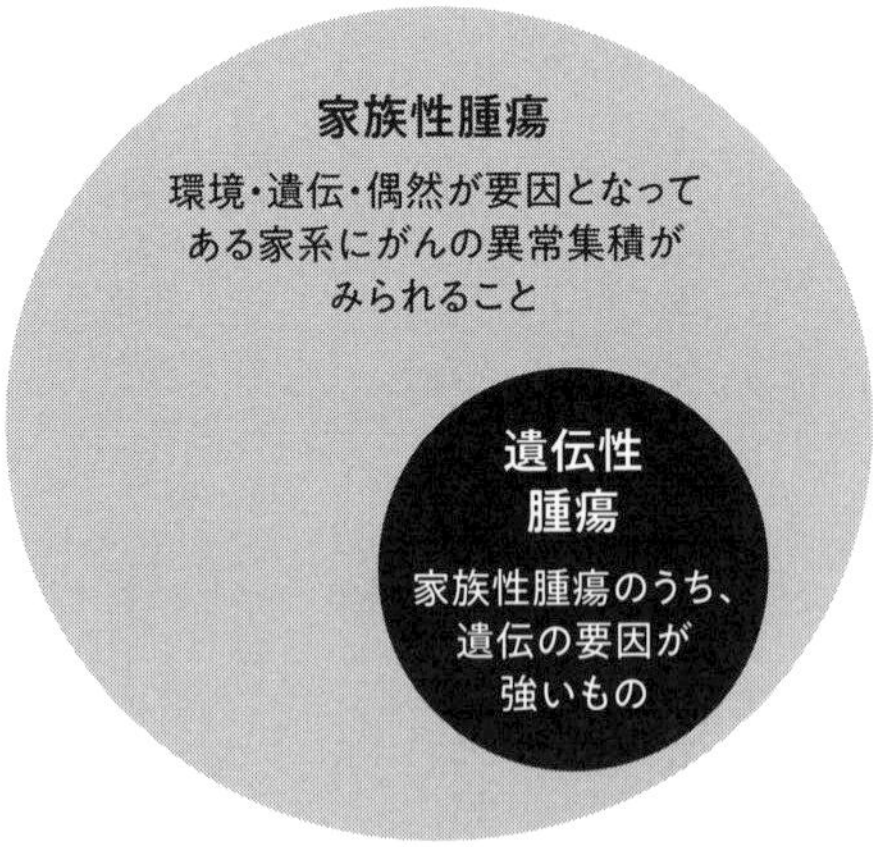
家族性腫瘍
環境・遺伝・偶然が要因となってある家系にがんの異常集積がみられること
遺伝性腫瘍
家族性腫瘍のうち、遺伝の要因が強いもの

たとえば、乳がんと卵巣がんは異なるがんですが、いずれもＢＲＣＡ1、ＢＲＣＡ2と呼ばれる2種類の遺伝子のいずれかに変異があると、発症しやすいことが分かっています。

有名なのは、世界的な女優アンジェリーナ・ジョリーさんが、２０１3年に予防的両側乳房切除を受けたことです。

彼女は、細胞のがん化を防ぐがん抑制遺伝子「ＢＲＣＡ1」に生まれつき異常があり、87％の確率で乳がんに、50％の確率で卵巣がんになると診断されていました。そして２０１5年には、初期の卵巣がんのために両側の卵巣・卵管切除も受けています。

■早期発見・早期治療のためにできること

2人に1人ががんになるという現実から目をそらしてはいけません。また、がん家系の方は、さらに高い確率でがんになることを忘れてはいけません。

では、実際問題としてどう対処すればよいのでしょうか。やはり早期発見、早期治療がすべてです。

たとえば、皆さんが受けられる遺伝子検査は二通りあります。

一つは病院で行うものです。遺伝性のがんのリスク評価や、５㎜以下の微細ながん細胞の発見なども可能です。

もう一つはキットで行う簡易検査のものです。遺伝子型を特定し、どんながんにかかりやすいか、病気の傾向とリスクの判定を行います。

費用は、解析項目数の違いに応じて数万円から数十万円と大きく異なります。

２０１９年６月から保険適用となった「がん遺伝子パネル検査」は、がんに関わる数十から数百もの遺伝子を一度に調べることで、患者さん一人一人のがんがどのような遺伝子異常から起こっているのかを突き止め、それに応じて最適な治療を見つけるための検査です。

ただし、保険適用となるのは、すでにがんと診断された方のうちのごく限られた患者さんだけです。症状のない方には適用されませんので注意しましょう。

ビタミン不足で風邪をひきやすい人は、ビタミンを補充すれば風邪を防げるのか？

ビタミンを摂取するだけで風邪を予防できるわけではない。

医療法人みみ・はな・のど　せがわクリニック／耳鼻咽喉科
理事長　瀬川祐一

■ビタミンを摂ると風邪予防になる?!

アメリカの物理化学者であるライナス・ポーリングは、1970年に「ビタミンCが風邪予防に効果的である」ことを発表しました。それ以来、ビタミンCをはじめとした栄養素に免疫力を高める効果があることが明らかになってきました。

風邪予防の効果が高いことでも知られているビタミンCは、粘膜を形成するコラーゲンの生成に関わっており、ウイルスが付着する粘膜を強化する役割を担っています。またビタミンCは、免疫を担当する白血球に多く含まれ、白血球の働きを強化したり、免疫を担当するインターフェロンの生成を助けたりする効果もあります。

一方で、風邪予防に注目され始めたビタミンDは、細菌やウイルスを攻撃する抗菌ペプチドを生成します。また粘膜同士の接着力を高めるタイトジャンクションを形成する物質を産生することで、免疫力アップに効果を発揮します。

その他のビタミンにも重要な役割があります。たとえばビタミンBは「代謝ビタミン」と呼ばれており、すべての細胞が活動するためのエネルギー産生に使われたり、粘膜や皮膚を強化したりします。またビタミンAも粘膜で分泌されるIgA抗体の原料になりますし、ビタミンEにも抗酸化作用があるなど、風邪を予防する役割を担っています。

このようにビタミンは、免疫機能と深く関わっています。そのため、風邪予防のためにビタミンを摂取するということは多くの場面で実践されています。

ところが、風邪予防とビタミンに関するメタアナリシス解析では、ビタミンが風邪予防に有効であるという証拠が必ずしも示されてきたわけではありません。つまり、ただビタミンを摂取すれば風邪を予防できるわけではない、ということです。

■タンパク質や脂質の摂取も大事！

では、風邪予防にビタミンを活用するためには、どのような点に気をつければいいのでしょうか。

摂取したビタミンは、体内に吸収されることで効果を発揮します。口から摂取したビタミンは腸で吸収されるため、腸内の環境が整っているかどうかがビタミンの吸収を左右することになります。

腸内の環境を左右する因子で重要なのが、腸内細菌です。

腸内細菌には善玉菌、悪玉菌、日和見菌がありますが、善玉菌の活性をあげて、悪玉菌の活性が下がっている状態が、ビタミンをはじめとした栄養素を効率よく吸収するのに必要な状態です。

また、吸収したビタミンが有効に働くために必要なのがタンパク質です。タンパク質は体の組織、細胞を構成するもとになる大切な栄養素ですので、タンパク質が十分でないとせっかく吸収したビタミンを目的の細胞まで運んだり、利用したりすることはできません。

さらに、タンパク質を代謝して目的の物質をつくるには、鉄やビタミンBが必要です。このタンパク質や鉄を吸収するのにも腸内環境が大切になってきます。

ちなみに、風邪予防に重要な栄養素はビタミン以外にもたくさんあります。たとえば、脂質です。脂質は細胞膜の原料になり、細胞の形や柔軟性を決める役割を果たします。白血球など免疫細胞の強度は免疫に関係してきます。

他にも、亜鉛は粘膜の健康を守るビタミンAの利用効率を高めたり、白血球を増殖させたりすることで免疫の働きを高める作用があります。

各栄養素の最低必要量と風邪予防に貢献する量の違いも重要です。

たとえば、2015年度食事摂取基準によるとビタミンCの1日の推奨量は100mgとありますが、風邪予防の観点からいうと、1日500mgは必要になります。これだけの量を腸から吸収するためには、腸内の環境を整えたり、分割して摂取したりする工夫が必要です。

■必要な栄養素を摂るために食事を見直そう

分子レベルで栄養不足を解消し、健康な体を手にする治療法であるオーソモレキュラー療法では、ビタミンの十分な摂取だけでなく、十分なカロリー摂取、タンパク質、脂質、糖質のコントロールなどが風邪予防に大切であることに加え、その人にあった最適な食事と栄養を考えることが重要だとされています。

たとえば糖質過多の食事をしていたり、便秘、下痢、おなかの張りを普段から自覚していたりする人は、腸内環境が悪いと考えられます。とくに飲酒をする人は、ビタミンB、C、亜鉛が不足しがちです

腸内環境を整える食材

大豆食品	発酵食品	食物繊維
便を柔らかくする上に、善玉菌の栄養源にもなる	腸内の消化・吸収を促進し、善玉菌を増やす	排便を促す他、善玉菌の増殖を助ける
納豆	味噌	ひじき
豆腐	キムチ	ごぼう
おから	チーズ	しそ
豆乳	酢	パセリ

し、日光を浴びる機会が少ない人はビタミンDが不足している可能性があります。

そのうえで、自分に足りない栄養素をとるための食事を見直しましょう。

腸内環境を整えるキノコ、海藻、発酵食品、タンパク質は肉や魚、卵、大豆製品、ビタミンDはサケやイワシなどの青魚に多く含まれているので、積極的にとるようにしてください。

また、ビタミンCは調理の際に水で流れてしまったり、熱に弱かったりする性質があるため、サプリメントを活用するのもいいでしょう。サプリメントといってもその質はさまざまです。たとえばビタミンDにはD_2とD_3がありますが、D_3の方が体の中では有効に作用します。ビタミンDのサプリメントを使用するのであればD_3を使用しましょう。

ちなみに、自分にどの栄養素が足りてないか、どのように食事やサプリメントを活用すればいいかについては、医療機関で相談することもできます。

前述のオーソモレキュラー療法では、血液検査や詳細な問診からどの栄養素が足りていないかを検査しており、自分にあった最適な栄養素を知るひとつの方法と言えるでしょう。

免疫力を上げる最も効率的で即効性のある方法は、ビタミンC注射？

ビタミンCだけでなく、ビタミンD、亜鉛、鉄なども摂取すること。

西馬込あくつ耳鼻咽喉科／耳鼻咽喉科・小児耳鼻咽喉科・アレルギー科
院長　阿久津征利

■ビタミンCが免疫力を高める!?

ビタミンCは、過去に飲料メーカーの宣伝などによって「身体に良い」「肌の状態がよくなる」などのイメージを持たれています。そんなビタミンCが一躍有名になったのは、ノーベル賞を2回受賞されたライナス・ポーリング博士の存在が大きいと言われています。

ポーリング博士は著書『ビタミンCとかぜ、インフルエンザ』において、1日数グラムのビタミンCを摂取することで風邪を予防でき、風邪をひいても軽症に抑えられると述べました。これにより、ビタミンCが健康に良いと話題になったのです。

ビタミンCはさまざまな働きを持っていますが、免疫に絞ると、体内で細菌などと戦う白血球の生産を上げ、機能を良くし、さらに抗ウイルス作用を有するインターフェロンの産生を促します。そのため風邪のひき始めには、ビタミンCを摂取するのが効果的です。

■ビタミンCの摂取は「じゃがいも」がオススメ

ビタミンCの1日の推奨量は、成人で100mg（2015年版食事摂取基準）と定められています。ただその量では、免疫力アップには不十分と言われており、免疫力を高めるには1日1000mgを目安に摂取するといいでしょう。

ビタミンCは、緑茶、アセロラ、いちごなどに豊富に含まれていますが、緑茶、アセロラは直接摂取が難しく、またいちごは糖分が多く含まれているため、効率的な摂取には向きません。

そこでオススメなのが「じゃがいも」です。じゃがいもはデンプンを多く含んでいるため、調理をしてもビタミンCが壊れにくく、摂取しやすいのが特徴です。

また、ストレスが多いとビタミンCをより消費してしまいますので、できるだけストレスのかからない生活をすることも大切です。

■ビタミンD、亜鉛、鉄もあわせて摂取すること

ただし、免疫力を上げるにはビタミンCだけでは不十分です。ビタミンCに加えてビタミンD、亜鉛、鉄もあわせて摂取することが大切です。

ビタミンDは食べ物から摂る方法と、日光を浴びる方法があります。日光を浴びる場合、紫外線などの問題もありますので長時間は難しいでしょう。そのため、食べ物からも効率的に摂取していきましょう。サケ、イワシ、しいたけなどに豊富に含まれています。

亜鉛は、牡蠣《かき》に多いですが、牛肉、豚肉、豆腐や納豆からも摂取できます。鉄分は、赤みの多い肉、レバーから効率的に摂取が可能です。

またビタミンCやDは必要量が多く、食事からの栄養だけで補うことが難しいため、サプリメントを使うことも効率的です。

日ごろの食事が身体に大きく影響をします。免疫力を上げたい方は、このような食べ物を意識して摂取しましょう。

がんは早期発見が重要か？

早期発見・早期治療で生存率が上がる！

しおや消化器内科クリニック／消化器内科
院長　塩屋雄史

■がんは早期発見が大事?!

「がんは早期発見が重要？」という意見があります。結論から申し上げると、その通りです。

「がんを告知されたらどうしよう……」と考えている人は多いかと思います。つい「どうしようもなくつらい」「もう終わりだ」などと考えてしまう人もいるでしょう。

しかし現在では、がんと言われても絶望する必要はありません。なぜなら医療の発展によって、素晴らしい医療機器が次々と誕生し、小さながんも見つけることができきるようになったためです。その結果、早期発見と早期治療につながっています。

たとえば「胃がん」です。胃内視鏡検査は１９５０年頃に誕生し、１９８２年にビデオスコープ、２００２年にハイビジョンシステムと進化を続けており、解像度が良くなることで早期がんを多く発見できるようになりました。さらに近年では、ＡＩを利用してがんを判別できる内視鏡も出てきており、医師の見落としも減少しています。

■早期がんと進行がんの違いとは

では、早期がんと進行がんの違いは

診断時のステージによる5年相対生存率の比較

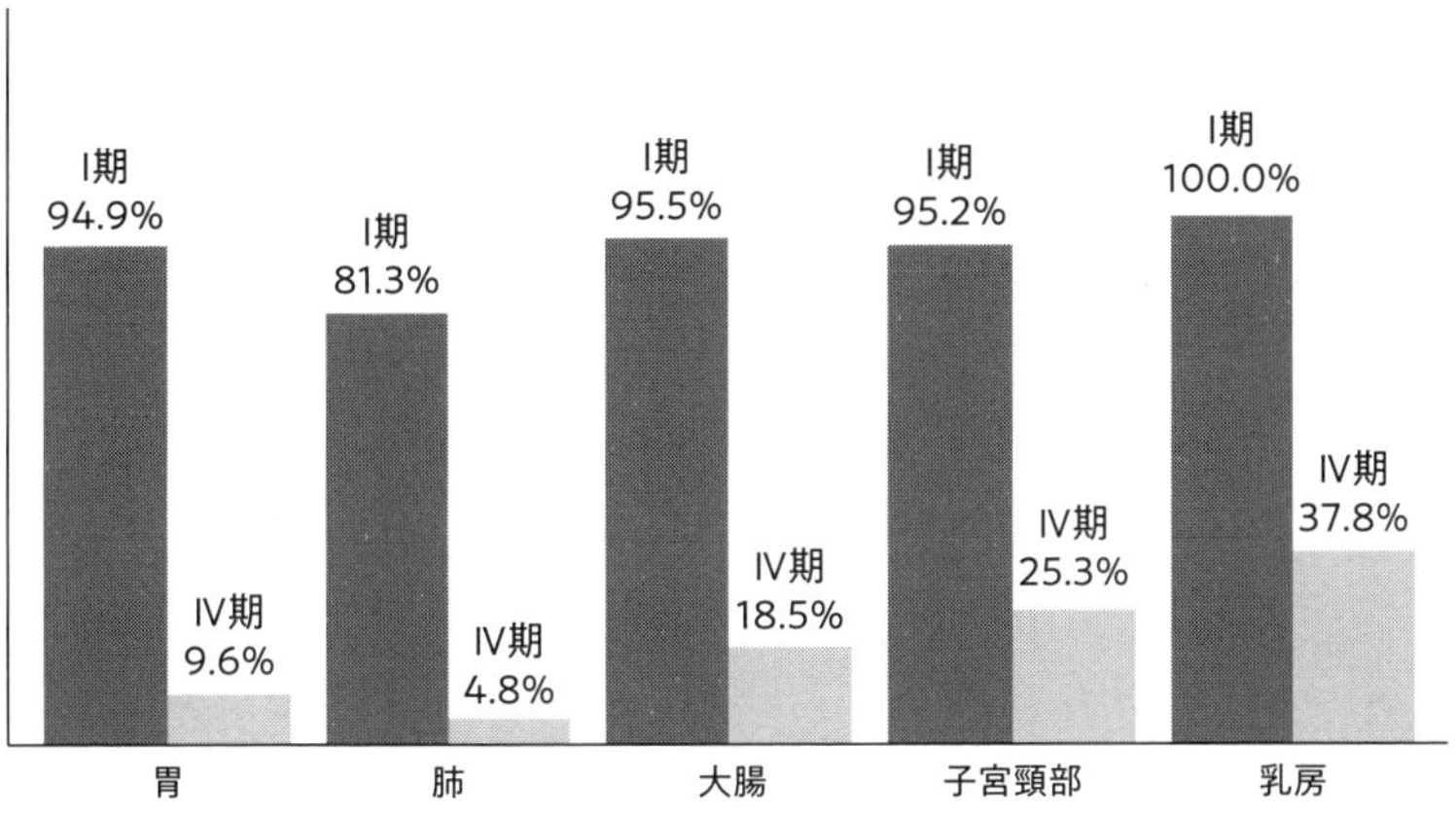

出典：がん診療連携拠点病院等院内がん登録生存率集計（2018年10月30日）より
2008～09年の2カ月分データに基づく5年相対生存率

どこにあるのでしょうか。

簡単に言うと、がんの大きさ（粘膜浸潤の深さ）が違います。小さければ早期がんですし、大きくなればそれだけ血管や神経に浸潤し、転移してしまう進行がんとなります。

早期がん（全がん）の場合、5年相対生存率は90％以上ですが、進行がんになると20％程度に減少します。たとえば乳がんや前立腺がん、甲状腺がんは、早期に治療すると5年相対生存率は100％です。ただし、すい臓がんは早期でも5年相対生存率が46％で、進行がんになると1・5％となります。

このように、早期発見・早期治療によって、がんで死亡する確率を下げることにつながります。

■早期発見のために検査を受けよう！

こうした実情を踏まえて、どのような点に注意すればいいのでしょうか。

がんは、早期の段階では、ほとんど症状がありません。進行し、血管や神経、隣接臓器に圧排・浸潤することで初めて症状が出てきます。そのため、症状が出現してから病院に行くのでは遅いのです。

私自身としては、がん発症が増えてくる40歳以上になったら、毎年の自治体の健診や人間ドックを受けることが非常に大事だと考えます。可能であれば、通常の健診とがん検診をすべて受けてください。

さらに、「腹部超音波」もしくは「腹部CT検査」についても、ぜひ受けていただきたいと思います。

これらは通常のがん検診には入っていないのですが、肝臓がん、胆道系がん、膵がんを発見できる検査です。私のクリニックでも、腹部の画像検査を行い、毎年数人ほどがんの早期発見・治癒につながっています。

がんは2人に1人が罹患し、3人に1人が亡くなる病気です。がんを早期に見つけるためにも、ぜひ自己投資として検査を受けるようにしましょう。

参考文献／
国立がん研究センター　がん情報サービス　ホームページより

定期的に人間ドックを受けていれば病気は防げる？

病気の予防や早期発見につながる。

しおや消化器内科クリニック／消化器内科
院長　塩屋雄史

■人間ドックの「ドック」とは？

人間ドックに通うことは、病気の予防につながるのでしょうか。

そもそも、人間ドックに行く理由について考えてみてください。最近ちょっと調子がおかしいからでしょうか。40歳、50歳、60歳と節目の年齢だからでしょうか。また、どのくらいの間隔で行けばいいのでしょうか。数年に1回でしょうか。それとも気が向いたらでしょうか。

答えは、人間ドックの「ドック」の由来を知ればわかります。

ドックは船舶用語で、船が長い航海をした後に、故障箇所がないかを調べて修理・点検するための設備をいいます。つまり、帰港したあとに、異常の有無を調べるのがドックです。

このような由来から、不調やストレスを抱えやすい現代人も、年1回の定期的な人間ドックを受けるべきではないでしょうか。

■人間ドックに行くと何がわかる?

ところで、人間ドックに行くと何がわかるのでしょうか。

人間ドックでは、日本人の死因第1位であるがんはもちろんのこと、心筋梗塞などの心疾患や脳梗塞などの脳血管疾患の原因と言われるメタボリックシンドロームも発見できます。

メタボリックシンドロームの危険因子である高血圧、糖尿病、脂質異常症、肥満などは、症状がほとんどありません。そのため、毎年定期的に人間ドックを受けることで健康を証明したり、病気を防いだりすることが大切です。

また、たとえ病気が見つかっても、定期的に受診していれば早期発見・早期治療につながります。事実、人間ドックで異常を指摘される人は、40歳未満の方で2人に1人、60歳以上になると4人に3人とされています（＃1）。

また、生活習慣病の異常頻度は、肝機能障害33・7％、脂質異常症33・6％、肥満29・9％、耐糖能異常24・4％、高血圧23・9％となっています。このように人間ドックを受けてみると、意外に異常が出てくるものです。

そのため人間ドックは、病気の1次予防や、早期発見・早期治療を促すための2次予防に欠かせないものと言えそうです。

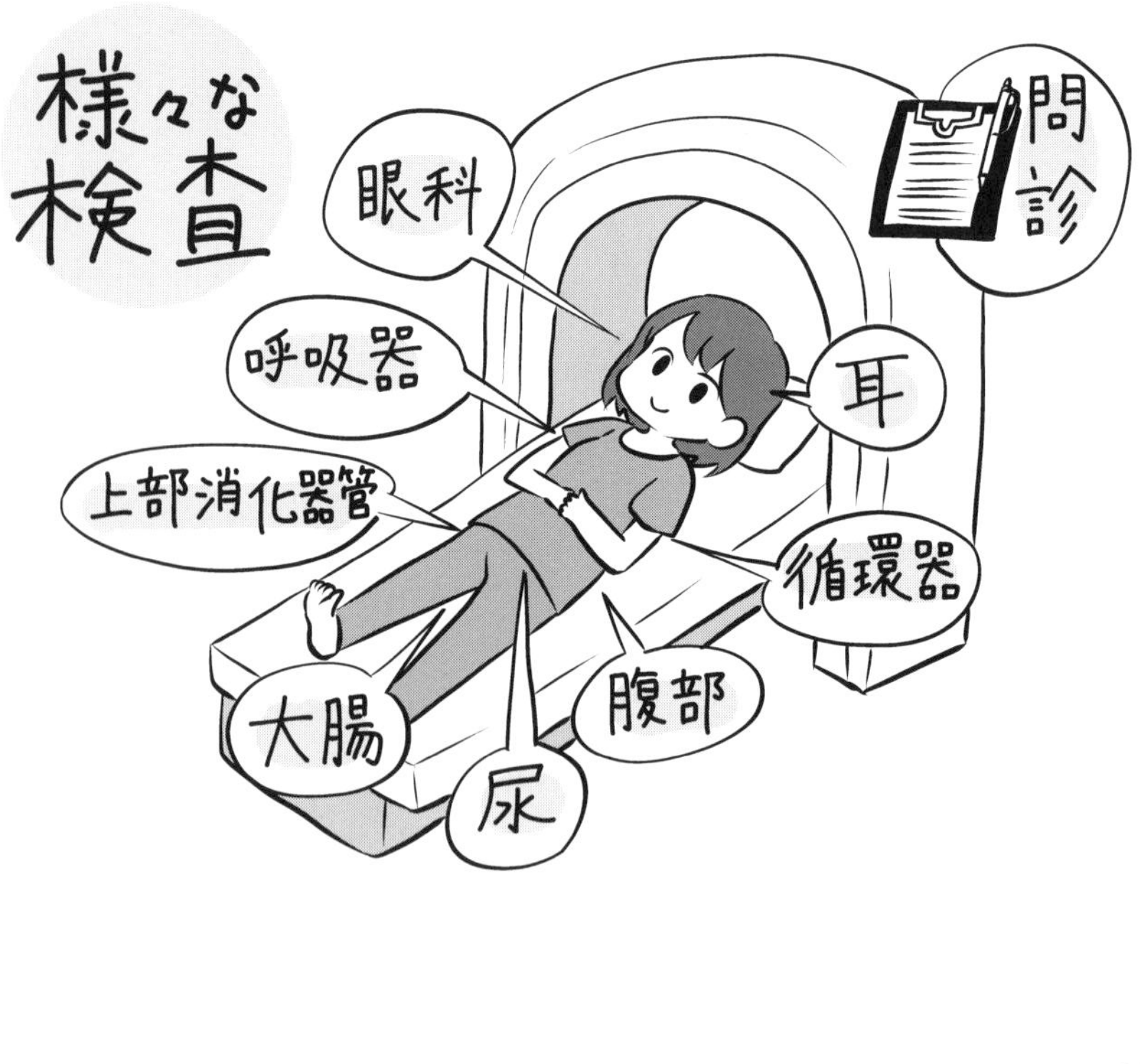

■早期発見・早期治療で健康維持へ

人間ドックを毎年受けることで、生活習慣にも配慮しつつ、病気を防ぐことができるようになります。ただ、人間ドックを受けていれば100%病気を防げるわけではない点にも留意しておきましょう。

もし「要精査」となった場合は、速やかに近くのクリニックを受診するようにしてください。そのまま受診しないでいると、病気が進行してしまったり、がんであれば進行がんになってしまったりするためです。

人間ドックを毎年受け、「健康証明書」を更新することは、あなたの健康に貢献します。ぜひ、定期的に受診しましょう。

参考文献／
#1 人間ドック30：750-762,2015 「人間ドック全国集計成績報告」

アトピーに塗るステロイドは怖い？

早期の使用で炎症を抑えることが大事。

医療法人佑諒会　千里中央花ふさ皮ふ科／皮膚科・アレルギー科・美容皮膚科・形成外科
院長　花房崇明

■ステロイドは副作用が怖い!?

皆さんは、ステロイドにどのようなイメージをお持ちでしょうか。

もしかしたら、「なんとなく怖い」「使っていると皮膚が黒くなったり内臓が弱くなったりする」「いったん使い始めると止められなくなる」「リバウンドする」などと思っている方もいるかもしれません。

ただ、そのようなイメージは、必ずしも正しいものとは言えません。

１９９０年代の前半、テレビなどのマスメディアによって、ステロイドが強いバッシングを受けました。そのため、ステロイドを使わない「脱ステロイド療法」を試みた皮膚科医もたくさんいたほどです。

しかし、事実として、アトピーにはステロイドが効果的です。現在、脱ステロイド療法は日本皮膚科学会の提唱するアトピー性皮膚炎診療ガイドラインの標準治療ではありません。標準治療では、ステロイドの使用が定められています。

■アトピーの炎症をいち早く抑えるために

ステロイドには、飲み薬と塗り薬があります。アトピーで処方されるのは塗り薬のタイプです。長期に使うことで皮膚が萎縮して薄くなったり、毛細血管拡張で赤ら顔になったり、ニキビができたりしますが、適切に使用していれば内臓の副作用はほぼありません。

注意が必要なのは飲み薬の方です。関節リウマチなどの標準治療で使われていて、効果が高い分、高血圧や糖尿病、骨粗鬆症、胃潰瘍など多くの副作用があります。

恐らく、飲み薬のイメージが先行した結果、ステロイドと名のつく薬はすべて怖いと思われているのではないでしょうか。

ただ、アトピーの炎症は、早く抑えたほうが効果的です。ステロイドは強いものから弱いものまで5ランクに分けられており、まずは強いステロイドで症状を抑えてから、使用間隔を空けたり弱いステロイドに変更したりするのが標準的な治療法です。

最初から弱いものだけを使っていると、症状が良くならないだけでなく、長期にわたって使うことになり、そのぶん副作用も出やすくなります。

アトピーを〝皮膚の山火事〟にたとえると、ステロイドは水のようなものです。もし適切に水を使わなかったら、山火事はどんどん燃え広がってしまうでしょう。それと同じで、適切にステロイドを使わなかったら、湿疹が全身に広がったり、シミ（炎症後色素沈着）になったりします。

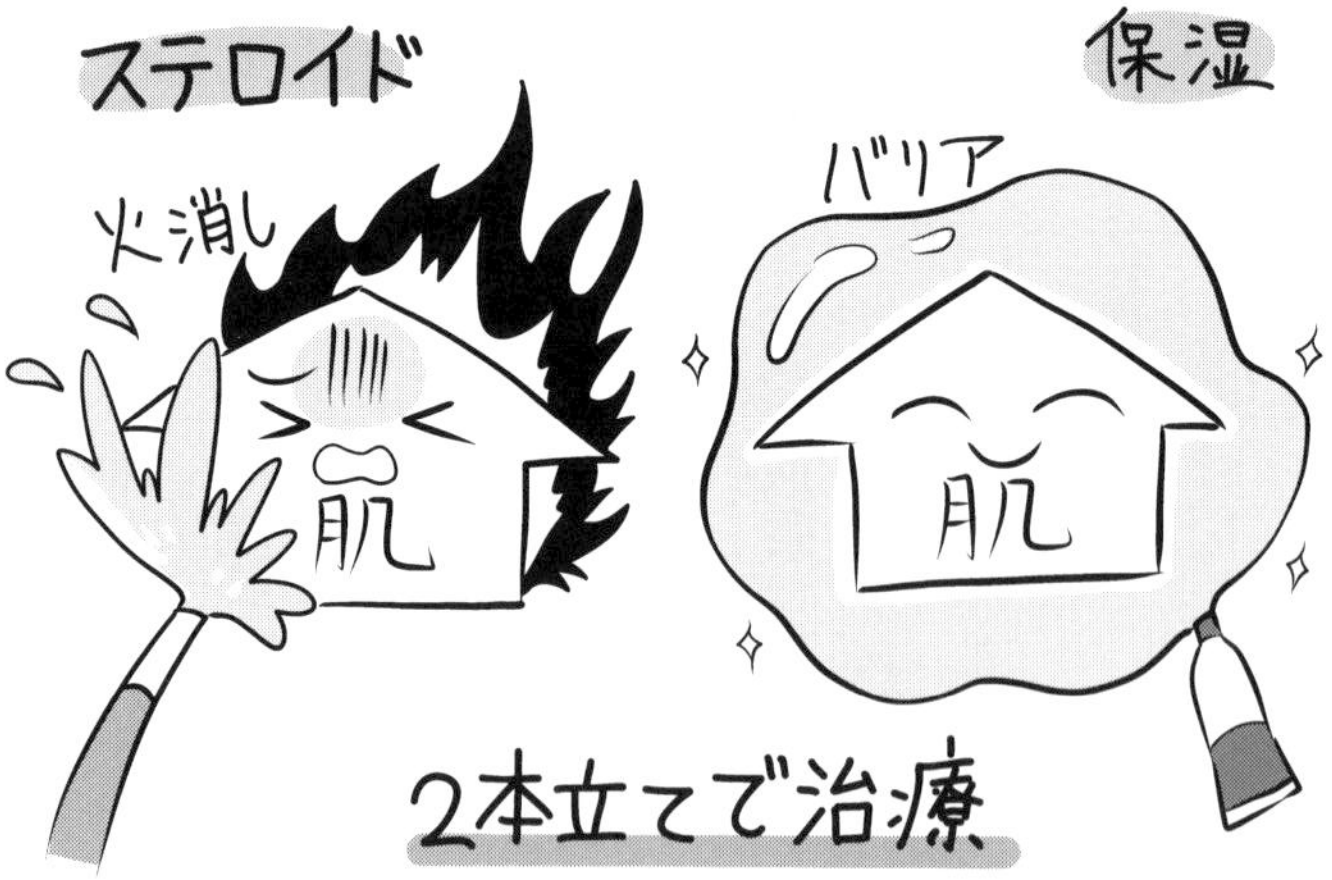
ステロイド
火消し
肌
保湿
バリア
肌
2本立てで治療

また、あまりの痒《かゆ》みで患部を掻《か》いてしまって症状が悪化し、さらに痒くなってまた掻いてしまうという悪循環に陥ることもあります。いわゆる「イッチ・スクラッチサイクル（痒い→掻く→もっと痒くなるの悪循環）」です。そうならないよう、ステロイドの適切な使用はとても重要なのです。

■アトピーの治療にはステロイドが効果的！

きちんとトレーニングを積んだ皮膚科専門医は、皮膚の厚さや湿疹の重症度に応じて、ステロイドの強さを考えながら選んでいます。

アトピー性皮膚炎の本態は、「乾燥肌」と「アトピー素因（アレルギー体質）」です。乾燥肌に対しては洗いすぎないこと。そして保湿剤をしっかりと塗り、湿疹にはステロイドを塗りましょう。石鹸を控えることもおすすめです。

ちなみに、アトピーの治療に使われるステロイド以外の塗り薬としては、「タクロリムス軟膏」や「デルゴシチニブ軟膏」があります。塗り薬だけで良くならない場合は、「シクロスポリン」という飲み薬や、「デュピルマブ注射」などの選択肢もありますので、アトピーでお困りの方は、ぜひ皮膚科専門医にご相談ください。

うつ病は心が弱い人がかかってしまう病気？

必ずしも心が原因であるとは限らない。

医療法人義朋会　なかなみメンタルクリニック／精神科・児童精神科・心療内科
院長　中並朋晶

■うつ病は心の弱い人がかかるもの!?

精神科で診療を行っていると、うつ病は「心の弱い人がかかる病気」や「甘えているだけ」などの意見を耳にすることがあります。果たして、本当にそうなのでしょうか。

たとえば私の外来には、アスリートの方も訪れます。過酷なトレーニングを重ね、ミスの許されないような緊張の中で試合を乗り越えてきた方でも、うつ病になることがあるのです。しかもそのようなケースは決して珍しくありません。

うつ病の患者さんは、「目の前の課題に取り組まなければ」と思っていても、「やる気がでない」「集中が続かない」「頭が思うように回らない」といった症状のために、課題処理に時間がかかったり、判断できなかったり、手がつけられなくなるのです。

今までできていたことができなくなったり、取り掛かれなかったりするため、周囲から「甘えている」と誤解されることが多いのですが、実際はそうではないのです。

ちなみにうつ病の原因については、「日常生活において発生したストレスが複雑に絡み合って生じる」「脳内の神経伝達物質であるモノアミン（セロトニンやドーパミンなど）が減ることで引き起こされる」「遺伝によって生じる」などが考えられていますが、現時点で完全に説明できるものはありません。

■うつ病に伴うさまざまな治療法

近年では、脳科学の進歩によって、意欲や感情は心から生まれるのではなく、脳の機能として役割分担があると分かってきました。つまりうつ病は、脳の一部の機能低下がもたらしているととらえることもできるのです。

このような仮説をもとに、うつ病の治療は次のような方法が主流となっています。

①ストレス要因となる環境を調整する
②ものごとの捉え方や考え方を調整する（認知行動療法など）
③少なくなった神経伝達物質を増やしたり、神経細胞間での神経伝達物質の移動がスムーズになったりする薬を使う（薬物療法）

また、認知行動療法や薬物療法以外にも、次のような治療法があります。

たとえば私が診療に取り入れている「選択理論心理学」では、自分の意思で直接コントロールできない感情や生理反応ではなく、コントロールできる思考と行為に焦点を当てていきます。

事実、ＮＬＰというコミュニケーション心理学では「リフレーミング」という技法を用いて、ものごとの捉え方や考えを変えていきます。

薬物の代わりに、少なくなっているモノアミンを栄養学的に補充するという考え方もあります。

たとえばセロトニンは、トリプトファンというアミノ酸を原料に合成されるため、大豆、牛乳、米などの穀類、ごま、ピーナッツ、卵といったトリプトファンの多く含まれている食物を適度に摂ることも効果的です。

その際には、できるだけ素材のままの状態で食べることが大切です。

またモノアミン合成には、ビタミンB群や亜鉛・鉄といったミネラルも必要です。ミネラルはビタミンと違い、体内に吸収されるためには、アミノ酸やクエン酸と結合させる（キレート加工）必要があります。

日本で販売されているサプリメントにはこの加工がされていないものが多いので注意しましょう。

このようにうつ病は、原因がはっきりしていないため、さまざまな仮説をもとに治療が行われています。今後はさらに、その方にあった治療法を選択できるよう、選択肢が増えることが期待されています。

うつ病は「抗うつ剤」で治る？

必ずしも薬が必要とは限らない。

医療法人社団澄心会　なかむらファミリークリニック／内科・胃腸内科
院長　中村憲史

■うつ病は診断されただけで治る!?

うつ病になると、「とりあえず薬（抗うつ剤）を服用したほうがいい」と考えている人は多いようです。実際、うつ病の患者さんから薬を求められることも少なくありません。

しかし、必ずしも薬が必要とは限りません。たとえば軽症のうつ病では、薬に頼ることなく、うつ病に関する説明をしっかり行うだけで改善するケースも多いのです。

「うつ病と診断されただけで、うつ病は良くなることがある」とも言われています。

一方で双極性障害（躁《そう》うつ病）は、躁状態とうつ状態を両方もつ病気なので、診断が難しく、単極性のうつ病と間違われることがあります。この場合に抗うつ剤を使うと、一気に躁がひどくなり（躁転）、悪化することもあります。だからこそ、すぐ薬に頼るのではなく、まずはきちんとした診断を受けることが大切です。

■精神療法から薬物療法へ

うつ病の治療は、まず、薬剤を使わない「精神療法」から行います。具体的には、うつ病の診断結果をきちんと伝え、病気の説明をわかりやすく行うとともに、患者さんの言うことを一旦受け入れます。とくにうつ病の患者さんには、陥りがちな思考パターンがあるため、それを言葉で修正していきます。言葉で説明したあとは、なるべく休養するように指導します。乾いた土に水分が必要なように、心のエネルギーが切れている病気には休養が欠かせません。そこで、仕事や学校、家事からの解放を促します。

薬物治療は、その次の段階で行います。

そもそもうつ病は、脳の神経細胞の働きに異常が生じて起こると考えられています。抗うつ薬は、セロトニンやノルアドレナリンといった神経伝達物質を増やす作用があり、神経の情報伝達がスムーズになることでうつ病が改善していきます。

服用当初に副作用が出る場合も、2週間程度で軽減することが多いです。また、効果が見えるまでには4週間程度必要なので、自己判断で中断しないことが大切です。

治療を続け、うつ病の症状が見られなくなったときを「寛解《かんかい》」と言います。寛解が得られてからも、1年程はその

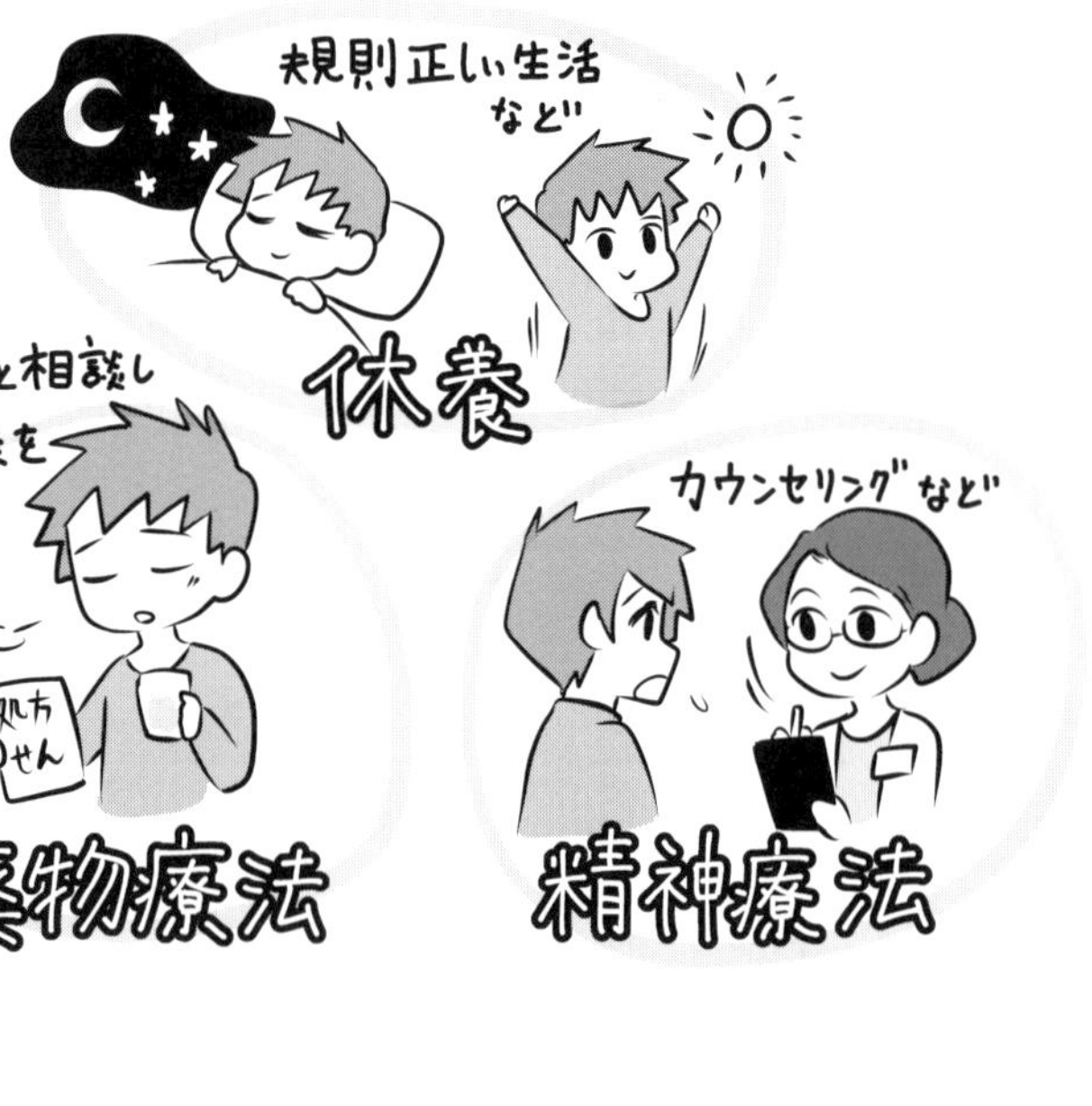

規則正しい生活など
休養
医師と相談し適切な薬を
処方せん
薬物療法
カウンセリングなど
精神療法

まま治療を続けていきます。薬の減量・中止は、じっくり慌てず、ゆっくりと行いましょう。

■治療には家族の対応も重要に

うつ病は、家族の方への指導も欠かせません。患者さんは怠けているのではなく、あくまでも脳の病気です。そのため、「がんばれ」と励ますことは、逆に症状を悪化させてしまいます。

つらい思いをしている患者さんには、説教をしたりせず、またこちらの意見を押し付けないように注意してください。「つらい思いをして大変だったね」と共感し、受け入れてあげるようにしましょう。

そうすることで、本人も、安心して治療に取り組めるようになります。

胃もたれ、消化不良には胃酸抑制薬が効く？

効く場合とかえって悪くなる場合がある。
まずは原因を調べることが大事。

おおつ消化器・呼吸器内科クリニック（2021年7月開業予定）／内科・消化器内科
院長　大津威一郎

■胃酸抑制薬で症状が悪化する?!

胃もたれや消化不良に「胃酸抑制薬」が効くと考えている人は多いです。しかし、胃酸抑制薬によって胃酸を抑えてしまうと、消化不良が助長され、かえって胃もたれが長引いてしまうことがあります。

そもそも胃もたれや胃の不快感は、食べすぎや飲みすぎのときに感じることが多いのですが、普段からそのような症状が頻回に起こる場合、一度詳しく原因を調べる必要があります。なぜなら、原因は他のところにあるかもしれないからです。
もしかしたら、思わぬ病気が潜んでいるということも……。

■さまざまな症状を伴う「FD」とは

心配なのは、がんや胃・十二指腸潰瘍の可能性です。それらを調べる詳しい検査としては、血液検査や腹部超音波検査、胃カメラ（上部消化管内視鏡検査）などがあります。

検査で異常があれば治療をすることになりますが、とくに検査で所見がなく、全身性疾患や代謝性疾患もない場合には、「機能性ディスペプシア（functional dyspepsia：以下FD）」の診断がつきます。

FDとは、心窩部《しんかぶ》痛や胃もたれなどの心窩部（みぞおち）を中心とした腹部症状の総称です。FDの有病率は、上腹部症状を訴え、医療機関を受診した患者の45〜53％と報告されています。

FDの病態には、胃の運動障害、内臓知覚過敏、社会的因子、ピロリ菌の感染、胃酸分泌、遺伝的要因、心理的要因（不安や虐待歴）、感染性腸炎の既往歴、アルコール摂取や喫煙などの生活習慣、胃の形態など、複数の因子が関与していると考えられます。

■FDの治療方法について

FDの治療は、ピロリ菌がいる場合にはまず、ピロリ菌の除菌が第一となります。

ピロリ菌がいない場合、もしくはすでに除菌しているときは、胃酸抑制薬が推奨されています。酸による刺激が上腹部症状を誘発したり、胃酸による胃・十二指腸粘膜の知覚過敏が関与したりしているとの報告があるため、胃酸を抑

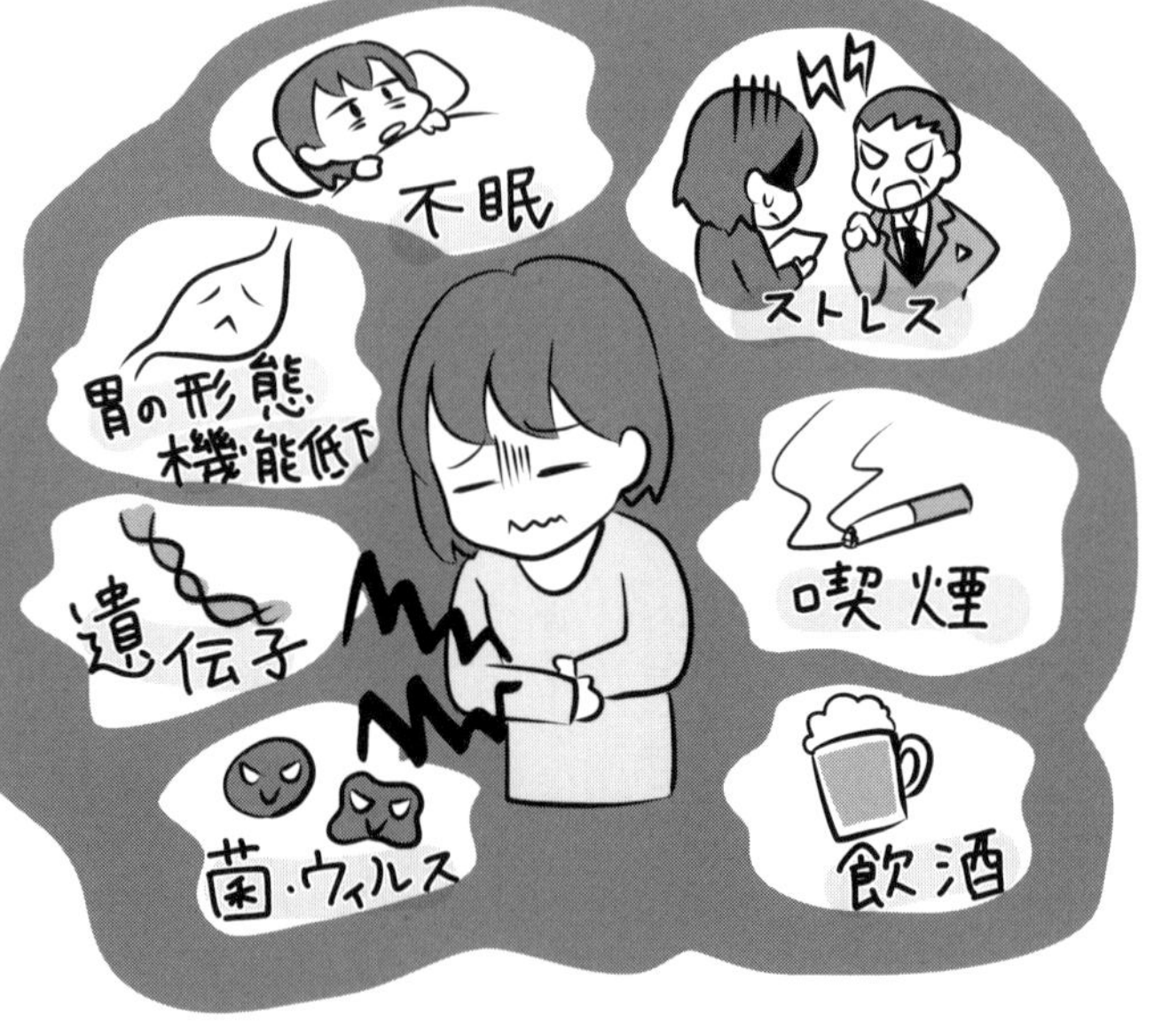

制することで症状が改善すると考えられます。

ただし、ガイドラインで推奨はされているものの、保険適応ではありません。同様に、消化管運動機能改善薬（アコチアミド（アコファイド®）を除く）も有効性が認められ、推奨されているものの、保険適応ではありません。これらの薬は、胃食道逆流症（ＧＥＲＤ）や慢性胃炎などの合併があれば使用可能となります。

その他にも、漢方薬や一部の抗うつ薬・抗不安薬が有効とされています。

■生活習慣にも配慮が必要

日常生活にも配慮するようにしてください。たとえば食事に関しては、脂肪分の高い食事や唐辛子成分でもあるカプサイシン、香辛料の摂取は症状を悪化させる報告があります。極力、これらを控えるようにしましょう。また、腹圧をかけない工夫や、食後2時間は横にならないことも肝要になります。

症状が長引く場合には、がんや潰瘍の可能性も考慮する必要があります。まずは専門の医療機関へ受診することをおすすめします。もしＦＤなのであれば、主治医の先生と相談し、自身の生活スタイルに合った治療を受けるようにしましょう。

腸内フローラ検査って受けたほうがいいの？

結果や反応から体調の変化がわかる。

医療法人梅華会グループ　東長崎駅前内科クリニック／内科・胃腸科・内視鏡内科・消化器内科・肝臓内科
院長　**吉良文孝**

■腸内フローラ検査はどこで受けるべき!?

近年、「腸内フローラ」が話題になっています。それに伴い、腸内フローラ検査を受ける人も増えているようです。

事実、腸内フローラ検査はどんどん低価格化し、多くの企業が参入しています。また検査の現場では、さまざまな工夫もなされているようです。

では、腸内フローラ検査にはどのような効果があり、どのような検査を受けるべきなのでしょうか。

■そもそも腸内フローラとは

あらためて、腸内フローラの定義について確認しておきましょう。

人間の腸内には、100兆個、種類にして1000種類を超える菌が共存しています。これがいわゆる「腸内フローラ（腸内細菌叢《そう》）」です。菌だけの重さで1〜2kgほどあるとされています。

また、人間の便には1gあたり約1000種類以上、数にすると1兆個以上の細菌が含まれており、腸内細菌（死骸も含む）が便の10〜15%を占めるとされています。ちなみに食べ物の残渣《ざんさ》は5%程度です。

腸内フローラは、生活習慣・食習慣・住

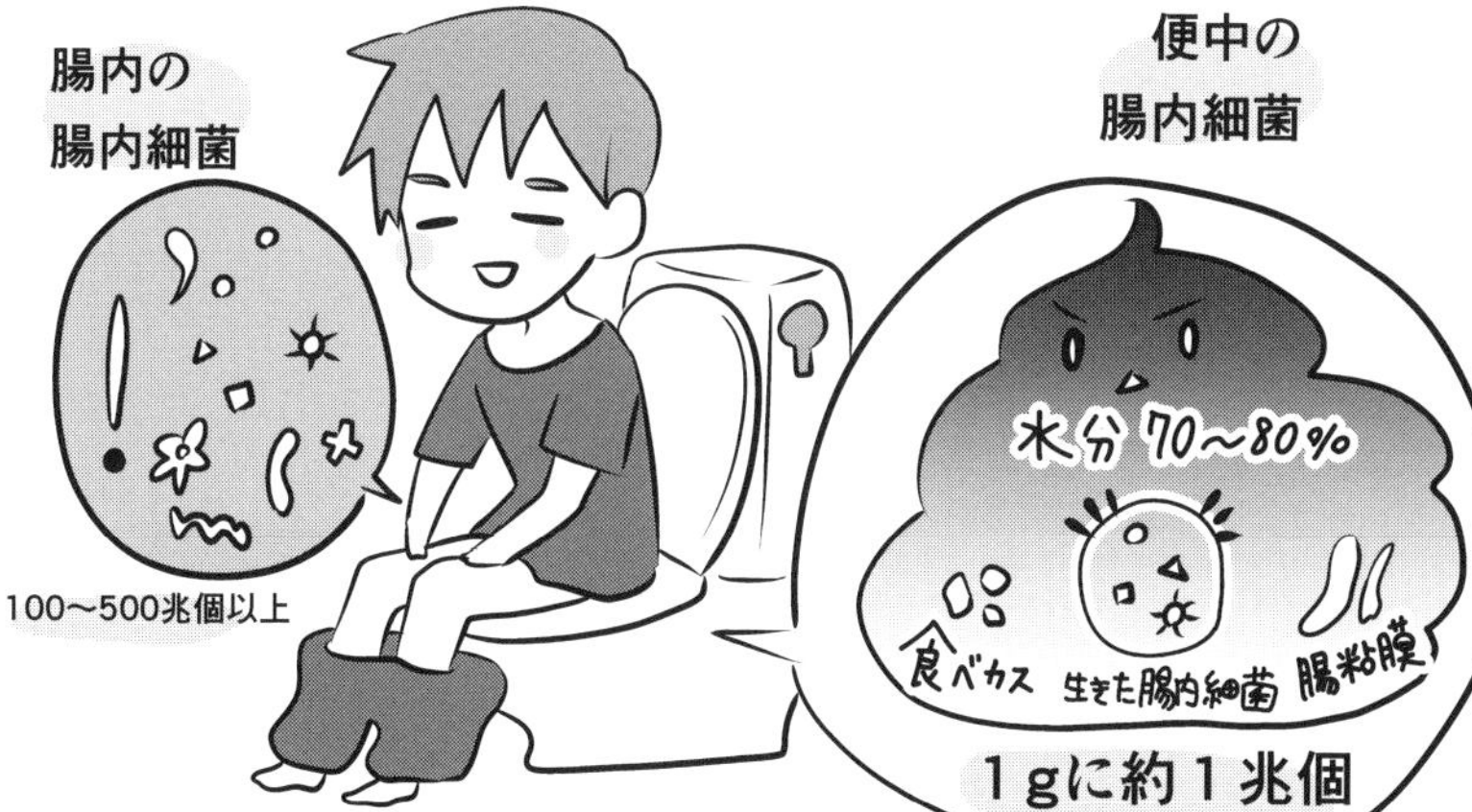

環境・健康状態が変わらない限り安定していて、年齢や居住地、食習慣によって特徴付けられると考えられています。

■繰り返し検査を受けることが大事！

さて、腸内フローラ検査についてですが、結論から言うと「次世代シークエンサー」という機械を使用していれば、どこで受けても問題ありません。

ただし、「医師または栄養士などに腸内フローラ検査の理解があるかどうか」「1回だけではなく繰り返し検査を受けること」などの点は重視してください。

検査についての理解がないところを避けるべきなのは当然ですが、1回の検査だけではアドバイスしにくいという実情を踏まえておくことも大切です。

得られた結果から何が言えるのかは、個々人に応じて、手探りで調べていく必要があります。「○○」を実施したら腸内フローラが「○○から○○」に変化し、本人の体調も「○○であったのが○○になった」ということを見ていくのが大事です。1回の検査で全部が分かると思わないほうがよいでしょう。

事実、私も10回以上の検査を行いましたが、生活習慣の変化による反応やサプリメントによる反応、さらに腸内フローラ自体の変化による体調の推移も分かるようになりました。

腸内フローラ検査の結果と反応、体調の変化は千差万別です。だからこそ、繰り返し検査を行うことで、ご自身の体を理解していくことが大事です。

■腸内フローラ以外の部分にも着目しよう

最後に、腸内フローラは人体にとって大事なのですが、「腸内フローラ〝が〟大事」なのではなく、「腸内フローラ〝も〟大事」ということを忘れないようにしてください。

昨今、腸内フローラさえ整えればすべて解決する、といった言説も見られます。しかし人間の身体は、それほど単純ではありません。

現状の生活習慣を踏まえて、「腸内フローラの前に禁煙しましょう」「腸内フローラの前に運動しましょう」とアドバイスするべきケースもあるでしょう。

そのため、「腸内フローラ〝も〟大事」であることを、ぜひ意識しておきましょう。

痛み止めは癖になる？

正しく使えば癖になったり効かなくなったりすることはない。

医療法人モンキーポッド 森整形外科／整形外科・リハビリテーション科・リウマチ科
院長 松村成毅

■痛み止めを使いすぎると効かなくなる!?

「痛み止めは癖になりませんか？」「飲み続けると効かなくなりませんか？」外来をしていると、度々このような質問を受けます。そのような認識から、痛み止めを飲まないようにしている人もいるようです。

しかし、一般的な痛み止めは、飲み続けることで癖になったり、効かなくなったりすることはありません。では、なぜこのような誤解が生じているのでしょうか。

その理由は、痛み止めの誤った使い方にあると思います。

■使用するタイミングが大事

痛み止めにはさまざまな種類があり、それぞれ強弱や作用が異なります。

ここでは、病院や薬局で一般的に処方される「ロキソニン」や「ボルタレン」などの「非ステロイド性抗炎症薬（NSAIDs）」について、正しい使い方を紹介しましょう。

突然の痛みは、その大半が炎症を伴って痛みを感じさせる物質「プロスタグランジン（PG）」を産出します。NSAIDsは、そのPGの生成を抑える

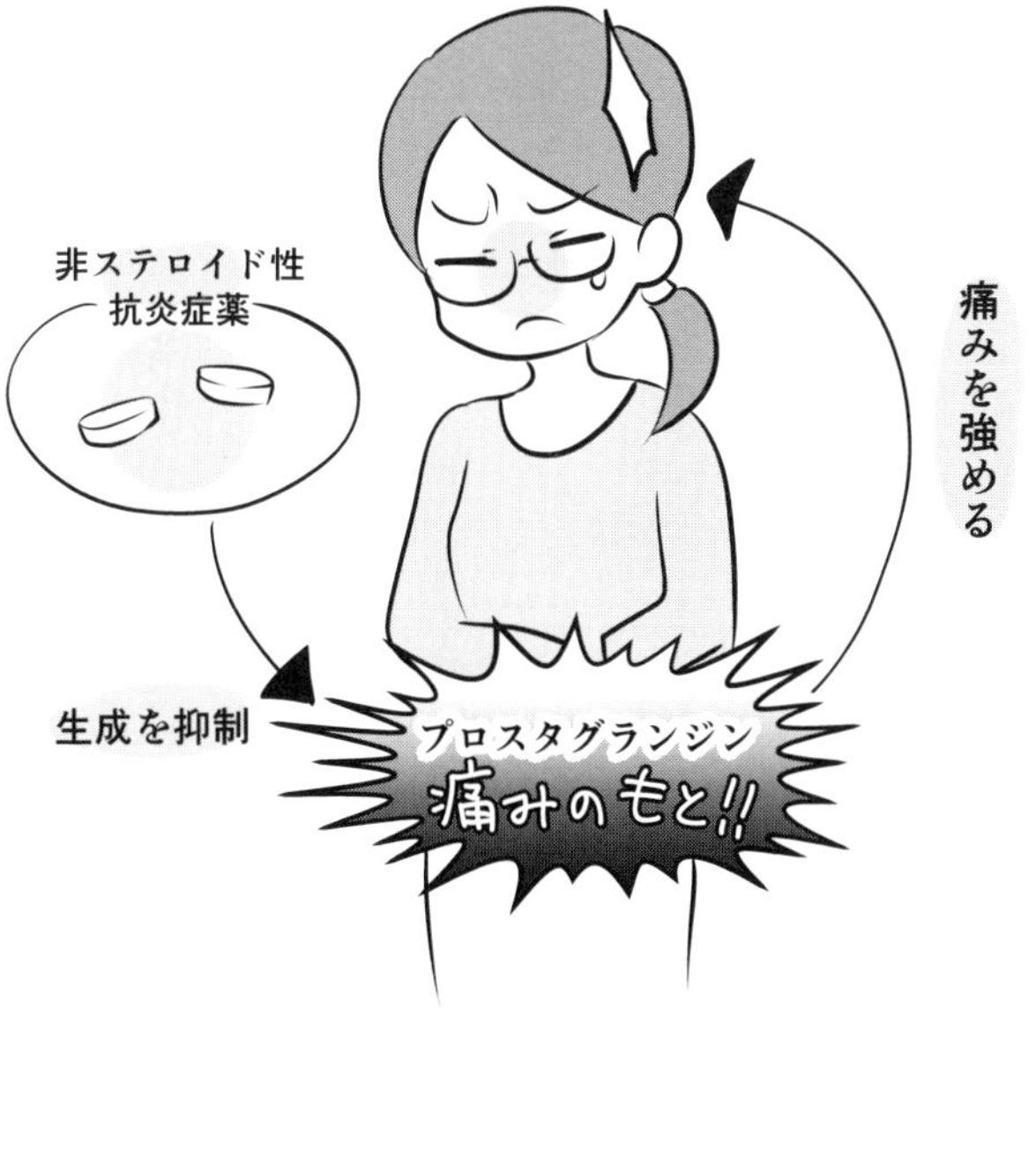
非ステロイド性
抗炎症薬
生成を抑制
プロスタグランジン
痛みのもと!!
痛みを強める

ことで、痛みや炎症に作用します。

そこで重要なのが、飲むタイミングです。

ＰＧが大量に生成されてからでは、痛み止めが効きにくくなります。ＰＧが大量に生成される前、つまり「そろそろ痛くなりそうだ」というタイミングで飲むのが効果的です。

また、手術直後や怪我をした直後など、しばらく痛みが続くと予想される場合は、時間を決めて定期的に飲むのが効果的です。血液中に存在する痛み止めの成分が一定になり、痛みをコントロールしやすくなるためです。

■痛みを脳に学習させないこと

そもそも、「痛み」とはどのようなものなのでしょうか。

古代ギリシャの哲学者アリストテレスは、「痛みは感覚ではなく感情である」と表現しています。つまり痛みは、各人が過去に経験した脳への学習によってあらわれる〝感情〟と捉えることができます。

そのため、「痛いけど痛み止めは怖いから我慢しておこう」などと痛みを感じたままにしておくと、脳が痛みの持続を学習し、痛みの原因である炎症が治まっても、脳が痛いと思い込む状況を作り出してしまいます。

その結果、本来なら短期間で治癒するはずの痛みが、慢性化してしまうことにもなりかねません。負の連鎖を断ち切るには、痛みが和らぐ時間を脳に学習させることが大切です。

日本人は痛みに強い傾向があります。また、我慢することを美徳とする風潮もありますが、そもそも痛みは体の炎症を脳に伝える重要なサインです。そのサインを無視し続けると、痛み止めが効かなくなる可能性もあります。

そこで、痛み止めを正しく使用し、できるだけ痛みを緩和させるようにしましょう。NSAIDs以外にも、痛み止めにはさまざまなものがあります。どの成分が合うかは人それぞれなので、まずは医師に相談してみましょう。

降圧薬は飲み続けなければならない？

生活習慣の改善によって減量・中止できる場合がある。

いのまたクリニック／内科・循環器内科・小児科
院長　猪又雅彦

■降圧薬は飲み続けなければならない!?

高血圧症の薬である降圧薬について、「ずっと飲み続けなければなりませんか？」という質問を受けることがあります。また、「薬を飲みはじめたら終わり」「副作用で体の調子が悪くなる」など、間違ったイメージをお持ちの方も多いようです。

事実、そのような誤解から「サプリメントや健康食品で代替できる」「血圧が下がったからやめていい」「症状がなければやめても問題ない」といった意見も聞かれます。

しかし、高血圧症の治療の目的を考えると、実際は飲み続けなければならない方のほうが多いのです。大切なのは、高血圧症と降圧薬に対する正しい知識をもつことです。

■降圧薬の副作用や減量・中止について

現時点において、高血圧症を完全に治す薬はありません。降圧薬は、薬が効いている間だけ血圧を下げることができ、その状態を維持することで、合併症を減らす効果があります。その結果、長く健康に過ごせることを目標としているのです。

薬を飲むことによって長く健康で過ごせるのであれば、降圧薬を飲む意義があると言えるでしょう。もちろん、まれに副作用が出ることもありますが、その確率は決して高くありません。また副作用が出てしまった場合も、薬の種類は豊富にあるため、ご自身にあった薬を探すことができます。

サプリメントや健康食品については、得られる効果に個人差が大きく、中には調子が悪くなる方もいます。一方で薬は、医師の診察の上で処方されるものであり、より安全で効果があると考えられます。他方で、途中で薬をやめることについてはどうでしょうか。やはり、継続することが大事です。そもそも血圧が下がっているのは薬が効いているためであり、薬をやめることによってまた血圧は上がってしまいます。また、しばらく内服した後で薬を中止した場合、以前より血圧が高くなってしまうこともあります。薬の減量や中止には、慎重な判断が必要です。自己判断でやめるのではなく、必ず主治医に相談してください。血圧が理想値より下がっており、合併症もない状態であれば、薬の減量や中止が可能な場合もあります。

■生活習慣の改善が大事！

高血圧症の治療において重要なのは、「運動量の増加」「体重の低下」「ストレスの減少」「減塩食の徹底」など、生活習慣の改善です。

それらに加えて、医師は、患者さんが自宅で測る血圧を参考にして薬の減量や変更の判断をしています。そのため、正直に申告することが大切です。

私自身もそうですが、医師の大半は、薬をできるだけ減らしたり中止したりできないかと考えているはずです。そのため、主治医と相談しながら生活や食事を工夫し、高血圧症の改善をめざしましょう。降圧薬は飲み続けることが大切です。ただし、生活習慣の改善によって減量・中止できることもあります。薬を続けながら、日々の生活を改善していきましょう。

再生医療には保険がきかない？

再生医療の中にも保険が使えるものがある。

お茶の水セルクリニック／再生医療
院長 寺尾友宏

■再生医療にも保険が適用される!?

「再生医療には保険がきかない」「再生医療は自費診療で受けるしかない」。そのようなイメージをお持ちの方も多いかと思います。そのために「正式に認められていない」「効果が明確でない」と誤解されている方も多いようです。

しかし実際は、保険が適用される再生医療も存在しています。

現在、細胞を使った治療薬として、保険が適用されるものにジェイス、ジャック、ステミラック注などの薬があります（２０２０年10月現在）。これらは、再生医療の中でも保険が適用される治療法となります。

■再生医療に関連する法律について

２０１２年、山中伸弥教授が「ｉＰＳ細胞」の研究でノーベル生理学・医学賞を受賞して以降、再生医療は急速に発展してきました。２０１４年には「再生医療等の安全性の確保等に関する法律」が施行され、正式に医療機関で提供できるようになっています。

ただこの法律は、一般的な薬に関連した法律である「医薬品、医療機器等の品質、有効性及び安全性の確保等に関する法律」とは別に設けられたもの

再生医療の実用化を促進する制度的枠組み

自由診療　臨床研究

再生医療等安全性確保法

【平成25年11月20日成立、11月27日公布】
【平成26年11月25日施行】

再生医療等の安全性の確保等を図るため、
再生医療等の提供期間及び細胞培養加工施設についての
基準を新たに設ける。

迅速性

細胞培養加工について、医療機関から企業への外部委託を可能に

安全性

再生医療等のリスクに応じた三段階の提供基準と計画の届出等の手続、
細胞培養加工施設の基準と許可等の手続を定める

で、細胞や遺伝子等を使った治療法に特化した内容になっています。そのため再生医療の多くが「保険収載」されていません（保険で治療が受けられない）。

現状、再生医療は主に自費診療として提供されており、そのことが「再生医療は保険診療では受けられない」「正式に認められてない」「効果がない治療法である」などの誤解を招いているようです。

たしかに、自費診療で提供されている医療の中には、効果が疑わしいようなものも存在しています。しかし再生医療は、再生医療等安全性確保法によって効果や安全性の確認が義務付けられており、一定の基準を満たしていることは間違いありません。

■保険の対象は限られている

ただし、保険の対象となる疾患は限定されています。

保険収載されるには、薬の種類や用法用量などに加えて、「どのような疾患に対して使ってよいか（適応疾患）」も問われます。適応疾患以外の病気には使うことができません。

たとえばジャックという再生医療の薬は、膝関節の外傷性軟骨欠損症や離断性骨軟骨炎の治療薬です。ケガなどで膝の軟骨が剥《は》がれてしまったような場合に使うことができる再生医療となります。

しかし、国内で2500万人以上と言われている変形性膝関節症の治療には使えません。

変形性膝関節症の適応を取るためには、薬の承認を目指す企業が審査を受け、厚生労働大臣に承認してもらう必要があります。ただ近年では、社会保障関係費が増大しており、新しい薬の承認が難しくなっていると言われています。

とくに、患者数の多い病気は難しいようです。投資とリターンのバランスが悪い場合、製薬会社が申請をしないとしても不思議ではありません。効果だけでなく、経済的な理由によるものも多くなっていると言えそうです。

■まずは「病名」を知ることから

再生医療を受けるには、まず、治療を検討している病気の「病名」を知る必要があります。病名を知ることができれば、保険で治療できるかどうか調べられます。

保険適応になっていない場合は、自費での治療も検討しましょう。厚生労働省のホームページには、自費の再生医療を提供している医療機関を一覧にしています。病名とあわせて、検索してみてください。

・再生医療等提供機関一覧（厚生労働省）
https://www.mhlw.go.jp/stf/seisakunitsuite/bunya/0000186471.html

医療機関が見つかった場合は、治療費を比較することをオススメします。同時に、費用に含まれる内容についても確認しておきましょう。治療費以外に「細胞を採る費用」や「診察の費用」が発生する場合もあるので注意してください。

新しい治療法は、不確定な部分や分かっていないこともたくさんあります。そのため、治療を受ける患者さんとそのご家族が、納得した状態で受けることが大切です。

再生医療はまだ発展途上の医療ですが、これまでに治療できなかった病気を治せる可能性を秘めています。多くの情報を集め、ぜひ検討してみてください。

ネットの口コミは信用できるのか？

当たっていることもあるが、あくまでも参考程度に。

新宿駅前クリニック／皮膚科・内科・泌尿器科
院長　蓮池林太郎

■ネットの口コミは信用できる!?

クリニックや病院などの医療機関を選ぶのに、家族や友人などのリアルの口コミだけでなく、インターネットの口コミを参考にする人が増えてきました。

リアルの口コミを知ることができれば良いのですが、情報がない場合は、インターネットの情報に頼るのは自然なことです。

ただ、そのような情報は本当に信用できるのでしょうか？

インターネットの口コミにも、グーグルで検索したときに地図と共に表示される「グーグルマイビジネス」の口コミと、病院検索サイト内に表示される口コミがあります。病院検索サイトの口コミは、医療機関側から削除依頼されれば、サイト運営者によって削除されることもあります。他方でグーグルマイビジネスの口コミは、削除されることはまずありません。そこで、見る機会が増えているグーグルマイビジネスの口コミについて考えてみましょう。

■医療機関は期待されすぎている側面も

そもそも、人はなぜ口コミを投稿するのでしょうか。人間は、他人にとって役立ちそうな体験をすると、それを伝えたくなる性質があるためです。

とくに医療機関にかかる際には、一定の期待をもって来院します。飲食店などの他のサービス業と比べ、医療機関への期待値は高く、「病気は治って当たり前で、治らないのは腕が悪いのではないか」と考えやすいのです。

そのため医療機関の評価は、他の業種に比べると低い傾向にあり、期待されすぎているともいえます。

期待値が高かったのにもかかわらず、実際に受診してみて満足度が低いと、期待とのギャップが低評価につながります。また体調が悪く、不安が強いときには、マイナスの感情が増幅されてしまうこともあるでしょう。

■口コミもひとつの評価ではある

私は他の医療機関へのコンサルティングも行っており、クリニックを評価する機会もあります。ただ、病気や状況には個人差があり、重視するポイントも患者さんによって異なります。また評価軸もさまざまです。

その点をふまえ、口コミと実際はどうなのかというと、良い評価と良くない評価の口コミを含め、当たっていることが多いです。

とくに開業医は、気づかないうちに「お山の大将」になっていることがあります。医師の診療態度について、患者さんは面と向かって言いにくいものです。同じく看護師や医療事務のスタッフも、雇用主には伝えにくいものです。

そのため開業医から良くない口コミの相談をされると、「先生の診療は、まさに良くない口コミの通りではないでしょうか」と心の中で思うことがあります。

自分でも認めることができない気持ちはよくわかります。ただし口コミも、ひとつの評価なのは事実です。

■レビューが2点未満の場合は要注意！

他方で、医療機関の中には良い口コミや競合に悪い口コミを書くように業者に依頼するケースもあるようなので、すべての内容が真実とは限りません。

しかし、現在のグーグルマイビジネスの仕組みであれば、目安として口コミが10件以上あり、レビューの平均が2点未満であれば、注意が必要かもしれません。

もちろん、点数が2点台などと低くても、しっかり診療している医師もたくさんいます。先入観を持ちすぎることなく、あまり点数を気にしすぎず、参考程度にすると良いでしょう。

医師も人間ですし、グーグルで良い口コミだと嬉しく、悪い口コミだと悲しくなります。良い口コミが励みになり、逆に悪い口コミを書かれないよう、より日々の診療を頑張っている医師もいます。

近年では、インターネット上の口コミが、医療機関の在り方（リアル）を変えていっているのかもしれません。

大きい病院で診てもらえば間違いない？

大病院で診断・治療できない病気もあるため、間違いないとは限らない。

医療法人順齢會　南砂町おだやかクリニック／内科
院長　井上宏一

■大病院と小規模医院・クリニックの違い

大病院には各科の専門医がそろい、様々な最先端医療機器を用いて診断・治療が行われています。各医師の専門領域に応じた幅広い疾病に対応でき、かつ、大人数を受け入れる態勢が整っているのが大きな病院の特徴です。

一方で小規模医院やクリニックでは、医師の数やその専門性も限定されているため、限られたことしかできません。たとえば採血などはできたとしても、検査結果まではすぐに出ないこともあります。

このように、診断がつかなかったり、大きな病気を疑われたりすると、大病院に紹介されます。普段はかかりつけ医がいる小規模医院やクリニック、診療所等を受診し、紹介や救急時には大病院にかかるという流れが一般的です。

こうした仕組みから、風邪や生活習慣病ならともかく、それ以外の病気は大病院で診てもらったほうが安心できるし間違いない、と思っている人も多いのではないでしょうか。

■「病気の見えないプロセス」にも目を向けているか

たしかに、大病院でなければできない検査や治療があるのは事実です。ですが最近では、慢性の疲労や何となくの不調、とくに原因はないのに眠れない、ずっとおなかの調子が悪いといった、すぐに症状の改善が期待できず、また診断もつかない方が多いのです。

大病院では、専門医が自分の専門分野の知見で診断・治療しますが、臓器やある特定の分野の診断治療は一流でも、検査で原因や異常が見いだせない病態や訴えの対応には長けていません。つまり、「大病院だから何でもできる」わけではないのです。

そのような方も、時間をかけ、症状だけでなくその人の生活背景や食生活、思考パターン、意識のパターン、抱えているストレスに目を向けることによって、改善の糸口が見いだせることがあります。わたしはそれらを「病気の見えないプロセスをみつめる」と呼んでいます。

事実、保険外の検査や治療（自由診療）によって、不調の原因が食事による遅延型アレルギーだと判明する方もいますし、体に溜まった重金属が原因と判明する人もいます。

そのような病態に対して、サプリメントや解毒治療、その他代替療法などで不調が改善する人がいるのも事実です。体質に合った漢方を使

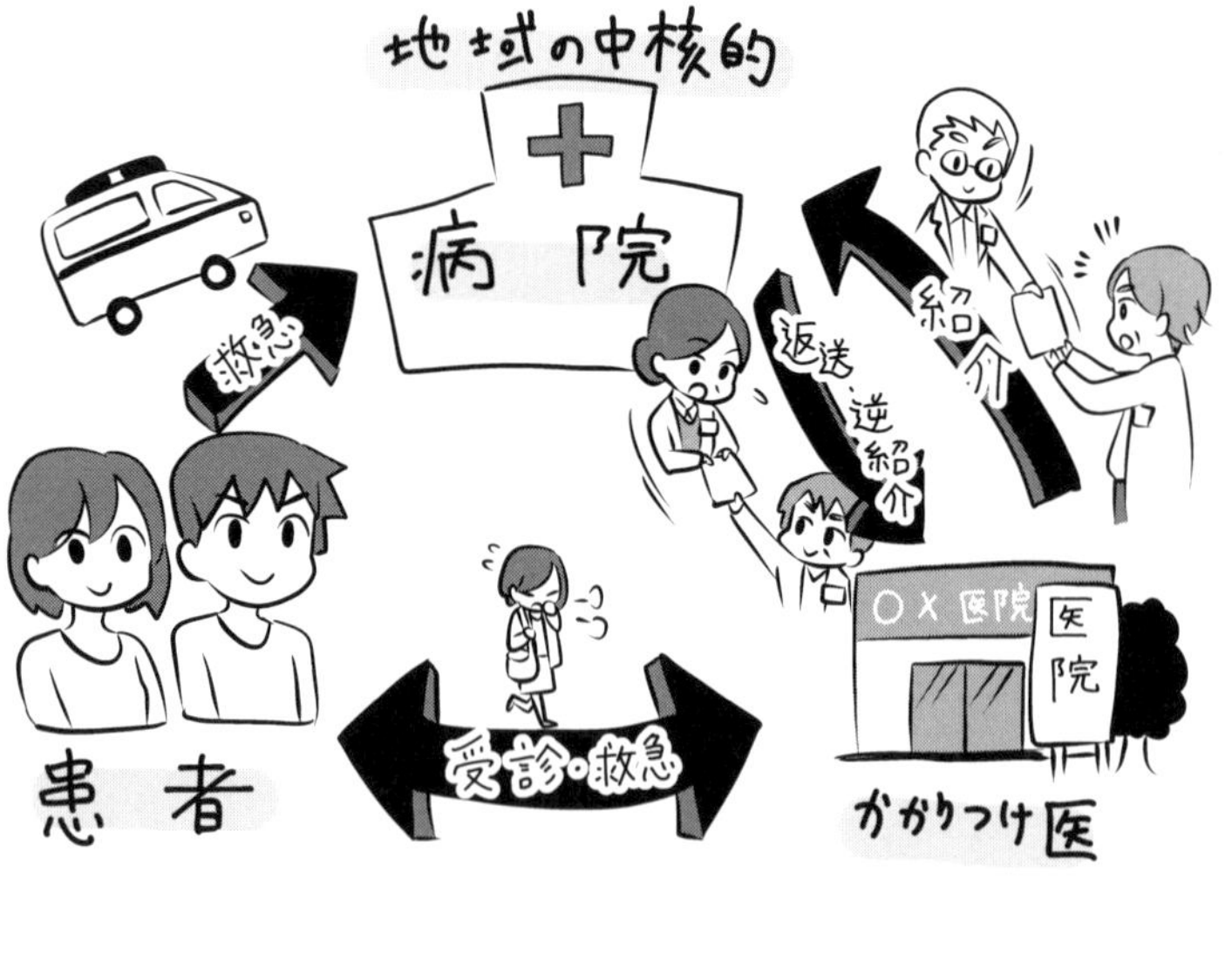

うことで、必ずしも保険外ではなく、保険診療で不調が改善する人もいます。

一般的に、保険外の検査や治療（自由診療）は、どこでも受けられるものではありません。また、保険診療は臓器特異的な病気の診断が主体となりがちなので、大病院での専門分化した医療で診断がつかないことも多いのです。

■大切なのは医師の姿勢

ただし開業医も、ある領域の専門医であることが多く、専門領域以外のことにはあまり立ち入らない場合もあります。

一方で、専門にこだわらず、患者さんの訴えに耳を傾け、症状の背景にある原因や現象にまで目を向けてくれる医師ならば信頼できます。そのような医師は西洋医学一辺倒で患者さんの訴えを捉えません。診断をつけることよりも、むしろ患者さんの状態改善を目指して対応しようとします。

自分の症状と訴えを受け止めてくれる医師であれば、大病院である必要はありません。そのような医師のもとに向かうのが「間違いない」判断と言えるのではないでしょうか。

自分の病気にあった大病院の医師の選び方とは？

「①病気を知る」「②病院を選ぶ」「③医師を選ぶ」という手順で探すこと。

新宿駅前クリニック／皮膚科・内科・泌尿器科
院長　蓮池林太郎

■大病院の医師を見つけるための3ステップとは

自分や家族が重大な病気にかかってしまったとき、どのようにして病院を選べばいいのでしょうか。とくに、大学病院や総合病院など、大病院の医師の選び方がわからない方は多いかと思います。

そこで、病気にあった大病院の医師の選び方について紹介しましょう。大病院の医師を選ぶ際には、次の3つのステップを参考にしてください。

1　病気を知る
2　病院を選ぶ
3　医師を選ぶ

■1　病気を知る

まずは、自分の病気について、ネットや本などでよく知ることが必要です。

たとえば、治療法が1種類で選択肢がなく、その治療法でどこの病院でも問題ないことがわかれば、近所の大病院やかかりつけ医から紹介してもらった病院で問題ないでしょう。しかし、医師の判断で治療法や手術結果が大きく異なる病気の場合や、高度な治療法のため特殊な医療機器が必要であり、行っている病院が限られている場合もあります。そのようなときは、自分でもよく調べて、候補となる病院を探す必要があります。

■2　病院を選ぶ

病院を選ぶ際には、経験豊富な医師のいるところを選ぶことになります。

手術などのチームプレーを必要とする病気であれば、まずは医師単位ではなく病院単位で考えます。

その際に参考になるのは「ランキング本」です。ランキング本は、全国の大型の書店で販売されており、その病気に対して地域ごとにどの病院が年間何件の治療や手術をしているのか掲載されているため、ひとつの参考になります。

一般的に、病気の症例数が多いほど、その治療に慣れている傾向にあります。大病院であっても、特定の科目が強い・弱いはありますし、その科目の中でも得意としている病気とそうでもない病気があります。

■3　医師を選ぶ

病院の候補を絞り込んだら、各病院のどの医師がいいのかを絞り込みます。

経験豊富な医師、腕のいい医師を見つけるには、まずはその病院のホームページの医師紹介の欄を見ると良いでしょう。

同一の科にも何人もの医師がいるかと思いますが、医師ごとに専門の病気が異なる場合も少なくありません。大病院で医師が多いほど、より多くの専門分野に分かれている傾向にあります。これまでの経歴で、どこの大学病院や総合病院に勤務してきたか、所属している学会はどこかも参考にするといいでしょう。

手術であれば、色々な病院から手術をしてくれと外部から呼ばれる医師や、特定の病気の専門外来を任されている医師もいます。この手術ならこの医師、この病気ならこの医師と、その病院の教授や部長が認めているため、信憑《しんぴょう》性が高いともいえます。また、信頼できるかかりつけ医ともよく相談してみてください。紹介状は全国の病院のどの医師宛にも書くことができます。

■最適な医師を見つけるために

そもそも、風邪や高血圧などであれば、大病院にかかる必要はありません。他方で、がんや心臓病など重大な病気の場合、大病院の医師を探さなければならないことがあります。現在は健康な人であっても、将来に備えて、大病院の医師の選び方を知っておくと役立ちます。また、新たに病院や医師を探すだけでなく、これからかかる予定の病院や担当医を評価する際にも参考になるでしょう。

3つのステップをふまえ、ぜひご自分の病状に合った医師を探してみてください。

column

薬に対する考え方

薬というものはもちろん必要がなければ使わないに越したことはありません。必要性が生じたときに、医師が処方するものであり、抗がん剤に代表されるがごとく場合によっては毒にもなるものです。

薬というものは、あくまで患者さんの自己回復力や体力あるいは普段の生活習慣を通してようやく効果を発揮するものであり、薬だけに頼るという考え方は間違っています。

したがって患者さんも薬を飲む意図や目的をしっかりと理解して服用し、そして必要があるものは　飲まなければいけませんが、必要でないものは断薬出来るかどうかということをしっかりと医師と話し合うことが必要です。

日本の薬の使用量は諸国と比べても多いのが実情であり、身体に蓄積されることも指摘されています。

薬を飲まなくてもいい究極の健康な肉体を手に入れるためには、そうした薬に対する知識も得ていただき、主治医の方にしっかりご相談して欲しいと思います。

第6章

健康

半身浴をして汗をたっぷりかくと健康になる？

健康的な成人には全身浴がオススメ。

東京都市大学／温泉療法
教授　温泉療法専門医　**早坂信哉**

■半身浴と全身浴の違いとは

「半身浴をして汗をたっぷりかくと健康になる」と言われることがあります。一時期はブームにもなりました。

そもそも、半身浴と全身浴は何が違うのでしょうか？

半身浴はお湯の深さが浅く、水位はせいぜいみぞおち程度です。一方で全身浴は、肩まで湯に浸《つ》かります。

このように半身浴と全身浴は、どこまでお湯に浸かるのかというだけの違いでしかありません。

では、身体への影響についてはどうでしょうか。半身浴のほうが、全身浴よりも健康にいいと言えるのでしょうか。

■半身浴より全身浴のほうが効果的!?

医学的に、お湯に浸かったときの身体への影響は「温熱作用」「水圧作用」「浮力作用」に分けて考えます。

まずは温熱作用についてです。お湯に浸かると、温かいお湯によって身体が温められます。体が温められると、血管が広がり、血流が良くなって疲労が回復します。

ただ半身浴は、体の半分しか湯に浸かっていないため、体温の上がり方も全身浴の約半分です。当然、血流の改善作用も半身浴は全身浴の約半分となります。

次に水圧作用については、水深に比例して水圧を受けます。水圧は体を締め付けるので、とくに下肢にたまった血液やリンパ液を体の中心へ押し戻し、むくみを改善させます。

半身浴は、湯の深さが全身浴より浅いので、それだけ引き締め効果も弱くなります。

湯の深さが半分ならこの水圧効果も半分です。

最後に浮力作用についてはどうでしょうか。浮力は、水面下に沈む体積に比例して浮かぶ力を水から受けます。ぷかぷか浮かぶと筋肉の緊張がゆるみ、リラックスします。

こちらに関しても、半身浴はみぞおち程度までしか水面下に沈んでいないため、浮力も全身浴の半分程度になります。その分、筋肉もリラックスできません。

以上のように、半身浴は温熱作用、水圧作用、浮力作用のいずれにおいても、全身浴のほぼ半分です。そのため同じ作用を得るには、全身浴の概ね2倍の入浴

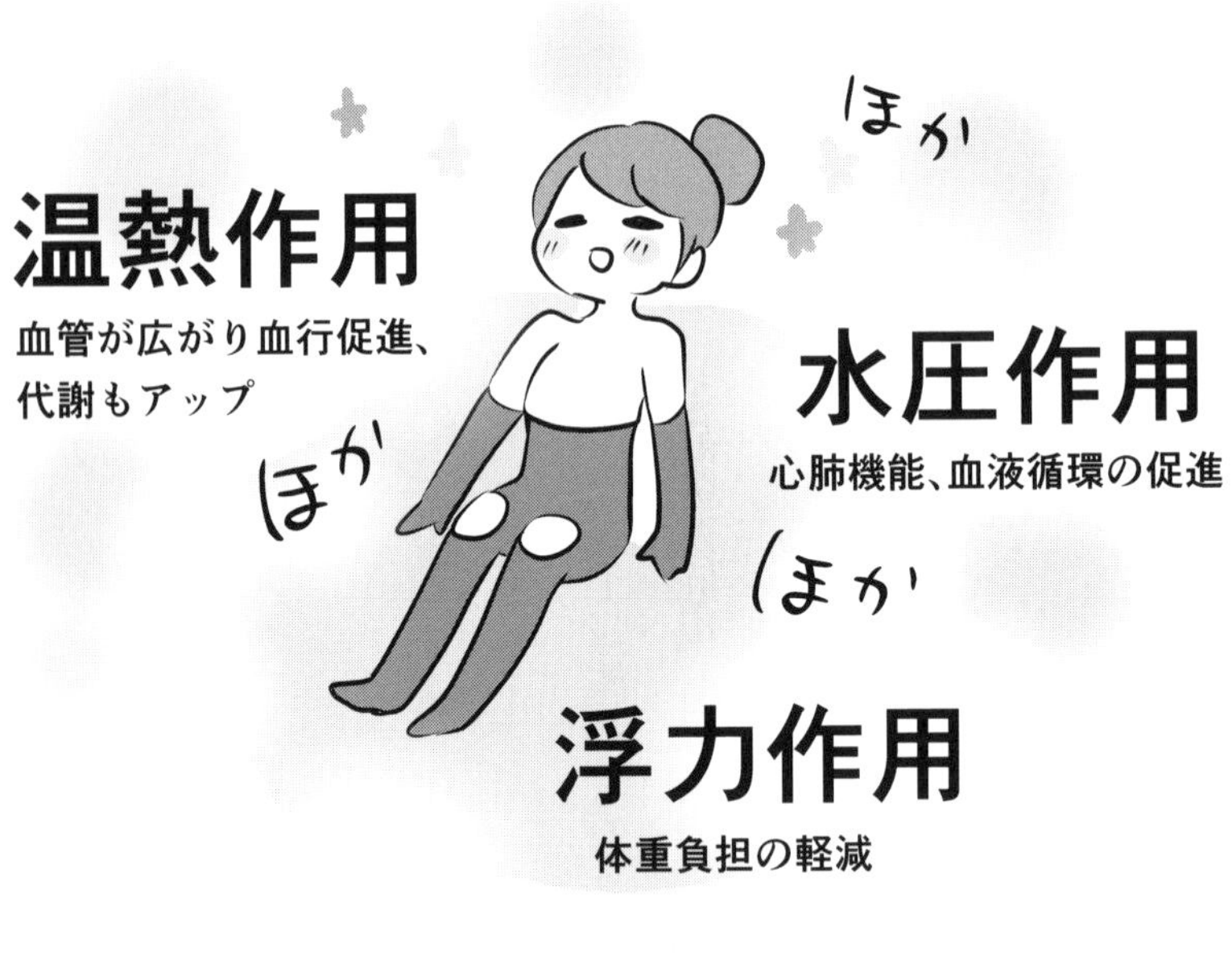

温熱作用
血管が広がり血行促進、
代謝もアップ
ほか
ほか
水圧作用
心肺機能、血液循環の促進
ほか
浮力作用
体重負担の軽減

時間が必要になります。このことは実験結果からも明らかです。

また同じ入浴時間なら、カロリー消費や発汗量も全身浴のほうが多くなります。一概に「半身浴でたっぷり汗をかくと健康」というわけではありません。

■半身浴にもメリットはある

一方で、半身浴にもメリットはあります。

たとえば全身浴で肩まで湯に浸かると、胸の周りまでお湯から水圧を受けて締め付けられるため、呼吸がしにくくなり、息苦しく感じる人もいます。

また、下半身の血液が心臓のある上半身に押し戻されるため、心臓の機能の悪い人にとっては、心臓への負担が大きくなり、胸の苦しさの原因になります。

そこで、とくに乳幼児や高齢者、心臓や肺などの循環器や呼吸器に不安がある方には、半身浴をオススメしています。

このように半身浴と全身浴には、それぞれメリット・デメリットがあり、目的や状況に応じて使い分けることが大切です。どちらが優れているということではありません。体調や目的に合わせて、半身浴と全身浴を選ぶようにしましょう。

貧血は鉄分の不足によっておこる？

鉄分だけでなく、さまざまな栄養素の欠乏が原因。

医療法人梶の木会　梶の木内科医院／内科
院長　梶尚志

■すべての貧血は〝栄養不足〟によるもの!?

世間一般に、貧血は「鉄分の不足」が原因だと思われているようです。また、貧血の主な症状としては、「めまい」や「たちくらみ」などが思い浮かぶことでしょう。

しかし実際には、男女問わず、体調不良の原因として貧血が隠れていたとしたらどうでしょうか。またその貧血は、さまざまな栄養素の欠乏からおこるとしたら……。

■貧血の正しい定義とその原因

そもそも貧血とは、赤血球量の中のヘモグロビン量が減少することをいいます。そして貧血は、鉄やビタミンなどのさまざまな栄養素が欠乏することによっておこります。

原因についてより詳しくみていくと、「①赤血球の産生数の減少」と「②赤血球の消失量の増大」の2つが挙げられます。

1 赤血球の産生数の減少

赤血球の産生数の減少は、「骨髄レベルでの異常」と「赤芽球《せきがきゅう》レベルでの異常」に分けられます。

骨髄造血幹細胞の分化に必要な物質として、腎臓から産生される「エリスロポエチン」と「ビタミンA」があるのですが、いずれも造血幹細胞から赤芽球系への分化を誘導するため、これらが低下すると貧血の原因になります。

また赤芽球レベルの異常では、ビタミンB_{12}欠乏と葉酸欠乏によってDNAの合成障害がおこり、巨赤芽球性貧血が生じます。また、赤芽球の成熟障害の原因として、鉄欠乏やタンパク欠乏、ビタミンB群の不足が挙げられます。

2 赤血球の消失量の増大

一方で、赤血球量の消失の原因としては、出血や赤血球膜の異常による赤血球の脆弱性《ぜいじゃく》の亢進、そして溶血があります。

■人は生まれてからすぐ鉄分不足に……

私たちは生後まもなく、脳と体の細胞がつくられ、鉄が大量に消費されます。また成長期には、血液量も増大し、骨や筋組織であるミオグロビンに対して大量の鉄が必要となります。

とくに初潮を迎えた女性は、より多くの血液を失い、鉄の喪失を伴います。さらに女性の妊娠期には、胎児の成長

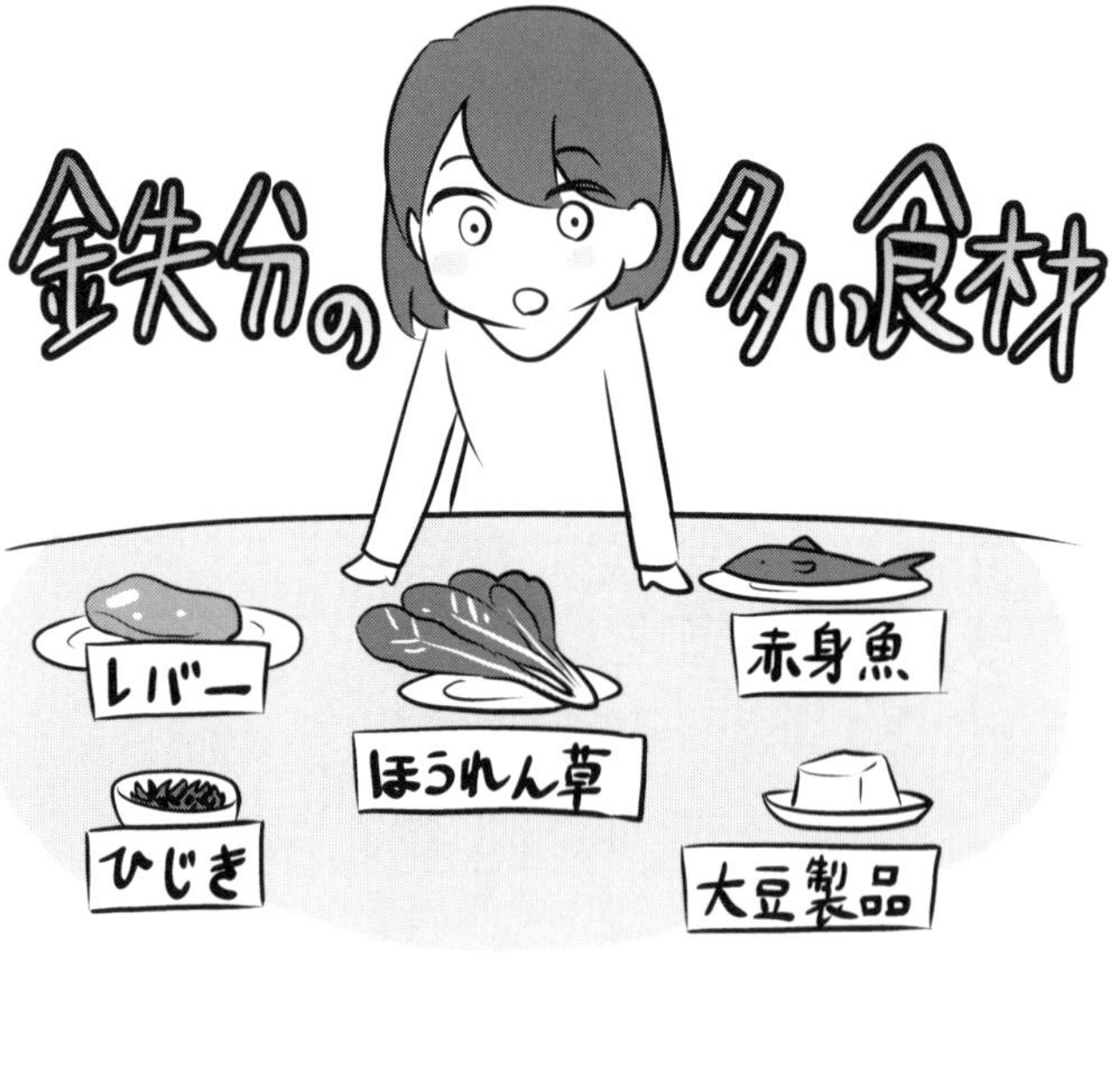

に伴い、胎児の赤血球の合成や成長に大量の鉄が必要とされるのです。

つまり人間の体、とくに女性は、生後まもなくから鉄欠乏にさらされるということになります。そのため、鉄欠乏にならないよう日頃から注意する必要があります。

■鉄欠乏の診断方法について

鉄欠乏の診断は、通常の血液検査と、貯蔵鉄としての血清フェリチン値の測定が有効です。

そしてめまい、頭痛、動悸《どうき》、全身倦怠感以外に、免疫力の低下、集中力の低下、皮膚・粘膜障害、認知機能の低下など、貧血症状を伴わない不定愁訴が鉄欠乏と関連していることが多く、潜在的な鉄欠乏症が見逃されているケースも多いのです。

とくに女性の場合、月経前後の片頭痛や月経前症候群、イライラ、抑うつ気分、不眠などの症状は、鉄欠乏によるセロトニンやドーパミン、ＧＡＢＡといった神経伝達物質の合成阻害が疑われます。

ただし、血清フェリチン値は、炎症やがんの存在、アルコール性肝障害などによっても上昇するため、全身状態や栄養状態などと併せて評価していく必要があるでしょう。

便秘には食物繊維を多く摂ればいい？

「不溶性」食物繊維を摂ると悪化する場合がある。

医療法人社団康喜会 辻仲病院柏の葉／大腸肛門外科
臓器脱センター医長　前田孝文

■野菜サラダで便秘が悪化する!?

便秘で外来を受診される人に尋ねると、多くの人が「食事に気を遣っています」と答えます。たしかに便秘の改善には、食事の見直しがとても大事です。

「食物繊維をたくさん摂るために、野菜をたくさん食べている」と答える人が多いのですが、一方で「頑張っているのに良くならない」という声も少なくありません。

よくよく話を聞いてみると、どうやら「野菜サラダを食べるようにしている」という人が多いことがわかりました。

残念ながら野菜サラダは、便秘を改善するのにそれほど役立ちません。では、どうして野菜サラダではダメなのでしょうか。

■「不溶性」食物繊維と「水溶性」食物繊維

食物繊維とは、「ヒトの小腸内で消化・吸収されにくく、消化管を介して健康の維持に役立つ生理作用を発現する食物成分」のことです。つまり「人間の体では消化されないもの」を指します。要は消化が悪い食べ物のことです。食物繊維にはいくつかの種類がありますが、摂りすぎると便秘が悪化することもあります。

食物繊維は「不溶性」食物繊維と「水溶性」食物繊維にわけることができます。水に溶けない食物繊維と水に溶ける食物繊維です。不溶性食物繊維は野菜のスジ、水溶性食物繊維はオクラやワカメなどのヌルヌルをイメージすると分かりやすいでしょう。

不溶性食物繊維は、摂りすぎると便が硬くなります。大腸の動きが悪いタイプの便秘では、便がたくさん作られても大腸がスムーズに動かないので、余計につらくなってしまいます。

不溶性食物繊維が少なすぎると便の量が減ってしまいます。しかし、不溶性食物繊維はたくさん摂れば摂るほど便秘が良くなるものでもないのです。

一方で水溶性食物繊維は、消化されずに大腸まで流れていくと、そこで腸内細菌に利用されます。その結果、腸内細菌の活動が活発になり、体に良い物質が作られます。水溶性食物繊維をたくさん摂ることで、腸の動きがよくなり便通が改善します。

ほとんどの野菜は不溶性食物繊維のほうが多く含まれています。特にサラダで食べるような葉菜類は不溶性食物繊維が多いです。水溶性食物繊維をたくさん摂るように意識して食事を考えることが大切です。

■便秘にはサラダより根菜類がおすすめ！

根菜類は水溶性食物繊維を多く含んでいます。そのため便秘を改善させるには、サラダよりも根菜類を多く摂るのがおすすめです。特におすすめする野菜はらっきょうやごぼう、そしてイモ類やカボチャです。イモ類やカボチャは、一回の食事でたくさん食べることができるのでおすすめしています。このように便秘には、食物繊維のなかでも水溶性食物繊維を多く摂ることが大事です。不溶性食物繊維の摂りすぎは便秘を悪化させることがあるので、食物繊維の種類を意識しましょう。

便秘には乳酸菌がいい？

乳酸菌は、便通をはじめとする腸内環境の改善に役立つ。

西宮ＳＨＵＨＥＩ美容クリニック／内科・皮膚科・美容皮膚科・美容外科
院長 山本周平

■腸内細菌は体の中に１００兆個もある!?

「便秘には乳酸菌がいい」などとよく言われます。実際はどうなのでしょうか。

そもそも人間の体にある細胞は、約60兆個と言われています。一方で人間の腸内にある細菌は１００兆個です。人間の細胞数よりも腸内細菌の方がはるかに多いのです。

そんな腸内細菌の力は、決して侮れません。腸内細菌のバランスは、体調、病気のかかりやすさ、太りやすさ、精神疾患、認知症に至るまで、私たちの体にさまざまな影響を及ぼします。そのため、腸内環境を整えることは非常に重要です。

実は、腸内細菌はその種類もかなりあり、乳酸菌だけでも約100種類あります。他の種類の細菌も合わせると1000種類にも及びます。

そのうち、乳酸菌の良い効果について詳しく見ていきましょう。

■乳酸菌は必ずしも生きていなくても大丈夫

乳酸菌が体に良い効果を与えることは、多くの実験データで証明されています。

その根拠は、乳酸菌の菌体成分やDNA自体に、腸の細胞を刺激したり腸内細菌のバランスを変化させたりする作用があるためです。

こうした成分は、乳酸菌が生きていても死んでいても変化しません。ですので、乳酸菌をはじめとした善玉菌は、必ずしも生きている必要はないのです。

これまで、乳酸菌をはじめとした善玉菌の考え方は、生きたまま腸まで届いて腸内に定着し、人間にとって有益な働きをするというものでした。

しかし最新の研究では、外から摂取した乳酸菌などの生きた善玉菌は体にとって「異物」であると判断され、外に排出されてしまうことが分かっています。

もちろん、乳酸菌の種類によっては、体に定着する菌も存在します。ただ、どの乳酸菌が体に定着するのかは試してみないと分からず、個人差があります。

■乳酸菌は便通にも関係がある

では、便通についてはどうでしょうか。乳酸菌は、腸内で「乳酸」を生成するため乳酸菌という名前がついています。乳酸には便の水分量を増加させる作用があります。そのため、便が軟らかくなり、排便しやすくさせる作用があります。

また乳酸には、腸管の蠕動《ぜんどう》運動（腸の動き）を促進させる作用もあります。そのため、乳酸菌を積極的に摂取し、腸内の乳酸を増やすことで便通を改善してくれるというわけです。その他にも、乳酸は便を酸性にし、便の色を黄色く変化させ、臭いをつくる細菌を減少させます。また、便の水分含量を調節してくれるため、腸内細菌叢のバランスが正常化すると、便の形も整います。

ですので、健康的な便というのは黄色に近く、臭いもあまり臭くなく、ちょうど良い硬さ（硬すぎず、下痢でもない）の固形のものが良い便と言えます。

理想的な便通は1日1・2回、毎日出ることです。色、臭い、固さ、頻度などで、便の状態をチェックしてみましょう。

便秘解消に腹筋をすると効果的？

便秘改善の助けにはなるが、根本的な解決にはならない。

里村クリニック／内科・消化器内科・外科
副院長　里村仁志

■便秘に悩んでいる人は多い

現状、便秘に悩んでいる人は少なくありません。

平成28年度の国民生活基礎調査によると、日本の便秘の有訴者数は、人口千人あたりで男性24・5人、女性45・7人と女性に多く、70歳以降の高齢になるととくに男性の比率が増える傾向にあります。

そもそも便秘とは、「本来体外に排出すべき糞便を十分量かつ快適に排除できないためにおこる症状」と定義され、診断としては広く「RomeⅣ」の診断基準を翻訳改変したものが用いられています。

具体的には「排便が週に3回未満」であることや「4回に1回より多い頻度で排便困難感や残便感を感じている」方が当てはまります。つまり、排便回数の減少、硬便、便排出障害などが便秘として認識されています。

では、どうすれば便秘を改善させることができるのでしょうか。たとえば、腹筋運動などは便秘の解消に効果があるのでしょうか。

■便秘の種類

そもそも便秘は、大きく「器質性便秘」と「機能性便秘」に分けられます。

器質性便秘とは、大腸の狭窄《きょうさく》や、狭窄はないが形態的変化を伴う便秘です。一方で機能性便秘とは、大腸の形態的変化を伴わない便秘となります。

機能性便秘は、さらに次のように分類されます。

・大腸通過正常型便秘

大腸通過時間の遅延や排便機能障害の認められないタイプの習慣性便秘。食事摂取量の低下や低残渣食による便塊容量低下による排便回数や排便量が減少する便秘。

・大腸通過遅延型便秘

上行結腸や横行結腸の通過時間の延長が主な病態。大腸が便を輸送する能力が低下するために排便回数や排便量が減少する便秘。

・機能性便排出障害

腹筋・骨盤底筋群の筋力低下、肛門括約筋の機能不全、骨盤底筋群の筋力低下、直腸知覚低下が起こるなどの、排便メカニズムの障害による便秘。

■腹筋を鍛えると便秘が解消する!?

排便は「いきむ」ことによって腹腔内圧を高め、糞便を押し出すと同時に、骨盤底筋群の弛緩状態を保つことによって行われます。排便時には、腹筋の収縮と骨盤底筋群の弛緩という協調運動が無意識に行われているのです。

そのため、腹筋が弱く腹圧が十分にかけられない方は、腹筋を鍛えることが腹圧の上昇につながり、排便の助けになる可能性があります。

一方で、協調運動やその他の原因による便秘症の方には、腹筋を鍛えただけでは便秘の改善につながらないことが多いでしょう。

治療としては、生活習慣の改善、食生活の見直し、適度な運動、排便に関する指導、腹部マッサージ等があります。ただ、これらを実施しても便秘の改善につながらないケースも多いです。

改善が認められない場合は、専門医による診察、検査、薬物療法を行うことを推奨します。

参考文献／
慢性便秘症　診療ガイドライン　２０１７

コレステロール値が低いより高いほうが長生きする？

コレステロール値が高いと、心筋梗塞や脳卒中での死亡率が上がる。

久が原ファミリークリニック／小児科・内科
院長　森川日出男

■コレステロールと死亡率は関係している!?

「コレステロール値が低いとがんや脳卒中の死亡率が高くなるため、むしろコレステロール値は高いほうが長生きする」

週刊誌などで、そのような内容の記事を目にしたことがある方も多いかと思います。

実際はどうなのでしょうか。

それらの記事は、２０１０年に日本脂質栄養学会から「いくつかの疫学調査の結果から、コレステロール値が高いほうが、がんや脳卒中の死亡率が低い」と発表されたことが始まりでした。しかし、多くの医師はこの発表に懐疑的です。

というのも、多くの研究において、コレステロール値が高いほど心筋梗塞や脳卒中などの動脈硬化性疾患になりやすく、死亡率も上がるため、治療等で下げたほうが死亡率は低下すると報告されており、大半の医師がそれをもとに治療を行なっているからです。

■がん・脳卒中とコレステロールとの関係性とは？

コレステロール値が低いこととがん死亡率との関係性については、主にがんの発生や進行に伴ってコレステロール値が低下する、と考えられています。

そのためコレステロール値が低いことで、がんになりやすいというわけではありません。

たとえば原発性肝臓がんでは、肝臓がんの原因として肝硬変がよく知られています。肝硬変ではコレステロールの合成低下を伴うため、がんが発生した時点でコレステロール値が低い状態であることが多いのです。低コレステロール血症が原因で肝臓がんになったかのように思われるかもしれませんが、実際はそうではないのです。

また、喫煙者の肺がんでも同様の関連が見られます。喫煙の影響でおこる慢性閉塞性肺疾患（ＣＯＰＤ）は、全身の炎症、筋肉の障害や栄養障害を伴う全身性疾患であり、コレステロール値も低下します。

ＣＯＰＤと肺がんの合併は多く、ＣＯＰＤでコレステロール値が低下している中で肺がんを合併するのであって、低下したことで肺がんが発生するわけではありません。

さらに脳卒中に関しても、高血圧や脂質異常症、糖尿病、喫煙、加齢などの動脈硬化が原因となっており、コレステロールの治療は脳卒中の発症や再発を予防するために重要です。

脳卒中と低コレステロール血症の関連については、低栄養状態で血管が脆くなっていることが原因と考えられます。こちらに関しても、治療でコレステロールを下げた結果、脳卒中が増えるわけではありません。

■コレステロール値が予想以上に低下した場合は注意が必要

では、なぜ「コレステロール値が低いと死亡率が高くなる」と発表されてしまったのでしょうか。

理由としては、研究対象となった集団に問題があると考えられます。コレステロールが低い集団の中には、低栄養状態の人やがんなどの重篤な疾患にかかっている人が含まれます。当然、それらの人は死亡率が高くなります。

そのため、「コレステロール値が低い＝死亡率が高い」との誤解を生んでしまったと思われます。

たしかに、がんなどの体重が減少する消耗性疾患に罹ると、コレステロール値は低下します。しかし、薬で治療をしてコレステロール値を下げたことで、がんや脳卒中が増えたという報告はありません。その違いを理解しておきましょう。

ただし、コレステロールの治療をしていないのに、または治療中に低下しすぎた場合には、がんを含む消耗性疾患の可能性があるので注意が必要です。

コレステロール値が高いと動脈硬化を起こしやすくなる？

動脈硬化を防ぐには、コレステロールの値だけでなく、中身と質が重要。

能勢町国民健康保険診療所／内科・外科・小児科
所長　宇佐美哲郎

■コレステロールは身体に必要不可欠な栄養素!?

「コレステロールは身体に悪い」というイメージをお持ちの方も多いと思います。ただ実際には、身体に必要不可欠な栄養素です。コレステロールは、細胞の膜を作るのに利用されたり、身体に必要なホルモンや消化液の材料となったりなど、重要な役割を持っています。

いわゆる「悪玉」と言われるLDLコレステロールも、肝臓から全身にコレステロールを運搬するという大切な役割を担っています。また体内のコレステロールのうち約70％は肝臓で合成され、食物から吸収されるのは全体の約30％にすぎません。

■コレステロールの値だけでなくその中身が重要

悪玉のLDLコレステロールの値が高い場合や、善玉のHDLコレステロールの値が低い場合は、脂質異常症と診断され、動脈硬化の危険性が高まると言われています。

近年の世界的研究の結果から、とくにLDLコレステロールの値は低ければ低いほど心筋梗塞などの動脈硬化の病気を防ぐ効果が高いと証明され、薬物療法で積極的にLDLコレステロールを下げる治療を行う医師が多くなっています。

とくに糖尿病や高血圧症など、動脈硬化に関わる他の疾患を合併している方は、しっかりと治療することが重要です。一方でコレステロールは、値だけでなく、中身と質が重要とも言われ、中でも重要なのは、小型・高密度なsmall dense LDLと酸化コレステロールです。small dense LDLは血管の壁に侵入しやすく、また侵入したコレステロールが酸化されると動脈のこぶ（プラーク）が成長しやすくなり、これらが増えると動脈硬化が起こりやすくなるためです。

■動脈硬化を起こしにくい体づくりのために

動脈硬化を予防するには、体内のコレステロールの質を高めましょう。

食べ過ぎ・飲み過ぎや運動不足が続くと、体内の中性脂肪が増えて、small dense LDLが増加しやすくなるので注意してください。

一方、EPAやDHAなどのω《オメガ》3脂肪酸は中性脂肪やsmall dense LDLを抑えるため、それらを多く含む青魚などの魚介類やアマニ油などの植物油を積極的に摂取しましょう。また、食物由来の酸化コレステロールを減らすために、酸化コレステロールの多いファストフードや保存食などはなるべく控えましょう。

体内の酸化ストレスにより、酸化コレステロールが増加するため、喫煙や過度な運動、不規則な生活などは控え、抗酸化物質を多く含む食品を摂るなどデトックスにも心掛けたいところです。ただし、どんなに生活習慣を見直しても改善しきれない体質病・年齢病もあります。医師に勧められた場合は、コレステロールの値を効果的に下げることのできる薬を処方してもらうのも、動脈硬化予防策として有効です。

塩分を摂りすぎると高血圧、動脈硬化になる？

塩分の多い食事が動脈硬化や高血圧を引き起こす。

医療法人沖縄徳州会　湘南鎌倉総合病院／総合内科
田中源八

■高血圧の原因は塩分の摂り過ぎ!?

「高血圧」は、日本で約3人に1人がかかる、非常に身近な病気です。

その一方で、高血圧によって引き起こされる病気には、心疾患や脳卒中などといった、死に至るような重篤なものから、認知症、腎疾患、失明につながることもある眼疾患、勃起障害など日常生活を脅かす病気に至るまで多岐にわたります。そのため、日常生活をより豊かにするために、高血圧をいかに回避するかがとても重要です。

一般的に高血圧の治療法としては、降圧薬（血圧を下げる薬）が処方され、それ以外に、塩分摂取量を抑えた食事、定期的な運動、節酒、禁煙、適正な体重の維持などが推奨されています。

血圧は、心臓から出される血液の量と、血管にかかる圧力によって形成されています。ホースをイメージするとわかりやすいかもしれません。そのため血液の量が増えると必然的に血圧は上昇し、動脈硬化が進みます。血管内に水分を取り込み、結果として血液の量を増やす大きな原因の一つがナトリウム、つまり食塩です。塩分が多い食事は高血圧を引き起こし、減塩が高血圧に良いと言われるのはこのためです。

■減塩にまつわる様々な誤解とは

現在、日本人の食塩摂取量は1日約10~12g前後と言われています。その一方で、日本高血圧学会は、高血圧患者のみならず正常血圧の方にも、1日6g未満を推奨しています。

中には減塩しても血圧に影響しない人もいますが、そもそも減塩できていない人のほうが多いです。それは塩分制限への誤った知識によるものと考えられます。

たとえば醤油は、濃口より薄口のほうが、塩分が低いとよく誤解されています。しかし実際は逆です。また、主菜・副菜に対する塩や醤油を控えているから減塩成功と考えている人もいますが、麺類などにはそれ自体に塩分が含まれており、かまぼこなどの加工食品にも塩分が多く含まれています。

たとえ本人は減塩しているつもりでも、味覚の低下により、食塩摂取量が減っていない可能性もあります。そういった場合は病院での検査や治療が必要となります。

■日頃から正しい減塩を心がけよう

このように減塩が正しくできていないケースは少なくありません。やはり減塩で大切なのは、1食全体を通して「総塩分含有量」を意識することです。そのため、まずは正しい知識を得ることからはじめましょう。

昨今の研究では、塩分過多は高血圧のリスクだけではなく、それ自体が心血管疾患や腎疾患のリスクを高めることが報告されています。

さらに減塩は、高血圧患者以外でも血圧低下の効果があることも指摘されています。

私たちは、健康診断や病院で高血圧を指摘される以前から、正しい減塩を心がけることが大切なのです。

高血圧の治療目標値は低いほど良い？

血圧を下げすぎると、脳卒中や腎臓の機能悪化のリスクが増える。

久が原ファミリークリニック／小児科・内科
院長　森川日出男

■高血圧の基準値とはどのくらい？

以前、「血圧が130を超えると高めです」という内容のCMをよく見かけました。実際はどうなのでしょうか。

そもそも高血圧は、脳心血管病（脳卒中や心臓病）における最大の危険因子です。日本人を対象とした研究では、40～64歳の中年者や65～74歳の前期高齢者において、脳心血管病にかかるリスクやそれによる死亡リスクが最も低くなるのは血圧120／

80㎜Hg未満であることが分かっています。

また血圧140／90㎜Hg以上は、脳心血管病による死亡、その他の病気も含めたすべての死亡の危険因子になることが分かっており、140／90㎜Hg以上が高血圧の基準となっています。

■血圧高めは「120／80㎜Hg以上」

では、それ以下の血圧であれば正常と言えるのでしょうか。実はそうでもありません。

120／80㎜Hg未満と比べると、120～129／80～84㎜Hg、13

成人における血圧値の分類

分類	診察室血圧(mmHg)			家庭血圧(mmHg)		
	収縮期血圧		拡張期血圧	収縮期血圧		拡張期血圧
正常血圧	<120	かつ	<80	<115	かつ	<75
正常高値血圧	120−129	かつ	<80	115−124	かつ	<75
高値血圧	130−139	かつ/または	80−89	125−134	かつ/または	75−84
I度高血圧	140−159	かつ/または	90−99	135−144	かつ/または	85−89
II度高血圧	160−179	かつ/または	100−109	145−159	かつ/または	90−99
III度高血圧	≧180	かつ/または	≧110	≧160	かつ/または	≧100
(孤立性)収縮期高血圧	≧140	かつ	<90	≧135	かつ	≧85

(出典:高血圧治療ガイドライン2019より抜粋)

0～139／85～89㎜Hgの順に脳心血管病の発症率が高いことが分かっています。さらに、120～139／80～89㎜Hgの血圧の人は、生涯のうちに高血圧へ移行する確率が高いことも分かっています。

以上を踏まえ、「高血圧治療ガイドライン2019」では前ページの表のように設定されており、120／80㎜Hg以上が血圧高めと言えるでしょう。

■治療の目標値は低ければ低いほど良いのか？

治療の目標値についてはどうでしょうか。

「高血圧治療ガイドライン2014」では、一般的な治療目標は140／90㎜Hg未満とされていました。その後、様々な研究を経て、治療の目標を140／90㎜Hgにするより130／80㎜Hgとしたほうが、脳心血管病のリスクやそれによる死亡リスクが低いという結果が数多く示されています。

その結果を受けて「高血圧治療ガイドライン2019」では、一般的な治療目標は130／80㎜Hgに引き下げられました（年齢、過去に脳卒中や心筋梗塞になったことの有無、糖尿病や慢性腎臓病の有無などにより異なります）。

では、なぜ治療目標が120／80㎜Hgではないのでしょうか。

その理由は、治療目標を120／80㎜Hg未満に下げることで、脳心血管病のリスクが下がるかどうかはっきりしていないためです。

むしろ、血圧を下げすぎると脳卒中や腎臓の機能悪化のリスクが増えるとされており、低ければ低いほど良いというわけではありません。

結論として、現時点における高血圧の治療目標は「130／80㎜Hg未満を目指す」とされているものの、今後の研究結果によっては、治療目標が引き下げられる可能性も十分にあると思われます。

花粉症は治らない？

舌下免疫療法が効果的。

医療法人社団玉翠会　喜平橋耳鼻咽喉科／耳鼻咽喉科
院長　村川哲也

■スギ花粉症は治らない!?

日本人の三人に一人が悩まされており、今や〝国民病〟とまで言われているスギ花粉症。患者数は、国内だけで数千万人規模に及びます。

ただその対策としては、内服、点鼻、点眼薬を使用して症状を抑えているのが現状です。毎年のように、春になると薬で症状を抑制しているだけなのです。このような対策は、薬の効果が持続しているあいだは問題ないのですが、花粉症の体質そのものは改善していません。つまり、根本的な解決にはなっていないのです。

では、花粉症は治らないものなのでしょうか。実は、舌下免疫療法という保険診療によって、スギ花粉症の体質を改善することができます。

■「シダキュア」を舌下投与すれば花粉症は治る！

「シダキュア」という、スギ花粉をラムネ状にした錠剤があります。これを毎日一錠ずつ舌下投与すると、スギ花粉症の体質が改善されます。

舌の下に置き、唾液で溶かしながら1分後に飲み込むだけなので、誰でも簡単に続けられます。症状があれば、年齢に制限はなく年配の方でも使用できます。また価格もリーズナブルで、三割負担の方で一日約44円です。

ただし、治るまでには相応の期間が必要です。小さい氷よりも大きい氷のほうが溶けるのに時間がかかるように、軽症よりも重症のほうが治るのに時間がかかります。治療開始前にスギ花粉症の有無を検査しますが、併せて重症度もみるため、治療に必要な年数の目安が分かります。子供の頃からスギ花粉症に罹《かか》っている方も、大人になってから罹った方も、数年継続すれば治ります。

また、毎日継続するのが基本ですが、服薬を一日忘れたからといって、効果が途切れてしまうことはありません。イメージとしては、千段以上ある金比羅《こんぴら》さんの階段を上っているようなものです。途中で休憩しても階段を下りているわけではなく、到着時刻が遅れるだけで、再び上り始めればゴールまで辿り着けます。また、途中でやめてしまったとしても、それまでの効果はあります。たとえ完全に治っていなくても、軽症にはなっているはずです。ちなみに子供でも、シダキュアを舌下に保持できれば服用できます。当院では、3歳から始めている子もいます。

■他のアレルギーを予防するために

さらに、舌下免疫療法をはじめると、スギ花粉以外のアレルギー発症を抑える効果もあります。

たとえば、草が生えている状態をイメージしてみてください。日光を当てないと、草は徐々に萎《しお》れて枯れてしまい、他の草も生えてきません。同様に、スギ花粉症というアレルギー反応も徐々に軽症になり、他のアレルギーも発症しません。

しかし、草が一本しか生えていなくても、日光を当てているといつの間にか他の草が生えてくるように、一つのアレルギーを発症している子供は、成長に伴い他のアレルギーも発症してしまいます。その結果、重症化することもあります。

そのため、スギ花粉症を発症していることが検査で判明したら、軽症であってもすぐに治療を開始しましょう。スギ花粉症を重症化させず、また他のアレルギーを発症させないためにも、シダキュアでの早期治療をおすすめします。

ちなみに舌下免疫療法は、スギ花粉が飛散していない時期にしか開始できません。症状が出現している春に受診しても、花粉の飛散が終了した後に始めることになりますが、できるだけ早く耳鼻咽喉科を受診しましょう。

シダキュアでの治療を行った場合の花粉の症状

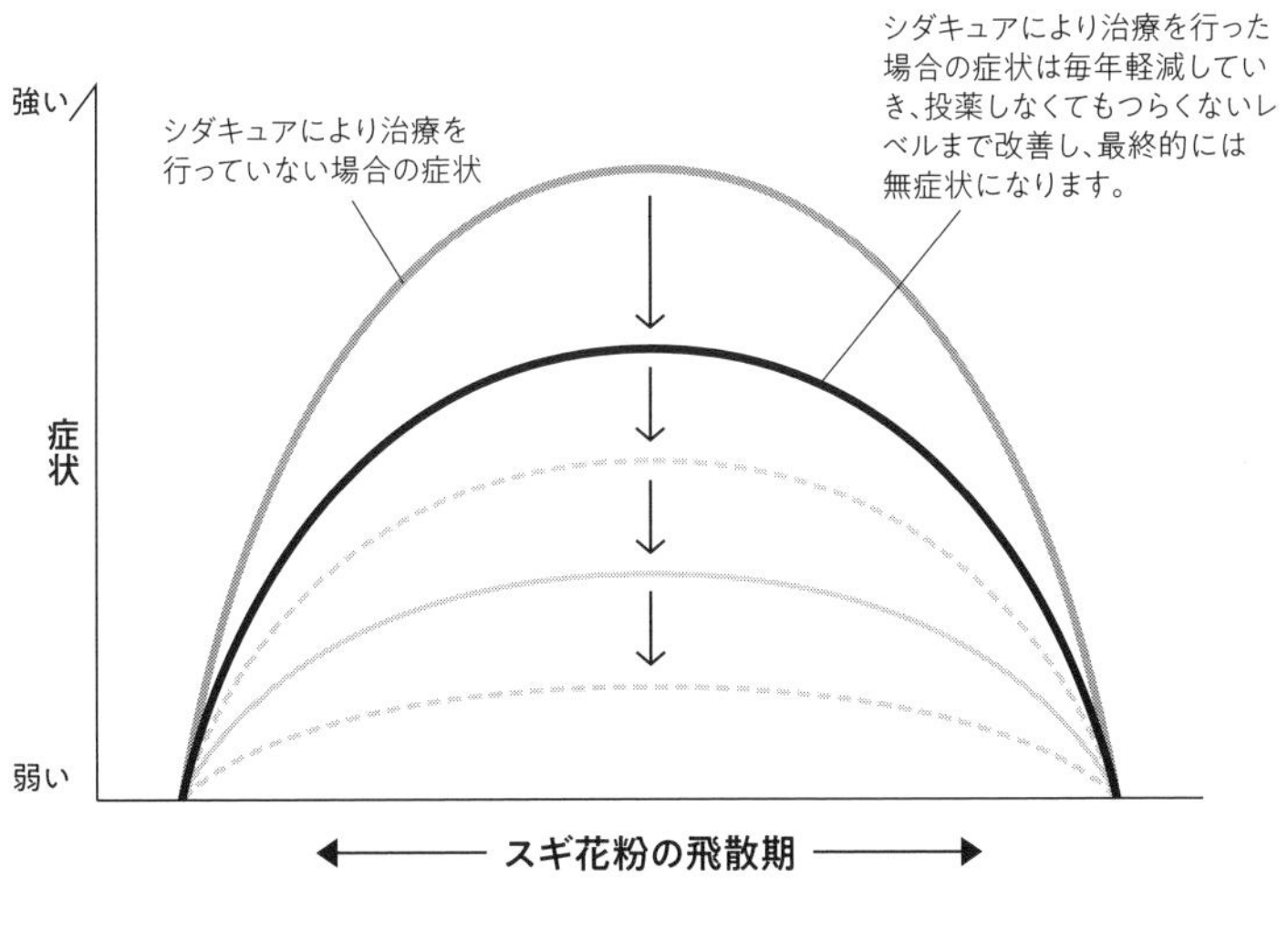
強い
症状
弱い
シダキュアにより治療を行っていない場合の症状
シダキュアにより治療を行った場合の症状は毎年軽減していき、投薬しなくてもつらくないレベルまで改善し、最終的には無症状になります。
スギ花粉の飛散期

花粉症はヨーグルトで克服できる？

腸内環境の改善が花粉症対策になるが、食べすぎによる弊害も。

医療法人みみ・はな・のど　せがわクリニック／耳鼻咽喉科
理事長　瀬川祐一

■ヨーグルトが花粉症対策になる!?

花粉症の症状を抑えるには、ヨーグルトが効果的と言われています。実際はどうなのでしょうか。

１９８０年代において、花粉症の人は国民の10％程度でした。それが２０１６年の東京都の調査では45％まで増え、今や国民病と言われています。

花粉症患者が増えた理由は、花粉の飛散量が2倍になったためと考えられていますが、喘息《ぜんそく》やアトピー性皮膚炎など他のアレルギー疾患も増えており、それだけでは説明できません。

アレルギー患者が増えている原因は、食生活の変化や生活環境の乱れ、ストレスなどによる腸内環境の変化が注目されています。

腸は、食べた物を消化・吸収するだけでなく、病原菌やウイルスなどの異物を攻撃する「免疫」というしくみを持っています。免疫に関わる細胞の60〜70%は腸に存在していることから、「腸は体内で最大の免疫器官」と言われるほどです。

そのため免疫機能を正常に保つには、

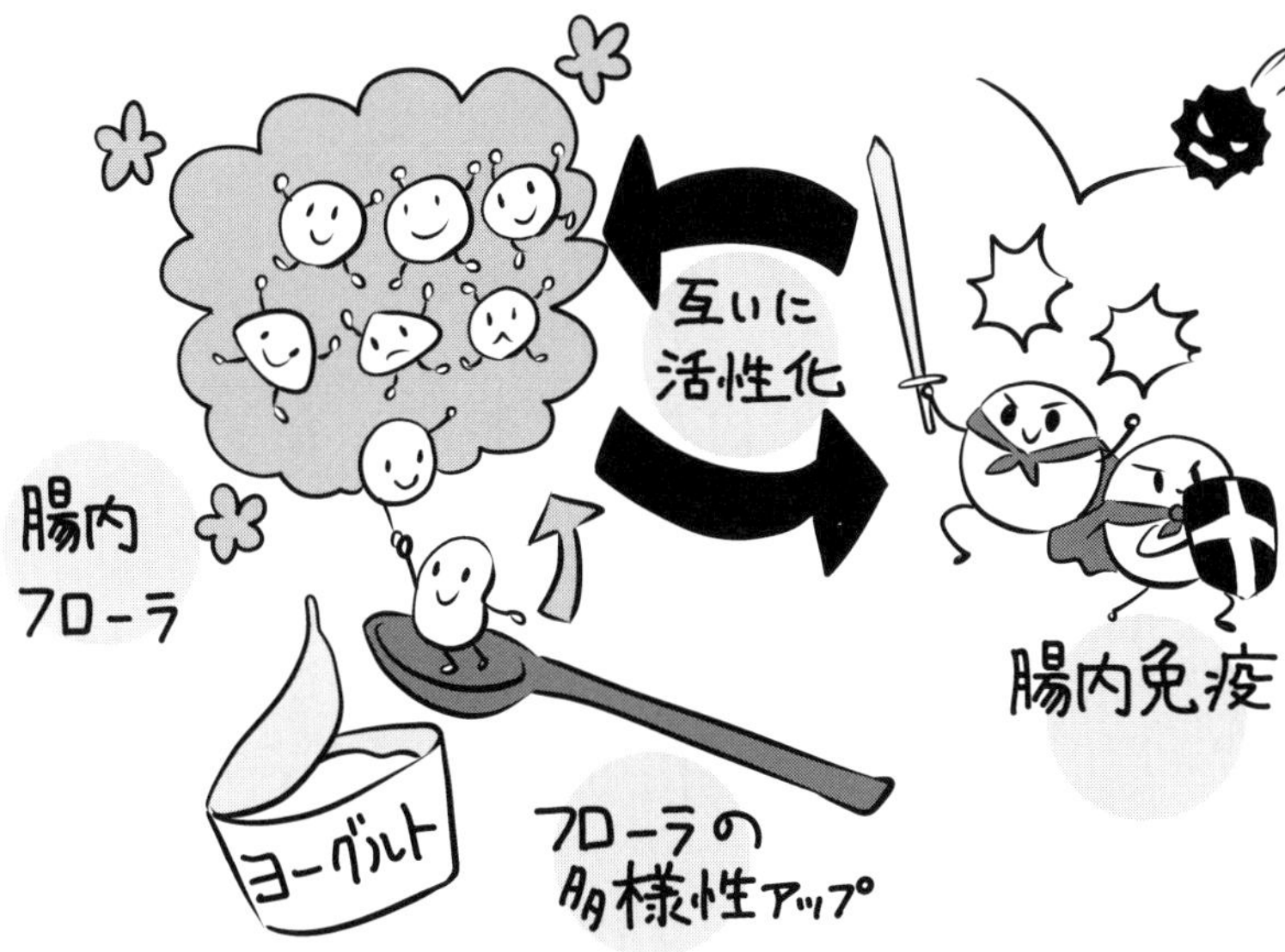
互いに
活性化
腸内
フローラ
腸内免疫
ヨーグルト
フローラの
多様性アップ

腸内環境を改善させることが鍵になります。具体的には「腸内フローラ」とよばれる腸内細菌のバランスを整えること、つまり腸内の善玉菌を増やし、悪玉菌を減らすことが重要です。

そこで、腸内の善玉菌の一種である「乳酸菌」を多く含む食品を摂ることが、腸内環境を改善させ、花粉症などのアレルギー対策にいいと考えられています。

ただ、口から摂取する乳酸菌のほとんどは熱や酸に弱く、腸に届くまでに大幅に減ってしまいます。そこで近年では、生きて腸に届く乳酸菌が含まれたヨーグルトが販売され、それを食べることで花粉症が克服できると期待されるようになりました。

■ヨーグルトの常食に伴う3つの問題

一方で、ヨーグルトが花粉症に効果があるとするには、３つの問題点があることがわかっています。

１つ目は、乳酸菌の定着についてです。人の腸内細菌のバランスは3歳くらいまでに完成するといわれており、その後、口からいくら乳酸菌を摂取しても、乳酸菌が腸に定着し、腸内細菌のバランスを変化させるまでには至らないという複数の研究報告が発表されています。つまり、乳酸菌を摂取している間しか、乳酸菌は腸にとどまることができず、ヨーグルトの乳酸菌を腸に定着させるためには摂取し続ける必要があるのです。

2つ目は、ヨーグルトなどの乳製品には、カゼインというタンパク質が多く含まれているという問題です。カゼインは腸の消化酵素で分解されにくいため、腸に長くとどまり、やがて炎症を引き起こし、リーキーガット症候群と呼ばれる腸の異常の原因になるといわれています。リーキーガット症候群では腸粘膜の細胞同士の接着力が緩み、細胞間に隙間が生じることで、異物が腸から体内へ入りやすくなってしまいます。その結果、アレルギーやさまざまな体調不良を引き起こすと考えられています。

3つ目は、遅延型アレルギーの問題です。ヨーグルトを毎日食べるなどして同じ種類のタンパク質を毎日取り続けると、そのタンパク質に対するＩｇＧ抗体が産生され、遅延型アレルギーを発症するリスクがあります。そうしたリスクも考慮しなければなりません。

このようにヨーグルトを毎日摂取することは、さまざまな弊害を引き起こす可能性があることを忘れないようにしてください。

■腸内環境を改善するためのポイントとは

　では、どのようにして腸内環境を改善していけばいいのでしょうか。ポイントは次の3つです。

①善玉菌を増やす
　乳酸菌やビフィズス菌などの善玉菌は、味噌やぬか漬け、納豆などの発酵食品に多く含まれます。また、野菜や海藻、キノコ類などに含まれる食物繊維は、善玉菌のエサとなり、善玉菌の増殖を促します。ただし、食品で摂取する場合は、同じものを連日摂取することは避けましょう。

②悪玉菌を増やさない
　乳製品に含まれるカゼインや小麦に含まれるグルテンなどのタンパク質は、腸内環境を悪化させます。その他、アルコールやカフェイン、添加物や合成保存料などにも注意が必要です。さらに、ストレスや睡眠不足なども悪玉菌を増やす原因となるため、生活習慣の改善も重要です。

③腸粘膜の材料となる栄養を摂取する

腸粘膜の細胞は、わずか3日程度で生まれ変わります。粘膜細胞の材料になるのはタンパク質ですが、普段の食事においてタンパク質が不足してしまうと、丈夫な粘膜細胞を作り出すことはできません。その他、ビタミンA、鉄、ビタミンCなども、粘膜強化に重要です。

これら3つの点を踏まえて、花粉症対策につながる腸内環境改善を目指しましょう。

乳酸菌は、本当に大腸がんの予防になるの？

腸内環境が整うことでがんの予防につながる。

医療法人ハートアンドオンリー　福岡天神内視鏡クリニック／内視鏡内科・消化器内科・胃腸内科
院長　**秋山祖久**

■乳酸菌を摂取すると大腸がんの予防になる!?

「乳酸菌」のさまざまな効能については広く知られています。その中には、「大腸がんの予防になるのでは？」という意見もあります。実際はどうなのでしょうか。

その根拠としては、ヨーグルトや乳酸菌が入った整腸剤を摂取することで菌が生きたまま腸に届き、大腸の環境が良くなり、大腸がんの予防になるというものです。

結論から言うと、乳酸菌によって腸内環境が改善し、免疫力が向上することで、大腸がんを含む各種がんの予防になるのは事実です。

ただし、必ずしも生きたままの菌を腸に届ける必要はありません。菌が死んでいても、腸内環境改善や免疫力の向上、ひいてはがんの予防になるのです。

■「死んだ乳酸菌」も善玉菌の餌になる

今から100年以上前、効率よく乳酸菌を摂るために整腸剤が開発されました。それから現在まで、生きた乳酸菌をどれだけ腸に届けられるかを各社が競い合い、様々な整腸剤が発売されています。

たとえば、有名な整腸剤の1つに「ビオフェルミン」があります。この「ビオ」という言葉は、「生きた」という意味を表しています。

では、なぜ生きた乳酸菌を腸に届けることに、各社は心血を注いできたのでしょうか。その理由は、乳酸菌が生きたまま腸に届くことで、様々な効果を発揮すると考えられていたからです。

しかし近年では、死んだ乳酸菌（死菌）でも、生きた乳酸菌と同等の効果があることが証明されました。

具体的には、小腸の免疫活性化スイッチを乳酸菌で押すことで免疫力が上昇。その作用として、間接的に腸内環境を良くすることが重要だと認識されています。

　たとえ生きた乳酸菌を摂っても、生きたまま大腸に届く数は限りなくゼロに近く、胃酸や胆汁などによってほとんどが死滅してしまいます。また、生きたまま腸内に届いたとしても、そこで乳酸菌が増殖することはほとんどありません。

　他方で、死んだ乳酸菌でも善玉菌の餌となり、善玉菌優位となって悪玉菌が減ります。それにより、腸内

善玉菌・悪玉菌の作用

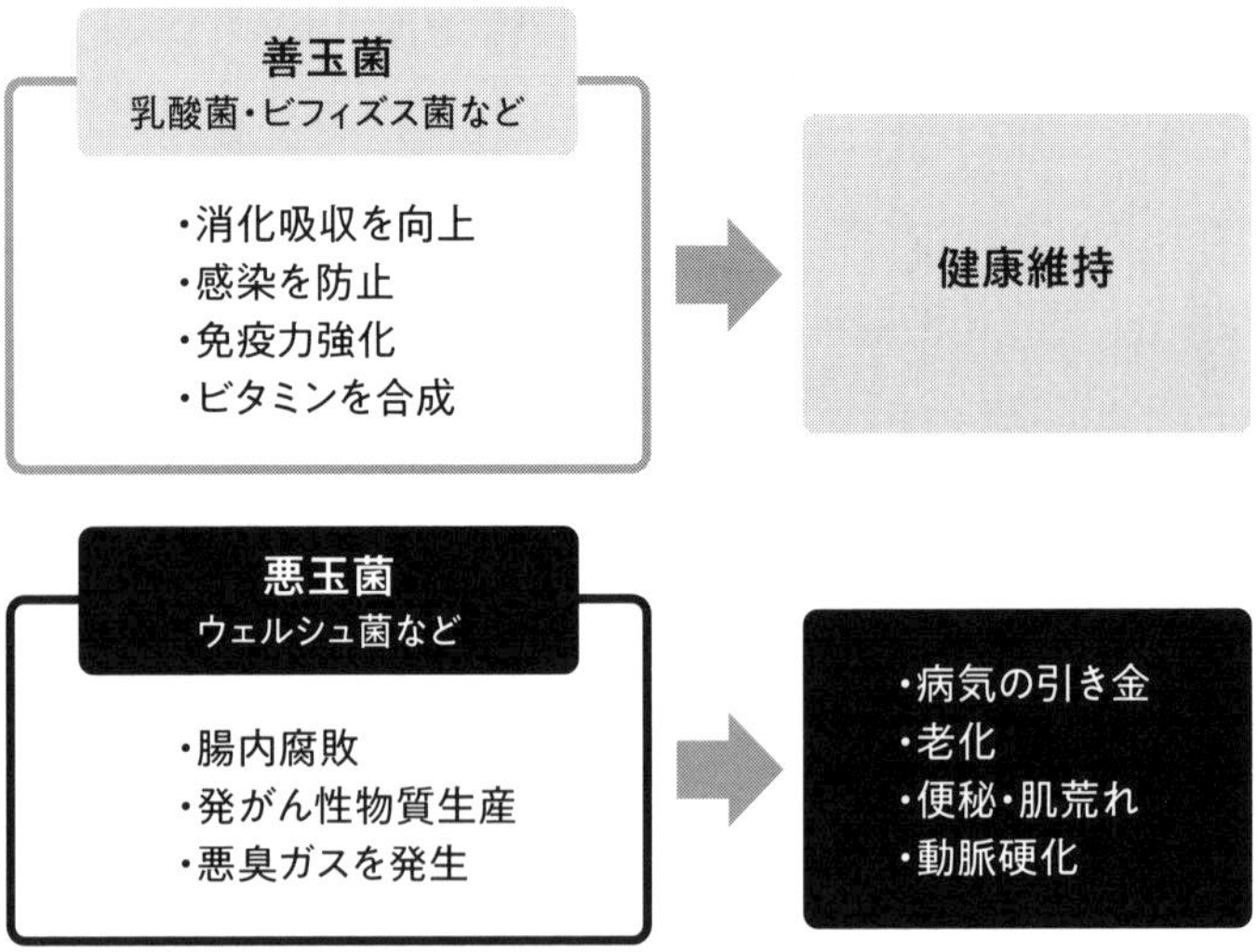

環境が整います。腸内環境が整うことで様々な効果があるのですが、大腸がんの原因と言われている悪玉菌（とくにウェルシュ菌）の増殖が抑えられ、がんの予防につながります。

■乳酸菌はたくさん摂ったほうがいい！

以上のことから、乳酸菌を生きたまま腸に届ける必要はなく、死んだ菌（死菌）でも十分に効果があることが分かっています。さらに最近の知見では、乳酸菌をたくさん摂ったほうが良いとされています（数打ちゃ当たる理論）。

人間の腸内には、1000種類、100兆個以上の腸内細菌が棲んでいます。そのため、たくさんの乳酸菌を摂らないと、腸内環境に影響を及ぼすまでには至りません。具体的には、1日1兆個ほどの乳酸菌を摂る必要があると言われています。

近年では、1日1兆個の乳酸菌が摂れるサプリメントが発売されています。なるべくたくさんの乳酸菌を毎日摂り、それを続けることが大切です。数百億レベルではなく、1兆単位で摂取するよう心がけましょう。

善玉菌：悪玉菌：日和見菌は2：1：7が理想って本当？

はっきりしていない。

医療法人梅華会グループ　東長崎駅前内科クリニック／
内科・胃腸科・内視鏡内科・消化器内科・肝臓内科
院長　吉良文孝

■理想的な菌のバランスはわからない!?

善玉菌・悪玉菌・日和見菌について、「2：1：7」が理想的な割合であると言われることがあります。

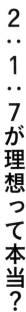

しかし、結論から言うと、「本当のところはよくわからない」というのが実態です。

いわゆる「善玉菌」は、乳酸菌やビフィズス菌を指すことが多く、大腸菌など食中毒に関わる菌などを「悪玉菌」、それ以外がいわゆる「日和見菌」として扱われています。
しかし最近の研究では、日和見菌の中にも、注目すべき菌があることが分かってきたのです。

■善玉・悪玉・日和見の垣根がなくなっていく

たとえば「Akkermansia muciniphila、Faecalibacterium prausnizii」といわれる菌は、日和見菌の一種です。それが近年の研究では、糖尿病などエネルギー代謝や免疫力アップに役立っている可能性が示唆されています。

また、一般的に「ウェルシュ菌」といわれ、悪玉菌とされることが多い「Clostridium perfringens」が産生する物質にも、大腸がんの抑制効果があるといった報告もあります。

科学の発展とともに、さまざまな研究が行われるようになるにつれて、今後は善玉・悪玉・日和見と分類された菌の垣根はなくなっていくと思われます。菌自体だけでなく、その菌が産生する化学物質に注目が集まっていくでしょう。

善玉・悪玉・日和見という分類がなくなる日も、そう遠くないかもしれません。

断食すると体調が悪くなる？

適度な断食は健康への近道。

医療法人社団　梅華会／耳鼻咽喉科・小児耳鼻咽喉科・アレルギー科
理事長　梅岡比俊

■1日3食は腸の負担になる!?

私たちの多くは、朝食を含めて1日3回食事をするのが一般的です。ただ江戸時代には、1日2食が普通でした。

しかも最近の研究によると、1日3食だとつねに食物が腸内に存在し、腸が動いているといわれています。

野菜などであれば3時間ほどで消化されますが、穀物は8時間、肉などは12時間ほど消化にかかるそうです。

それだけ長い時間体内に食物があるということは、ほぼ24時間、つねに腸が動いていると言っても過言ではありません。

■疲れやすいのは腸のはたらきが原因

私たちが食物を消化するのには「酵素」が必要です。

酵素には「消化酵素」と「代謝酵素」の2つがあるのですが、消化酵素ばかり出していると代謝酵素の働きが鈍くなり、新陳代謝がおろそかになってしまいます。その結果、つねに疲れやすい状態になってしまうのです。

そこで断食が注目されるようになり

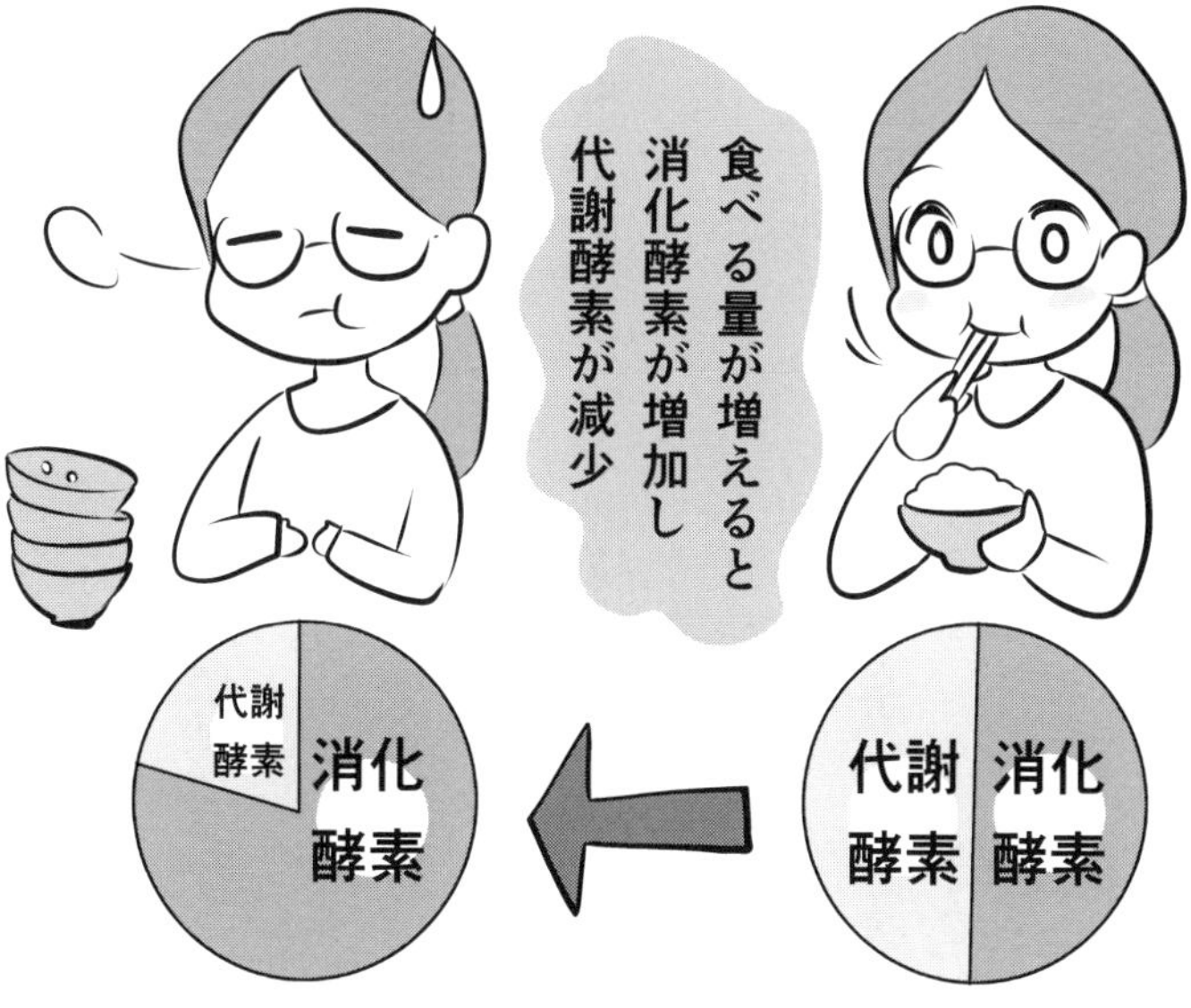

ました。断食は、動き続けている胃腸を休め、疲れやすい状態を改善します。具体的には、消化吸収のよい食べ物を中心に1日2食にしたり、食べている時間を6時間以内にしたりします。

たとえば12時と18時に食べ、それ以降は何も食べなければ、残りの18時間がファスティング（断食）の時間となります。

そのように胃腸を休めてボディメンテナンスする健康法には、その効能を裏づける論文が数多く発表されています。

たとえば、食べる間隔をおさえることによって、体内のインシュリンを減らすということがあります。

インシュリンを分泌する機会が増えると、さらに食物を求めるようになり、肥満になるとともに糖尿病のリスクが高まります。そのような事実からも、ファスティングは理にかなった方法です。

■ファスティングの健康効果とは

ただし、年がら年中ファスティングばかりしていると続きません。そもそもファスティングには準備期・実施期・回復期があり、それぞれの段階を経て定期的に行うのが望ましいでしょう。

ファスティングをすると、食べ物の味や匂いに敏感になります。私も経験があるのですが、大根の甘みから梅干しの酸味まで、改めて感じることが多いです。

またファスティングには、体内環境をリセットし、腸内環境の調子を整える効果もあります。新陳代謝を促すことにもなるので、ダイエット・健康・減量、いずれの効果も期待できます。

ただ、それらの効果はあくまでも副次的なものです。それよりも、疲れた身体を癒やしてあげることによって、代謝酵素を全身に行き渡らせることが大事です。

ちなみに「ブレックファスト」という言葉には、「破る」や「壊す」という意味の「ブレック（ブレーク）」がついています。ファストは「ファスティング（断食）」を意味するため、断食を破るのがブレックファストであり、それが〝朝食〟の語源となります。

そう考えると、昔の人は、断食を習慣として取り入れていたのかもしれません。

粗食のほうが長生きする？

粗食で長生きできるとは限らない。

医療法人順齢會　南砂町おだやかクリニック／内科
院長　井上宏一

■粗食には「栄養」への配慮が欠けている

戦後以降の「栄養改善普及運動」をきっかけに、日本では、動物性タンパク質と脂質の摂取量が増えていきました。それまで、穀類やイモ類が全カロリーの9割以上を占めていた状況を考えると、大きな変化です。

その後、徐々に高カロリー・高脂肪を中心とする欧米食が国内に普及します。しかしその一方で、そうした食事が生活習慣病、心臓病、アレルギー疾患の原因であるという考え方が広がり、1995年頃から「粗食」が注目されるようになりました。

動物性タンパク質や脂質を減らした粗食によって、摂取カロリーを控え、病気を防ぎ、長生きも可能だと考えられてきたのです。

ただ近年では、粗食が必ずしも健康的な食習慣だとは考えられていません。健康で長生きを実現するためには、粗食やカロリー制限より、必要な栄養素を摂取できる食事のバランスが重要だと考えられています。

つまり、粗食によって摂取カロリーや脂肪を減らすことができても、必要な栄養素を摂れなければ健康とは言えないのです。現代ではむしろ、代謝に必要な栄養素を摂取できるような食の重要性が叫ばれています。

■高齢になっても元気な人は肉を食べる

たとえば、高齢者のフレイルについて考えてみましょう。

フレイルとは、加齢に伴う様々な機能変化や予備能力低下により健康障害に対する脆弱性が増加した状態のことです。フレイルは可逆的な面もあり、心身に対する介入が必要ですが、とくに身体面においては栄養素の摂取が大切だと考えられています。

東京都健康長寿医療センター研究所の新開省二先生の報告によると、80歳以上では、

ＢＭＩ20㎏／㎡以下の割合が22・５％～29・３％、血清アルブミン（血液中のタンパク質、栄養状態の指標）４・０ｇ／ｄＬ以下の割合が16・４％～31・９％という結果になりました。また、男女65歳以上の年齢別の栄養素摂取量も、男女とも一部のビタミンを除き、年齢層が高くなるとともに有意に低下していました。

　このことから分かるのは、摂取カロリーよりも、必須栄養素を摂取することが加齢とともに重要になる、ということです。

　事実、年を重ねても元気な人はよく肉を食べる人と言われますが、タンパク質以外の栄養も摂取できているからかもしれません。前記データ対象者は恐らく通常の食事

国民健康・栄養調査からみたBMI低値、血清アルブミン低値の者の割合（高齢者）

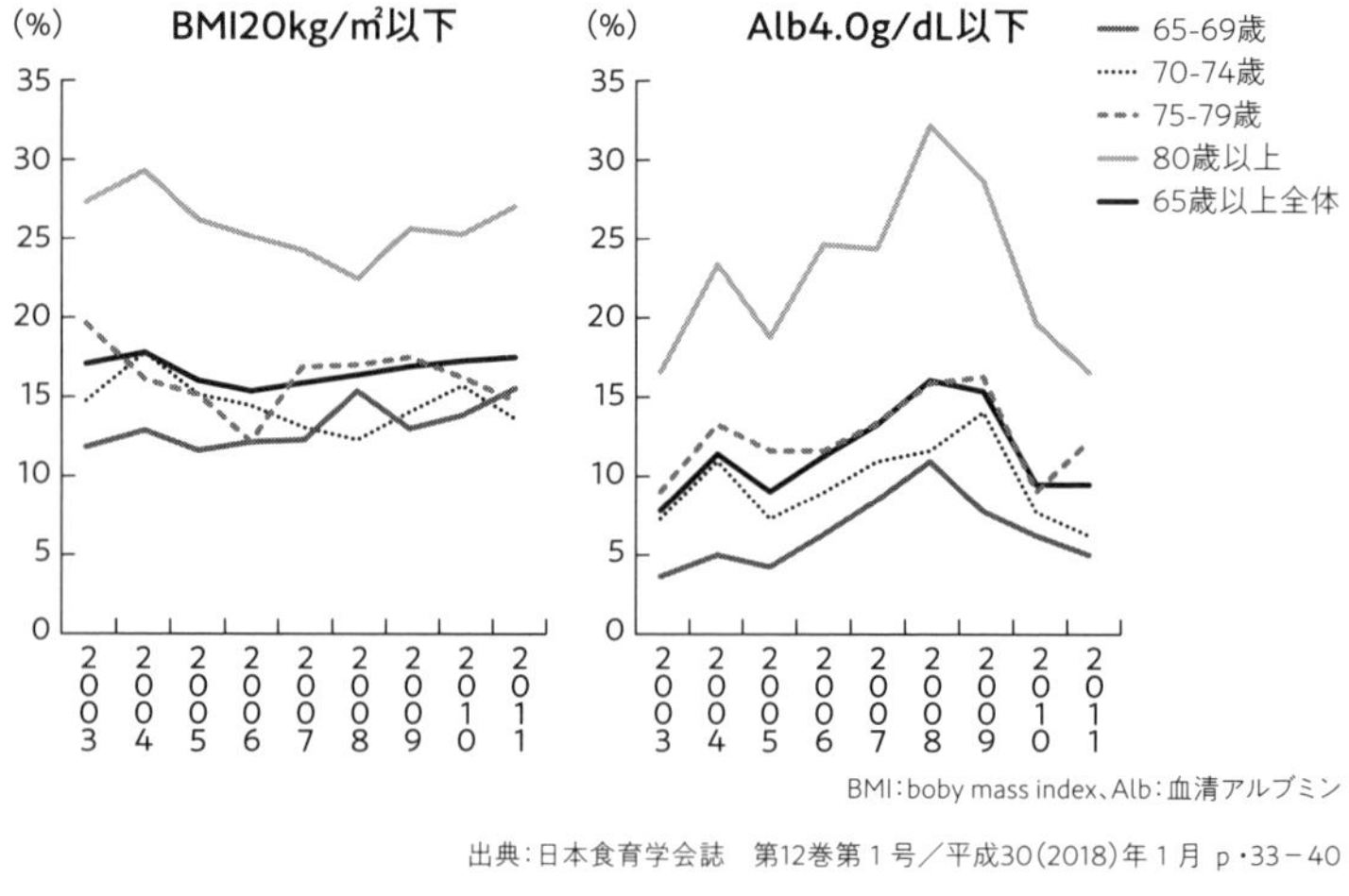

BMI：boby mass index、Alb：血清アルブミン

出典：日本食育学会誌　第12巻第１号／平成30（2018）年１月 p・33－40

をとっていると思われますが、粗食ではさらに栄養素不足になった可能性があります。

一般的に三大栄養素は糖質、脂質、タンパク質ですが、昨今はさらにビタミン、ミネラル、食物繊維、フィトケミカルなども体の働きに必要な栄養素と考えられています。

これらはがんや感染症から体を守る免疫反応、体内の炎症や障害を修復する働きなど、日常生活で多岐にわたる反応に利用されます。これらすべての栄養素を粗食で充足するのは大変難しいと考えられます。

■食の役割を見直すことが長生きの秘訣

本来、食を通して栄養素をとるのは、長生きが目的ではありません。生きるためであり、そして心身ともに健康で幸せに暮らすためでもあります。

そのためには、カロリーや脂質ばかりに目を向けるのではなく、栄養に配慮するようにしてください。年齢とともに不足しがちなタンパク質を、肉、魚、卵、豆腐などの大豆製品などで毎日しっかり摂り、またビタミン・ミネラルを含む野菜も摂るように心がけましょう。必要な栄養素を十分に摂取することが、長生きの秘訣です。

食は私たちの命の元。食事をいただけることに日々感謝の気持ちも持ちたいですね。

交感神経と副交感神経には優劣がある？

優劣ではなくバランスとして考えるべき。

きたにし耳鼻咽喉科／耳鼻咽喉科・アレルギー科
院長　北西剛

■自律神経は治療するものではない!?

「自律神経を整えれば健康になる」「緊張状態になっている交感神経をゆるめて、リラックス神経である副交感神経を高めると健康になる」

そのように考えている人も多いのではないでしょうか。事実、診察をしていると「自律神経をよくする薬をください」といわれることも少なくありません。

また、不調の原因はストレスであることから、交感神経をゆるめ、副交感神経を高めようと〝がんばって〟体をゆるめようとする人もいます。

実は、このような考え方自体、間違っています。自律神経は治すもの、がんばってゆるめるものという発想は、正しいものではありません。

そもそも自律神経は2つに分類されます。体のアクセル役としての「交感神経」と、ブレーキ役としての「副交感神経」です。ただ、これらの自律神経は、もともと治すものではありません。また、自律神経を〝整えましょう〟と指導する人もいますが、そのように強制的に整えるものでもないのです。

自律神経はあくまでも、日常生活の中で〝自然に整う〟ものなのだと理解してください。そこから、正しい対処法が導き出せます。

■副交感神経は2つに分類される

自律神経系に関しては、S・W・ポージェス博士の「ポリヴェーガル理論」が注目されています。その内容を簡単に紹介すると、交感・副交感神経のバランスとされてきた自律神経の中に「社会神経系」という概念を取り入れ、「交感神経」「狭義の副交感神経」「社会神経」の3つが一体となり、環境変化や危機に対応するというものです。

このうち副交感神経は、「背側迷走神経」と「腹側迷走神経」に分けられます。

背側迷走神経とは、危機的な状態に陥ったときに体の働きを止める、いわばシャットダウン用の神経です。気分が落ち込み、何もやる気がしなくなるのは、この神経がはたらいて、体を動かないようにする防衛手段といえます。

一方で腹側迷走神経は、とくに霊長類で発達している神経系で、呼吸や心拍に関連するとともに、相手の表情や声色を感じ取り、円滑なコミュニケーションを取る際にはたらくため、社会神経と呼ばれています。

本来私たちは、まず社会神経系である腹側迷走神経複合体が優先的に作動し、冷静な判断で、周囲との協力によ

多重迷走神経理論（ポリヴェーガル理論）とは

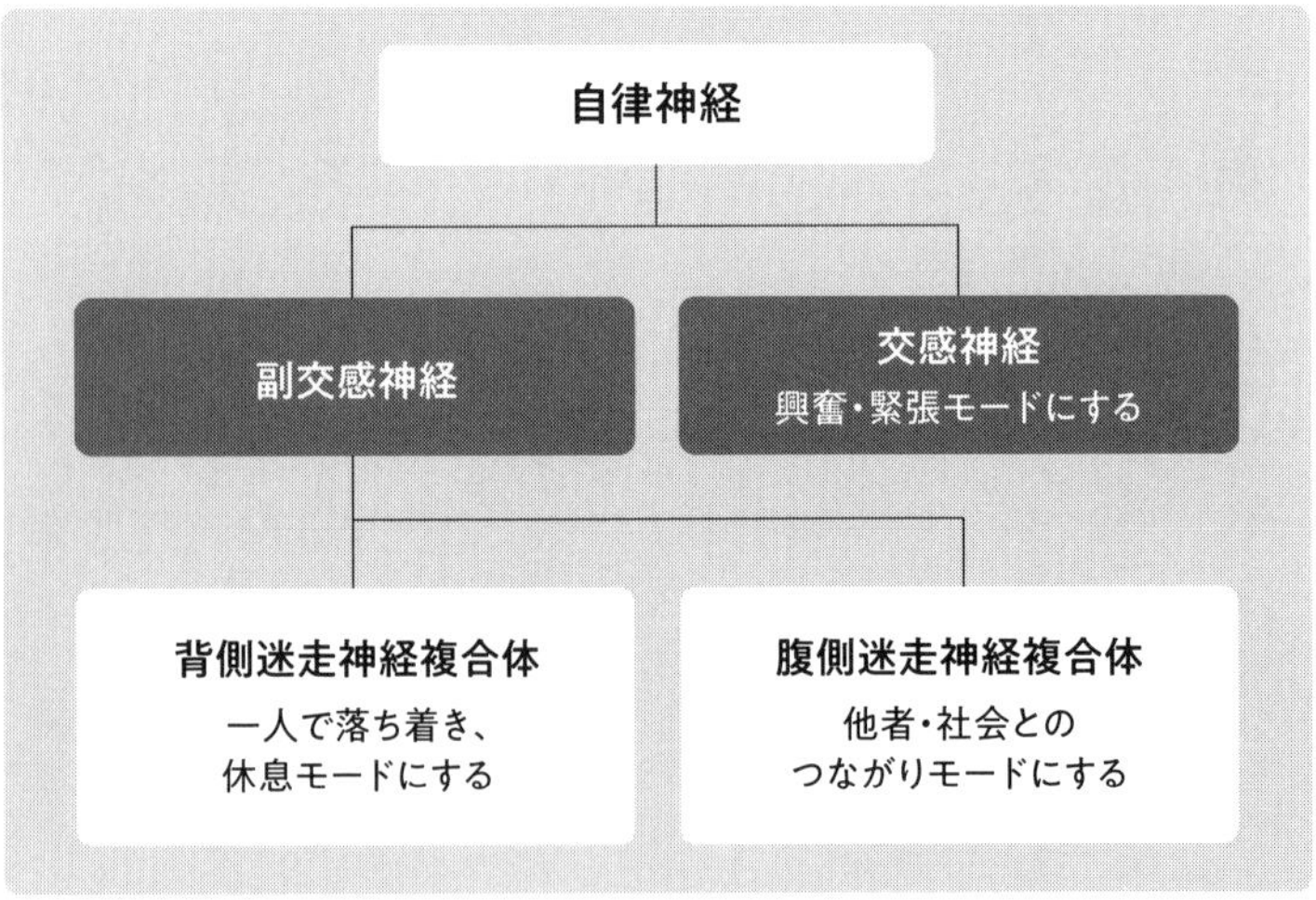

り問題を解決しようとします。それでも対応できない場合、他の自律神経系で対処しています。

このような事実をふまえ、交感神経・副交感神経のはたらきを〝優劣〟ではなく、〝バランス〟として考えることが大切なのです。

■社会神経系がはたらく環境をつくろう！

時間や責任に追われる現代人は、社会神経系だけでは対応できないケースが多く、交感神経の高まりによって緊張状態が続き、体が疲弊しています。

反対に背側迷走神経がはたらきすぎると、防御反応として、何もしない、できない、落ち込む、引きこもるということになりかねません。

そこで重要となるのが、まず、社会神経系がはたらく安心した環境をつくること。加えて、交感神経や背側迷走神経が作動しているときは、あえて自身の表情や声を見つめ直し、手足や首を動かして社会神経系に戻す工夫です。

こうした知識があれば、日常生活においても、「今はどの自律神経系がはたらいているのか」を立ち止まって考え、冷静に対処できるのではないでしょうか。

熱中症対策にはスポーツドリンクがいい？

スポーツドリンクではなく経口補水液が最適。

目黒外科／外科
院長　齋藤陽

■熱中症はなぜ起こる？

ときどき、「熱中症対策にはスポーツドリンクがいい」という意見を耳にすることがあります。果たして、本当にそうなのでしょうか。

そもそも人体には、体温調節機能が備わっています。事実、私たちは体温が上昇すると汗をかき、汗が蒸発する際の気化熱によって高まった体温を冷ましています。

ただ、湿度が高いと、汗がなかなか蒸発しません。また風が吹いていないと、気化熱によって体温を下げることができず、さらに大量の汗が出て、体内の水分が大量に失われ、脱水症を引き起こしてしまうのです。このように熱中症は、「高体温」と「脱水症」という2つの問題によって引き起こされます。車にたとえると、冷却水が足りなくなってエンジンがオーバーヒートしてしまったのと同じ状態です。

したがって熱中症の対策には、体の冷却と汗で失われた水分の補給が欠かせません。

■水を飲むことが「水分補給」なのではない

ただし、水を飲むだけで熱中症対策になるわけではありません。汗の主な成分は水と塩分（ナトリウム）です。そのため、水分と塩分を補給することが大切です。

また水分だけしか補給せず、塩分の補給がおろそかになると、体内の塩分濃度が低くなってしまいます。体は、低くなった塩分濃度を元に戻そうとして、飲んだ水を尿として排出しようとします。その結果、脱水状態になってしまうのです。

体内の塩分濃度が低下すると、けいれんが起きることもあります。その点、水だけを大量に飲むのはむしろ逆効果。熱中症対策として、経口補水液などが推奨されているのはそのためです。

■経口補水液とスポーツドリンクはどちらがいい？

一般的に、スポーツドリンクはナトリウム濃度が低く、ブドウ糖濃度が高くなっています。それはスポーツで消費したエネルギーを補給するためです。気温や湿度があまり高くない環境下であれば、汗によって水分と塩分が失われにくく、スポーツドリンクによる水分補給でも十分かもしれません。しかし、真夏の炎天下での作業やスポーツなど、大量に汗をかくシーンでは熱中症リスクが高く、水分とともに大量の塩分が失われます。

そこで水分と塩分の補給が不可欠なのですが、より塩分濃度が高いほうが、速やかに体内に吸収されます。したがって夏の熱中症対策には、スポーツドリンクよりもナトリウム濃度の濃い経口補水液のほうが適していると言えます。

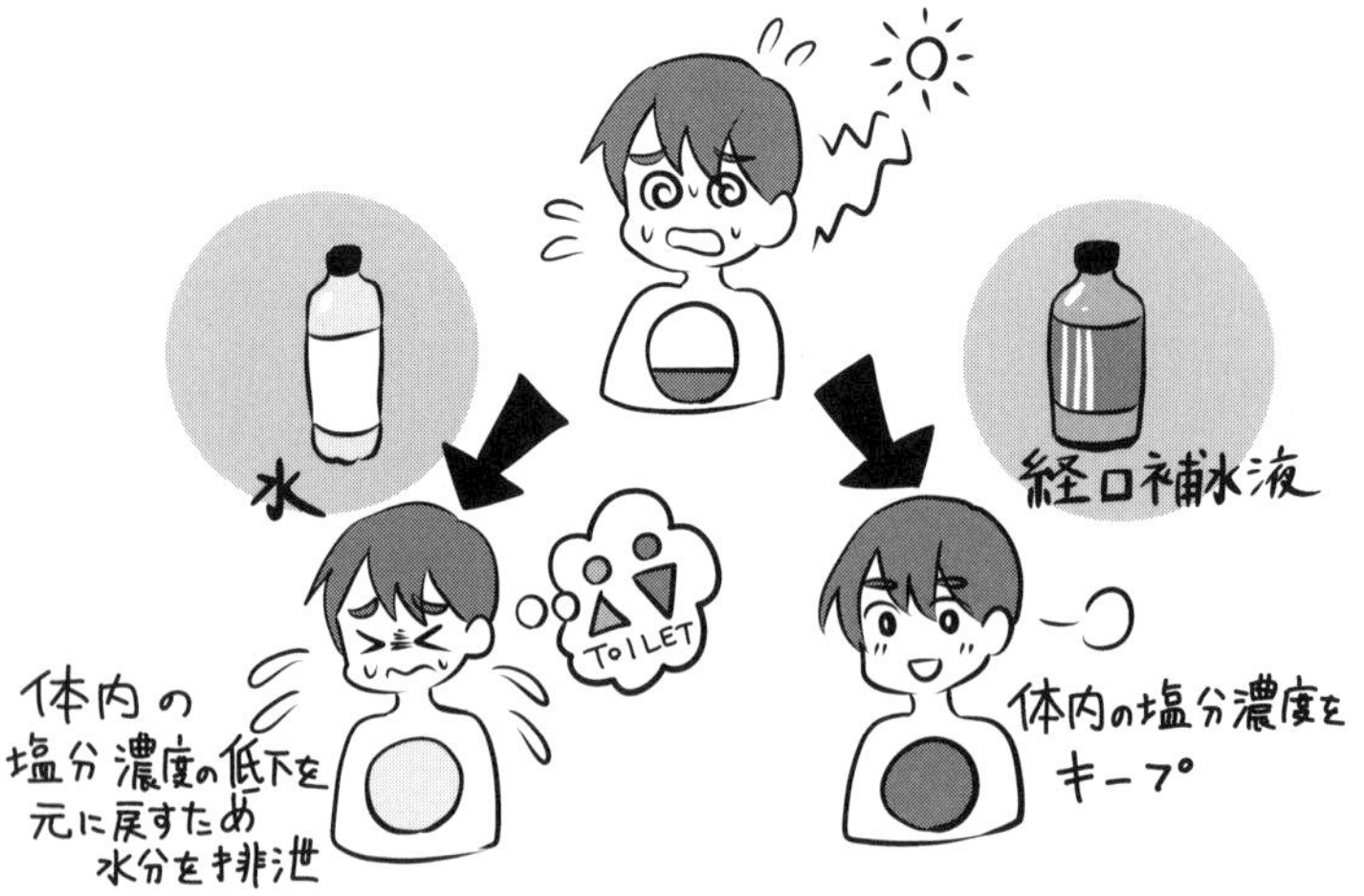
水
経口補水液
TOILET
体内の
塩分濃度の低下を
元に戻すため
水分を排泄
体内の塩分濃度を
キープ

早寝早起きは長生きの秘訣？

すべての人に早寝早起きが良いとは限らない。

医療法人成松会　足立耳鼻咽喉科／耳鼻咽喉科
院長　足立光朗

■早寝早起きは万能ではない!?

世間では、早寝早起きは長生きの秘訣であると信じられています。早く寝て早く起きることが健康にも良く、寿命も長くなると考えられているようです。

しかし早寝早起きは、必ずしも、すべての人にとって良いこととはいえません。なぜなら規則正しい生活リズムは、年齢によって異なるためです。

また、たとえ同じ年代であっても、個人差があります。そのため一概には言えません。

　無理に早寝早起きをしようとして、体に負担をかけてしまっては元も子もないのです。

■無理に早寝早起きをするのは逆効果！

　早寝早起きで規則正しい生活ができている人は、それが良い習慣になっています。一方で、高齢者の方に多いのですが、夜明け前に起きたくないのに目が覚めてしまい、宵の口にウトウトとし、夜になっても寝付けないようでは困ります。また、やっと寝付いてもトイレが近いために眠りが細切れとなっていると、深い眠りは得られません。

　つまり、望んでいない早寝早起きは、睡眠の質という点において健康に悪いとさえ言えるのです。

　そもそも、十把ひとからげに、すべての人に良い習慣というのはありません。年齢という区切りでみても、小さな子供、思春期の若者、中高年、高齢者などによって、概日リズムや平均睡眠時間は異なりますし、個人差もあります。

■規則正しい生活リズムには体内時計のリセットが不可欠

1938年に2人のアメリカ人、ナサニエル・クライトマンとブルース・リチャードソンが、太陽の光がまったく届かない巨大な洞窟「マンモス・ケーブ」で、日光と体内リズムの関係を研究しました。

その結果、体内リズムはきっちり24時間ではなく、だいたい24時間の周期（平均24時間15分）で刻まれていることが分かっています。

もともと私たちの体は、日々、睡眠と覚醒を繰り返しています。

睡眠と覚醒を決める要素は2つあ

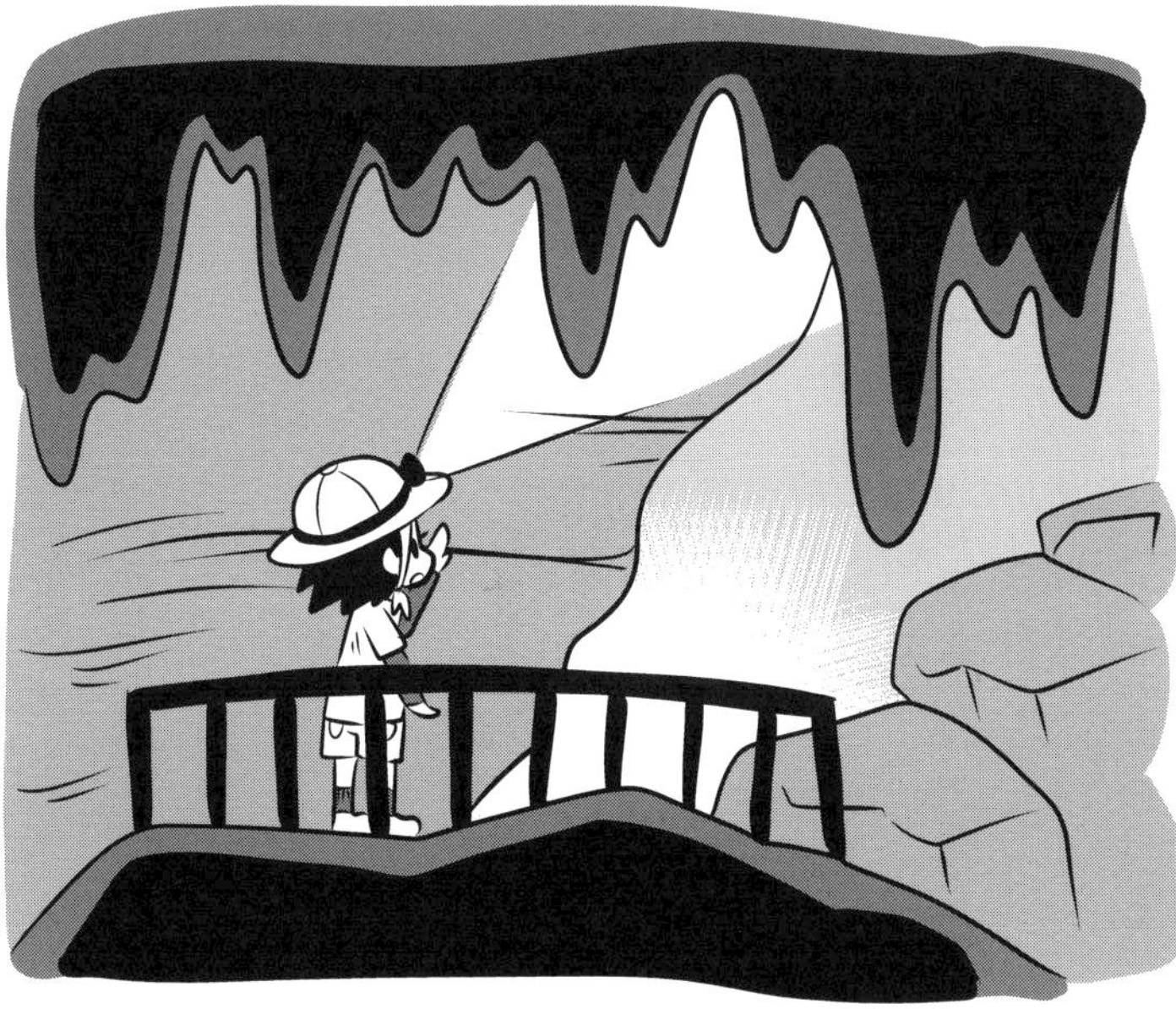

り、約24時間単位の概日リズムと睡眠圧です。この2つを上手く調節することで、規則正しい生活リズムが生まれます。

ただし人間の体は、体内時計をリセットしないと、毎日少しずつ寝つきの時間が遅くなり、生活リズムがくずれてしまいます。体内時計のリセットは、太陽の光などが信号となるため、生活リズムを整えるには、毎日決まった時間に朝日を浴びることが大切です。

具体的には、体内時計をリセットしてから15〜16時間後にメラトニンが分泌され、眠気が出てきます。そのため、朝7時に朝日を浴びると、22〜23時頃に眠気が出てきます。そこから逆算し、朝日を浴びるのがポイントです。

■太陽の光を利用して睡眠リズムを整えよう

ここまでの話をまとめると、同じ時間に寝て、同じ時間に起きることが大事だと分かります。そしてそのために活用したいのは朝日を浴びる習慣です。

ただ、あくまでもメラトニンの原料であるセロトニンを活性化させるために朝日を浴びることが大切なのであって、早起きしすぎたり、夜明け前に起きたりする必要はありません。過度な早寝早起きも同様に逆効果です。

大事なのは、早く寝ることではなく、日々十分なレム睡眠をとれる効率の良い睡眠をいかにとるかということ。

つまり、年齢および個人差をふまえて最適な概日リズムや平均睡眠時間を考慮した睡眠スケジュールの確立が求められます。

まずは、朝決まった時間に、太陽の光を5分ほど浴びる習慣をつくりましょう。できれば太陽の光が望ましいのですが、スマホなどのブルーライトを朝5分ほど浴びて、体内時計をリセットする方法もあります(ブルーライト目覚まし法)。

一方で寝室には、スマホなど睡眠の妨げになるものは一掃しましょう。夜、同じ時間に寝たい人は、体内時計をリセットしてから15~16時間後に眠気が出ることを利用し、決まった時間に朝日を浴びるようにしてください。

睡眠は、340万年にもおよぶ進化の末に完成したシステムであり、自然の万能薬です。太陽の光を上手に利用して、最適な睡眠スケジュールを確立しましょう。

ストレスと健康は関係がある？

慢性的なストレスが健康を阻害する。

ラ・ヴィータ統合医療クリニック（2021年6月表参道ウェルネス統合医療クリニック開業予定）／循環器内科・外科
院長　森嶌淳友

■ストレスはやる気の問題!?

ストレスには、いろいろなものがあります。身体に対するストレスや精神的なストレスもあれば、いいストレスも悪いストレスもあります。

ただ個人差はあるものの、過度なストレスは、精神だけでなく身体にも負担を与えるのは事実です。

企業の取り組みとしてストレス度合いを調べているところもありますが、もともとストレスは数値化しづらく、実際にどれだけ負担がかかっているかわかりません。

また病院に行ってもストレス度合いが数値で表されず、血液検査やCT検査などで異常がなければ、病気ではなく「ただやる気がないだけ」と思われることも多いです。

しかし、その結果は本当に正しいのでしょうか?

実は、ストレスが関係する臓器の反応を検査していないため、その結果は正しいとは言えないのです。

■ストレスのメカニズムとは?

ストレスがかかると、まず、脳の中の視床下部や下垂体に刺激がきます。

その後、副腎という腎臓の上にあるホルモン臓器に指令が届き、副腎ホルモンができます。副腎ホルモンは、やる気を起こしたり、戦闘態勢に入ったりする役目を果たします。

しかし、ストレスが慢性的にかかると、こうした反応が続いてしまいます。そうすると、副腎ホルモンが出にくくなり、「副腎疲労」になってしまいます。この副腎疲労が、慢性的な疲労の原因となるのです。

この状態になると、免疫力の低下やアレルギーの悪化などが起きやすくなります。

アメリカなど海外の学会では、この副腎疲労が２０００年ごろから話題となっており、すでにストレスから副腎疲労に至るメカニズムも解明されてきています。

このようにストレスを放置しておくと、重大な病気に発展することもあるので注意が必要です。

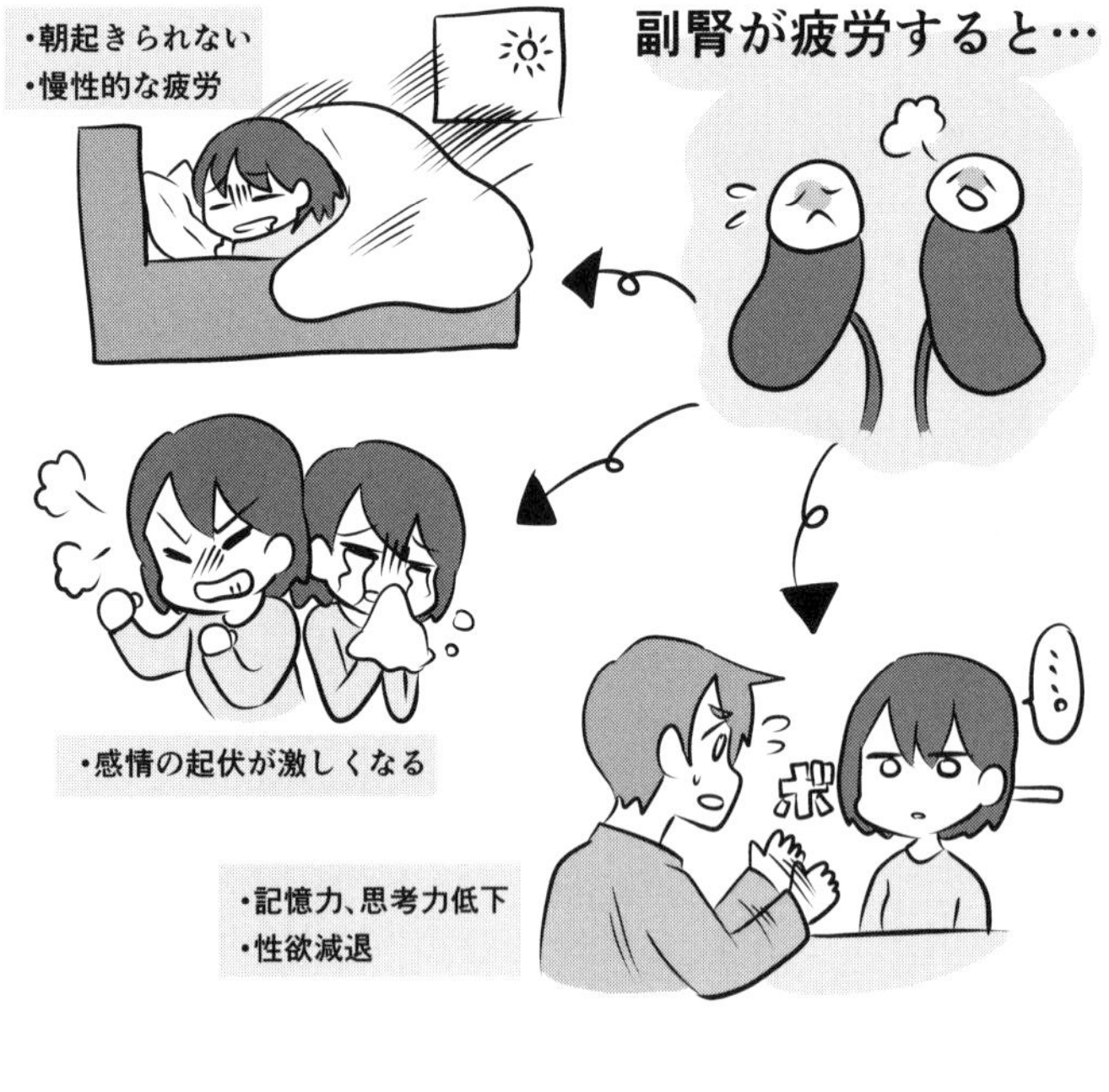
副腎が疲労すると…
・朝起きられない
・慢性的な疲労
・感情の起伏が激しくなる
・記憶力、思考力低下
・性欲減退
ボ
…。

■正しいストレスへの対処法

では、どのように対処すればいいのでしょうか。

まずは、ストレスを溜めないようにすることが大事です。運動や趣味に没頭するなど、ストレスがかかっていることを忘れられる状態を作り出すことが求められます。

次に治療については、ストレスを測定することからはじめます。

私のクリニックでは、ドイツ振動医学バイオレゾナンスの機器を使用してストレスを科学的に測定し、どのような治療を行うべきかを見極めています。

具体的には、漢方やホメオパシー、フラワーレメディなどでメンタルのストレスを減らすことが可能です。

さらに、副腎の機能を回復させるのにはビタミンCの点滴が有効です。ビタミンCは経口での吸収に限界があるため、点滴にて高濃度ビタミンCを体内に取り込むことが大切です。

このように、ストレスの状態を明らかにし、適切に対処していくことが健康につながります。

タバコを吸うとストレス解消になる？

喫煙は依存症。
ストレスが解消されると感じるのは単なる錯覚。

ぽよぽよクリニック／小児科
院長 田草雄一

■タバコによってストレスを解消できる!?

「タバコを吸うとストレスが解消される」と言う人がいます。

しかし、喫煙者がタバコによってストレスを解消できると感じるのは、ニコチンが引き起こす錯覚です。実際は、ストレス解消になっていません。

仕組みはこうです。

喫煙によって数秒で脳内にニコチンが到達し、脳内のニコチン受容体に結合。それによって多幸感や満足感をもたらすドーパミンが放出され、30分ほどで脳内のニコチン濃度が低下します。そうすると、欠乏症状（イライラ感、ソワソワした感覚）からストレスと感じ、再度喫煙することによって欠乏症状が一時的に解消されます。その結果、「喫煙をすればストレスが解消される」と思い込まされるのです。

したがって、喫煙によって解消されるストレスの本質は、単なる「ニコチンの禁断症状」にすぎません。

むしろ、喫煙をやめるとストレスが軽くなったという報告があります。

岡山大学の研究グループが質問票で

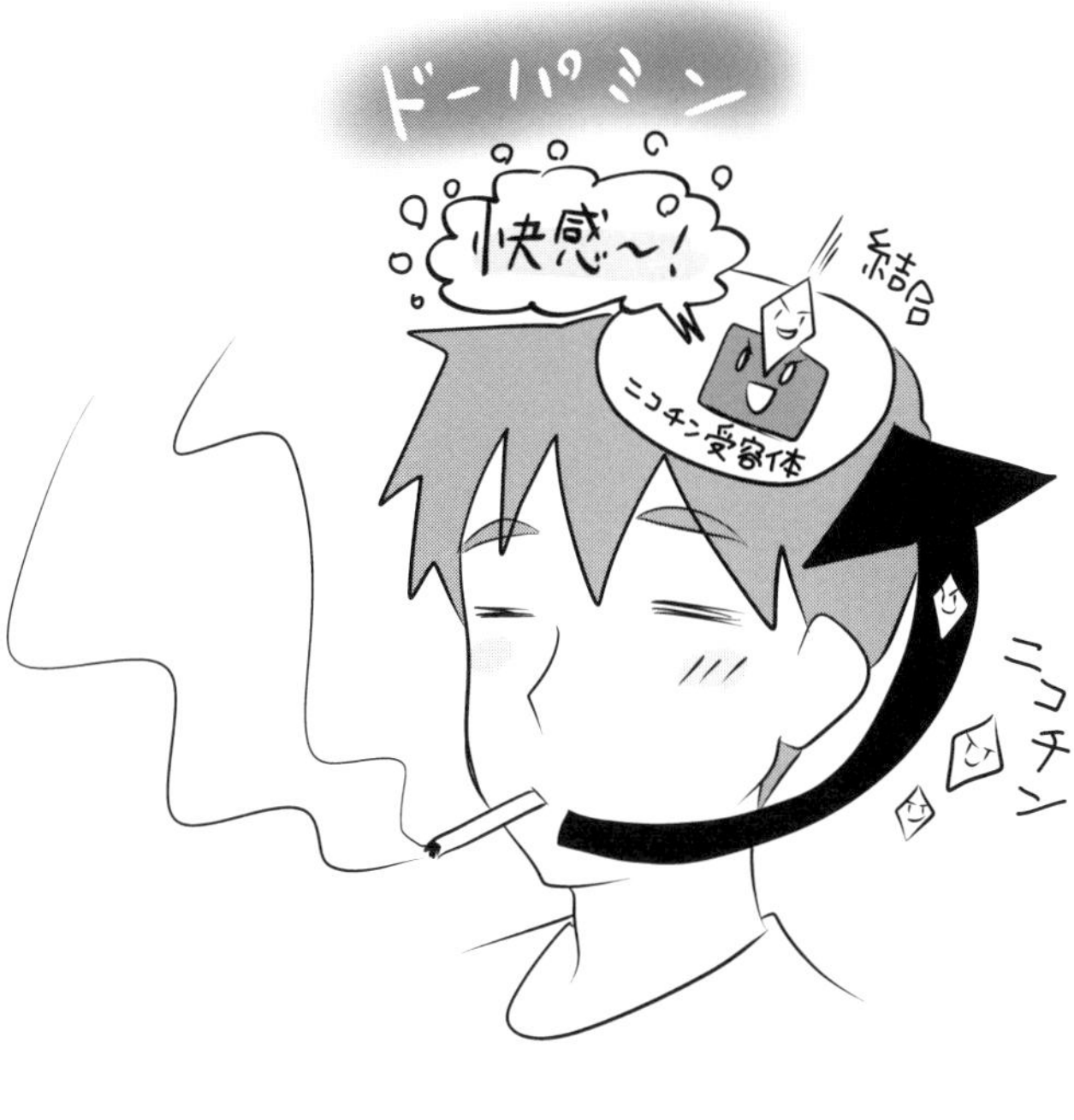

ストレスの度合いを調べたところ、禁煙を開始したグループでは半年後、1年後のストレスの度合いが、喫煙を継続したグループと比べて大きく減少していたというのです。

このことからも、喫煙がストレス解消につながらないのは明らかです。

■加熱式タバコなら健康に悪くない？

では、「害が少ない」「禁煙に役立つ」などのキャッチフレーズで売り出されている加熱式タバコについてはどうでしょうか。

２０１８年厚生労働省が発表した加熱式タバコの科学的知見は、「1．主流煙には紙巻きタバコと同程度のニコチンを含むものがある」「2．主流煙に含まれる主要な発がん物質の含有量は紙巻きタバコに比べれば少ない」「3．喫煙時の室内におけるニコチン濃度は紙巻きタバコに比べれば低い」というものでした。

また、２０１９年日本呼吸器学会が出した見解と提言は、「1．加熱式タバコが産生するエアロゾルには有害成分が含まれており、健康への影響が不明のまま販売されることは問題である。また、加熱式タバコが紙巻きタバコより健康リスクが低いという証拠はなく、いかなる目的であってもその喫煙は推奨されない」「2. 加熱式タバコの使用者の呼気には有害成分が含まれており、喫煙者だけでなく、他者にも健康被害を起こす可能性が高い」というものでした。

したがって、加熱式タバコは、必ずしも推奨されるものではないと言えそうです。

■禁煙に成功した人の多くが「よかった」と感じている

喫煙は、「ニコチン依存症」という病気です。

現代では、保険診療を使って治すことができます。しかも、ニコチンパッチや経口禁煙補助剤を使って、より楽に禁煙にチャレンジできるようになりました。

禁煙した人の多くは、「イライラしなくなった」「疲れにくくなった」「タバコ臭を気にしなくてよくなった」「喫煙所を探さなくてよくなった」「禁煙により使えるお金が増えた」など、いずれもポジティブな感想を抱いています。

喫煙者の方が、ニコチンの呪縛から一日も早く解き放たれることを切に願っています。

健康管理をしっかりしている人は長生きする？

健康だけでなく幸福であるかどうかも重要。

メッドセルクリニック大阪／内科・神経内科・美容皮膚科
院長　安宅鈴香

■健康管理だけでは長生きできない!?

「健康管理をしっかりしている人は長生きする」。そのような常識が、世間では一般的かと思います。

しかし本当のところは、健康管理をしっかりしている人が、必ずしも長生きするとは限りません。長生きできることもありますし、長生きできないこともあります。

そもそも健康管理というと、「日々の生活習慣」「栄養バランスのとれた食事」「有酸素運動」「良質な睡眠」「禁煙」「適度なアルコール摂取」などをイメージする方が多いでしょう。

たしかにこれらに留意すれば、生活習慣病になりにくくなり、死亡原因となる脳や心臓の血管障害を防げるのは事実です。また、毎年人間ドックや検診を受け、普段と違う身体の不調にいち早く対処していれば、がんなどの予防や早期発見も可能となります。

ただ、それだけで、本当に長生きできると言い切れるのでしょうか。

たとえば、趣味をもったり、社会とのつながりを保ったりすることも、内面的・精神的な健康には欠かせません。そのことが、認知症の予防にもつながります。

他方で、あまりにも健康に執着し、いわゆる〝健康オタク〟になって心配ばかりしている人は、精神的な負担を抱え続けることになります。それでは、長生きできないのも無理はありません。少なくとも、〝幸せな長寿〟とは言えません。

■長寿に欠かせない幸福感とポジティブシンキング

厚生労働省の発表によると、2019年時点において、日本の100歳を超える人は7万1238人いるそうです。

そんな健康長寿の代表ともいえる百寿者（１００歳以上の人）や超百寿者（１０５歳以上の人）の調査から、長寿者の秘密が少しずつ分かってきました。

長寿者の多くは、一日中テレビをじっと見ているのではなく、少しでも体を動かし、健康に配慮した生活を送っています。家の階段を上り下りして食卓へと向かう、調子が良ければ家の周りを散歩するなど、できる範囲での日常動作を続けています。

また、共通している最も重要なことは、皆さん幸福感が高く、自分の人生を肯定的にとらえている（ポジ

100歳以上の高齢者数の推移

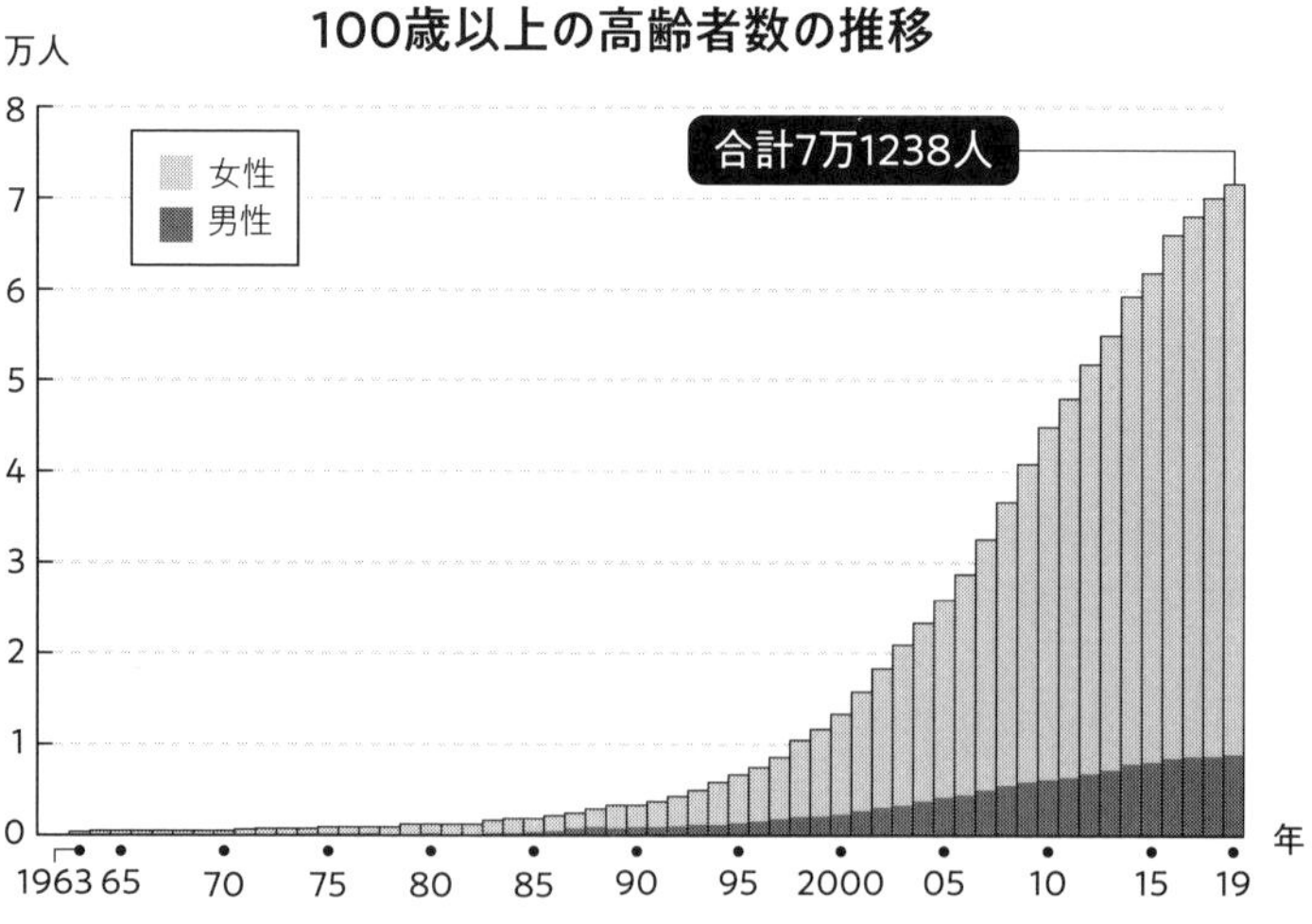

※厚生労働省調べ

ティブシンキング）ということです。事実、健康に留意するだけでなく、幸せに生活をしている方が多いのです。

■長寿の秘訣は「心が健康である」こと

「サイエンス」という科学雑誌に載った有名な論文「Happy People Live Longer」でも、幸せな人は長生きするということが科学的に示されています。

幸せな人ほどコルチゾールのレベルが低く、高血圧や糖尿病になりにくいことに加えて、脳や身体の老化も遅いという内容です。

一方で、日本人の青年〜壮年世代の死亡原因を見てみると、20〜40歳の死因の第1位は自殺です。また、40〜50歳の死因の第2位も自殺です。これを見ると、身体だけの健康管理をしていても、幸せに長生きできないように思います。

幸せに長生きするためには、適度に身体の健康管理をしながら、何よりも心が健康であること。それが一番大事なのではないでしょうか。

リウマチはお年寄りの病気？

20代の若い人でもリウマチになる。

さとう埼玉リウマチクリニック／リウマチ科
院長　佐藤理仁

「リウマチって、お年寄りの病気でしょ？」

「腰が痛いのも、リウマチなのかしら？」

「リウマチは難病で、寝たきりになるの？」

「レントゲンが問題ないならリウマチは心配ない！」


リウマチに関して、このようなイメージをお持ちの方も多いのではないでしょうか。

実は、これらはすべて間違った常識です。

ここであらためて、リウマチの正しい知識を学んでおきましょう。

■若い人でもリウマチになる！

1つ目の「リウマチはお年寄りの病気」については、リウマチが発症する年齢は20～50歳代が中心です。中でも女性に多く、子育てや家事、仕事などに励んでいる方が発症しています。

2015年に「リウマチ友の会」より発表されたデータによると、最も多いのが40代で24・7%、次いで50代が23・7%、30代が19・3%、20代が12・5%となっています。このことから、20～50歳代でリウマチと診断された人が全体の約8割を占めているのがわかります。

ただし、この割合はリウマチと診断された時の年齢によるものです。痛みがでてからリウマチと診断されるまでに数カ月から数年かかる場合もあるため、発症の年齢はもう少し若くなる傾向があると言われています。

2つ目の「腰の痛みはリウマチ」については、体のどこかに痛みがあれば、すべてリウマチの心配があるというわけではありません。「関節リウマチ」という名前のとおり、リウマチは関節の中に炎症が起きます。そのため筋肉痛や神経痛、しびれなどはリウマチの症状ではありません。リウマチの症状は関節が腫れて「ズーン」や「ズキズキ」などと痛むのが特徴です。さらに、関節の中でもリウマチが出やすい場所と出にくい場所があり、手首や指の付け根、足の指の付け根などは出やすく、腰や指先（第一関節）は出にくいのが特徴です。

先程の調査によると、最初に痛くなった部位として最も多いのが手指で52・1％、次いで手首37・7％、足指・足の裏で24・6％の順番とな

リウマチと診断された年齢

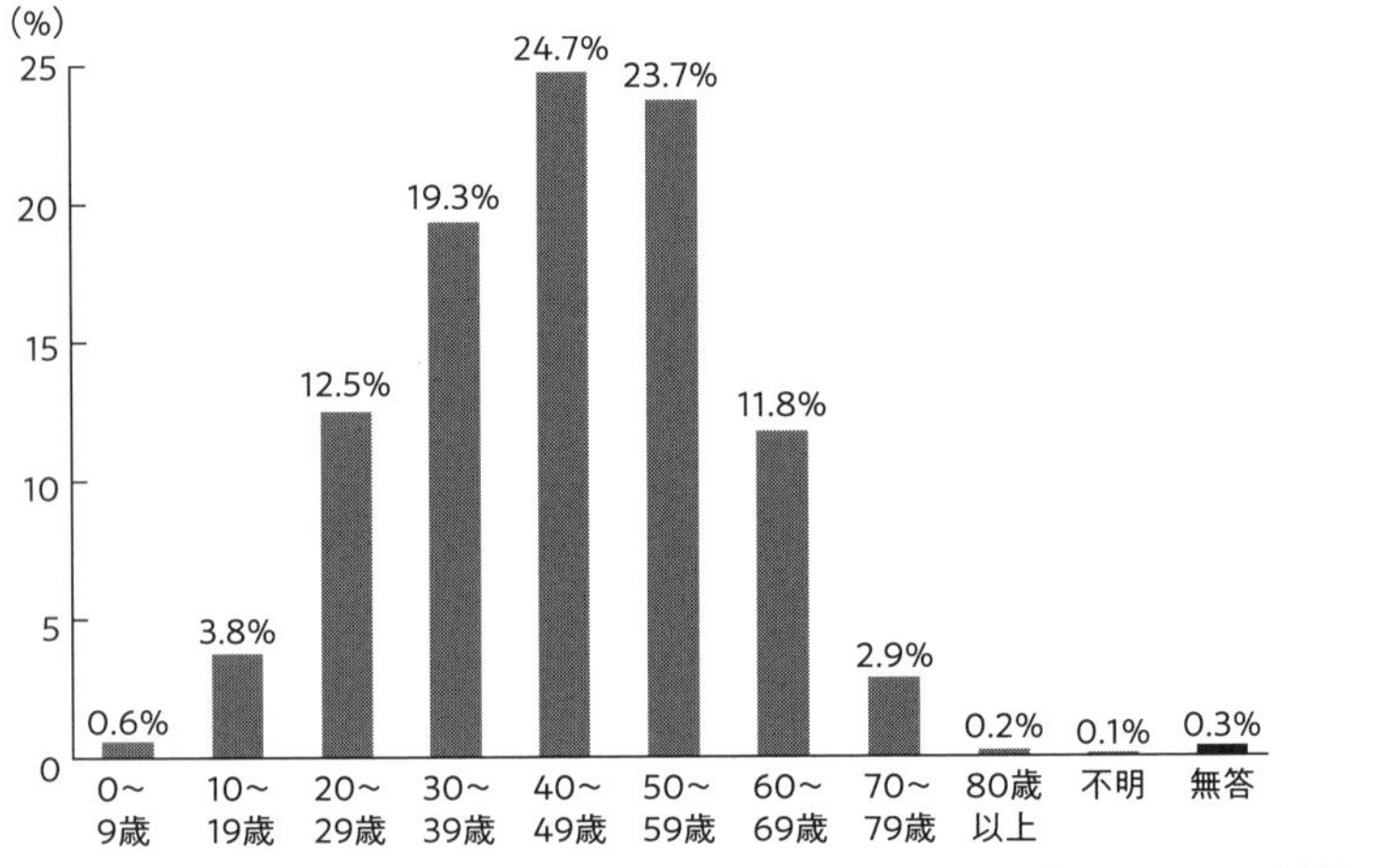

出典:『2015年リウマチ白書』より

っています。

なので、お悩みの方が多い腰痛はリウマチではありません。また、こちらも多くの方がお悩みである手指の第一関節もリウマチが起きない部位であり、ほとんどは加齢変化である「変形性関節症」によるものとなります。

■難病ではなくなったリウマチ

3つ目の「リウマチは寝たきりになる」については、すでに過去の話です。たしかに昔は寝たきりになることもありましたが、近年では薬も進化し、痛みを抑えることはもちろん、進行を止めることで手足の変形も起きなくなりました。

厚生労働省の「第4回リウマチ等対策委員会報告書」によると、リウマチの薬が格段に良くなったことによって、2002年には「寛解（リウマチが完全に治まっている状態）〜低疾患活動性」の方が24・6％だったのが、2015年には62・5％まで増えています。この2020年までの5年間で、さらに改善していると思われます。

4つ目の「レントゲンが問題ないならリウマチは心配ない」というのも間違いです。もちろん、リウマチが進行して骨が変形したり穴が空いたりすると、レントゲンに写ります。しかしリウマチは、骨に異常が出る前の早期診断が重要なのです。

リウマチの薬が格段に進歩し、リウマチの進行が止められるようになったことから、「いかにリウマチを早期に診断するか」が大事だと言われるようになりました。

そこで、2010年に「米国リウマチ学会（ACR）」と「欧州リウマチ学会（EULAR）」が新しいリウマチの分類基準を作りました。

そこでは、関節エコー検査やMRI検査といった、レントゲンでは分からない関節の中の炎症を見つけ、早期にリウマチを診断する検査が採用されています。

かつてリウマチはゆっくり症状が進行して10年以上してから骨が破壊されて変形が起きると考えられていました。しかし、今ではリウマチになって1年以内に骨や関節の破壊が急速に進行することが分かりました。

そのため、新しい検査法である関節エコー検査やMRI検査で、リウマチを早期に診断し早期治療に結び付けることがとても大切です。

■「リウマチ科」で正しい治療を受けよう

これらの正しい知識をふまえて、リウマチの注意点について確認しておきましょう。まず、手首や指の付け根、足指や足裏などのリウマチが出やすい場所が痛くなり、腫れて膨らんでいる状態が1週間〜2週間も続いている場合には、リウマチの可能性を考慮してください。

痛みだけだとリウマチ以外のこともありますが、ブヨブヨ膨らんでいる場合は、腫れていることを意味します。腫れがあると、リウマチの可能性が高まりますので、年齢にかかわらず医療機関を受診することが大切です。

医療機関を選ぶ際には、「リウマチ科」を標榜しているところを選びましょう。リウマチを早期発見するにはレントゲンだけでは不十分なので、関節エコーやMRIができるクリニックや病院を選ぶようにしてください。

リウマチは難病ではありません。薬を継続すれば、従来の生活に戻ることもできます。仕事や家事、子育てや結婚など、大切なことをあきらめないでください。私たちリウマチ医が、全力でサポートをさせていただきます。

耳垢は取らないといけない？

耳垢は自然に排出される。

中村橋耳鼻咽喉科クリニック／耳鼻咽喉科
非常勤　正木稔子

■耳掃除はしなくてもいい!?

耳垢は「汚いもの」というイメージがあります。そのため、毎日のように綿棒や耳かきで耳掃除をしている人もいるでしょう。

ただ、結論から申し上げると、耳掃除はしなくても問題ありません。

そもそも耳垢は、耳の皮膚を保護する役割を担っています。そのためある程度の量の耳垢は耳にとって必要なものであり、「汚いもの」ではありません。

外耳道の皮膚には自浄作用があり、不要な物は、鼓膜から耳の穴に向かって一方通行で出ていく仕組みになっています。そこに綿棒や耳かきを入れると、むしろ耳垢を取り出すどころか押し込むかたちになってしまいます。学会においても、鼓膜に付着していた耳垢が、時間の経過とともに自然に排出される画像が公開されています。そのため、耳掃除は基本的に必要ないものと理解しておきましょう。

■乳児や高齢者は注意が必要

ただし、例外もあります。たとえば乳児は、新陳代謝が激しく耳垢が多く作られるため、1～2カ月で溜まってしまうことがあります。また、耳の穴から鼓膜までの距離が短く、安易に物を突っ込むと鼓膜に傷を付ける可能性があるため、気になるときは病院を受診するようにしましょう。高齢者に関しても、自浄作用が低下するため、耳垢が溜まりやすくなります。とくに補聴器を使用している方はイヤホンで耳垢を押し込んでしまうこともあるので、定期的に除去したほうが良いでしょう。

さらに、外耳道が極端に狭い方や、湿性の耳垢（いわゆる飴耳）が溜まる方、さらにはアトピーなど皮膚の炎症のひとつとして耳にも症状が出る方もいます。そのような方は、必要に応じて病院を受診するようにしましょう。

■耳のケアについて

普段のケアとしては、お風呂上がりに耳を軽く拭く程度で構いません。耳に入った水は体温で蒸発しますので、綿棒では拭かないようにしましょう。

耳垢は水を含むと膨張するので、聞こえにくいと感じた場合、また痒みが強いと感じたりする場合は、病院を受診しましょう。中には、耳かきで皮膚を傷つけて受診される方もいます。外耳道の皮膚は薄く傷つきやすいため、引っ掻いたところから細菌や真菌（カビ）の感染を起こし、急性外耳道炎や耳漏・耳痛が生じることもあります。

また最近では、イヤホンでの外耳道炎も増えています。とくに密着性の高いイヤホンを使用することで外耳道炎になる方が見受けられるため、使用時間や使用方法に注意してください。

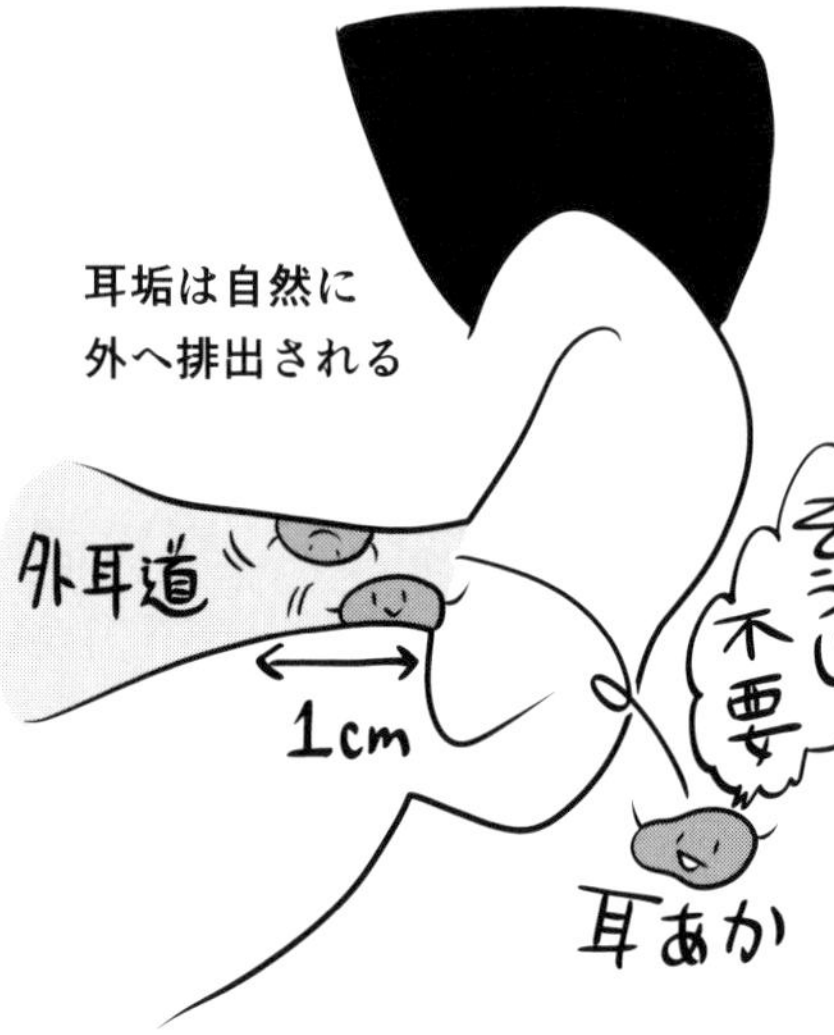

夜中に子供が「耳が痛い！」と泣いている。すぐ受診したほうが良い？

まずは痛み止めを使用すること。

中村橋耳鼻咽喉科クリニック／耳鼻咽喉科
非常勤 正木稔子

■耳の痛みが生じたら病院へ!?

夜中に子供が「耳が痛い！」と言って泣いていると、親御さんとしては「夜間救急を受診しなければ！」と思ってしまうかもしれません。

しかし痛みに対しては、痛み止めを使うのがベストです。病院に行って抗生物質を投与するのは、その後でも構いません。

とくに痛みのコントロールには「解熱鎮痛剤」が効果的です。あらかじめ、自宅に解熱鎮痛剤をストックしておきましょう。熱がなくても使用して問題ありません。

夜間に耳が痛いと訴える原因は、「急性中耳炎」であることがほとんどです。耳漏《じろう》が出ることもありますが、ニキビと同じで膿が出てしまうと、痛みは軽減します。

■急性中耳炎と抗生物質

抗生物質が発達していなかった頃は、急性中耳炎の炎症が中耳から耳後部や脳へと波及し、重症化するケースもありました。

しかし現代では、抗生物質の開発が進み、重要臓器に炎症が波及する例は少なくなっています。

とくに軽症の急性中耳炎は、最初の3日間は抗生物質の投与もせず、経過観察をします。耳痛に対しては解熱鎮痛剤を投与するのみです。

その後も改善していない場合（中等症や重症と判断した場合）は、抗生物質の投与が開始され、5日間ほど続けます。

このように抗生物質の投与は、一分一秒を争うものではありません。抗生物質は体内に入ってから効果を発揮するまでに時間がかかりますし、3〜5日ほど投与しなければなりません。

そこで夜間に耳痛が生じた場合は、まず解熱鎮痛剤を使用し、翌日に病院を受診するようにしましょう。

ちなみに急性中耳炎の原因は、細菌やウイルスが鼻から耳管を通って中耳腔（鼓室）に迷入することです。したがって、鼻の炎症のコントロールが最も重要になります。

小学校低学年くらいまでは急性中耳炎になりやすいので、鼻の症状があったら、耳鼻咽喉科でケアしてもらいましょう。

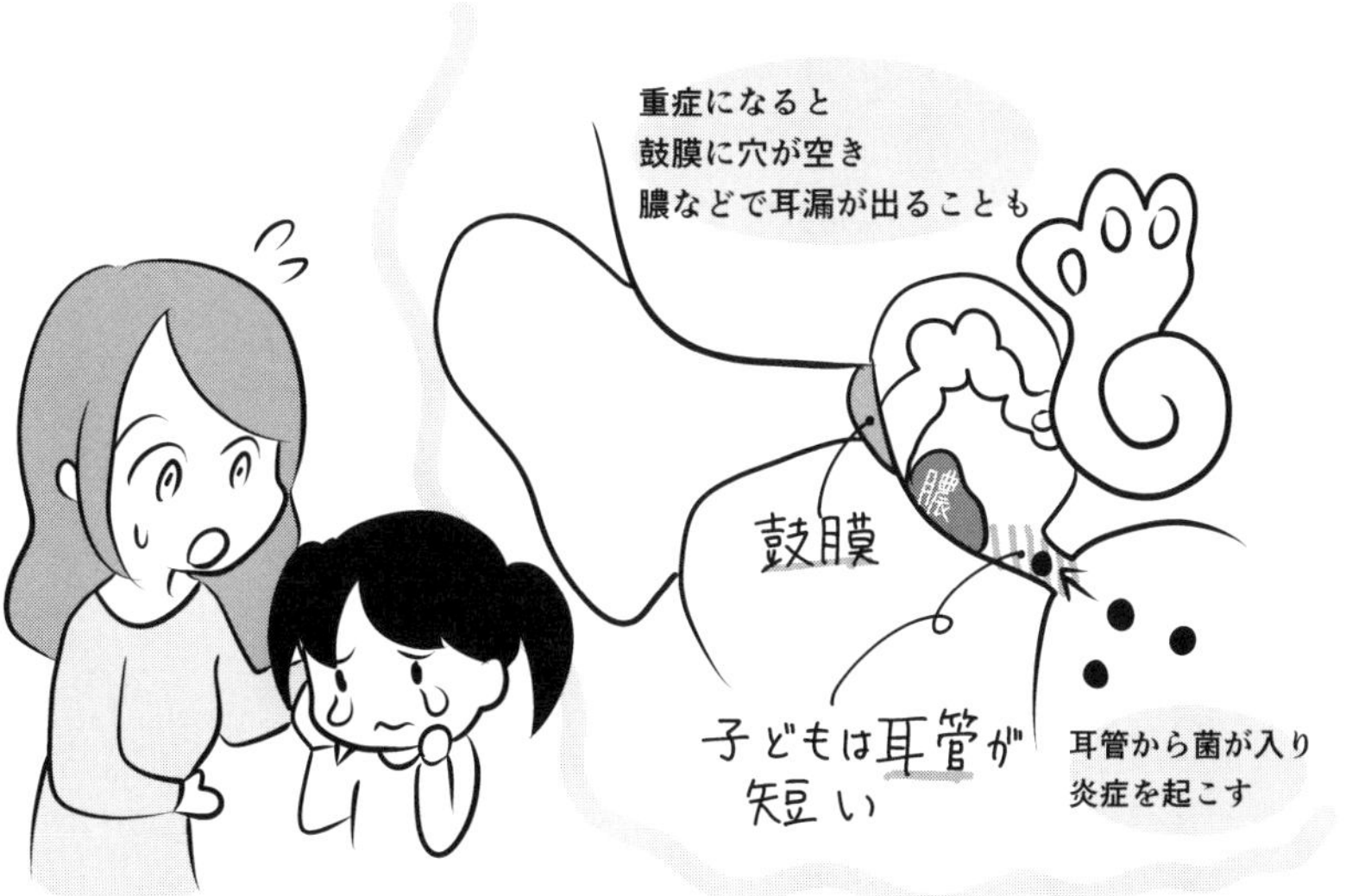
重症になると
鼓膜に穴が空き
膿などで耳漏が出ることも
膿
鼓膜
子どもは耳管が
短い
耳管から菌が入り
炎症を起こす

日光浴で骨が強くなる？

日光浴によって生成される「ビタミンD」が骨を強くする。

医療法人モンキーポッド 森整形外科／整形外科・リハビリテーション科・リウマチ科
院長 **松村成毅**

■骨は日光浴で強くなる!?

豊かな人生を送るためのパートナーである骨。その骨は、年齢を重ねるにつれて弱くなります。

骨を元気にする最も簡単な習慣は「日光浴」です。日光にあたることで「ビタミンD」が生成され、健康な骨の維持につながります。

ビタミンDは体内で作ることができず、食事で摂取するか、あるいは日光浴によって皮膚で生成するしかありません。

現状、日本人のおよそ50％が慢性的なビタミンD不足であり、とくに高齢者の80％以上がビタミンD不足と報告されています。

その原因は、ビタミンDが多く含まれる魚類を食べる機会が減っていることに加えて、日光に当たる時間の減少、日焼け止めの使い過ぎなどが関係しているようです。

■ビタミンDが骨の健康を支えている

私たちの皮膚の下にある皮下脂肪には、ビタミンDのもととなるコレステロールが含まれています。このコレステロールに日光が当たることで化学反応が起き、ビタミンDが作られます。

そんなビタミンDは、カルシウムを必要な場所に届ける運転手です。カルシウムは骨を強くする材料であるのはもちろん、筋肉や心臓を動かすのにも必要です。

ビタミンDは、食べ物からカルシウムを吸収するのを助けたのち、骨、筋肉、心臓と、必要な場所にカルシウムを届けています。

そのためビタミンDが不足すると、カルシウムをしっかり摂っていても生かせなくなり、その結果、骨を強くできずに「骨粗鬆症」による骨折を引き起こします。

骨の健康に欠かせない栄養素というと、まずカルシウムを思い浮かべる人も多いかと思いますが、ビタミンDの助けがあってこそカルシウムが活用されるのです。

さらに最近では、免疫力アップ、転倒予防、筋力の強化、がん予防など、ビタミンDの効果が注目されています。

■1日15分の日光浴を習慣にしよう！

ビタミンDが多く含まれる食品は、鮭、青魚、干し椎茸などが挙げられますが、実際には、日光浴によってビタミンDを得ている人が大半です。

高齢の方は「食が細くなる」や「外

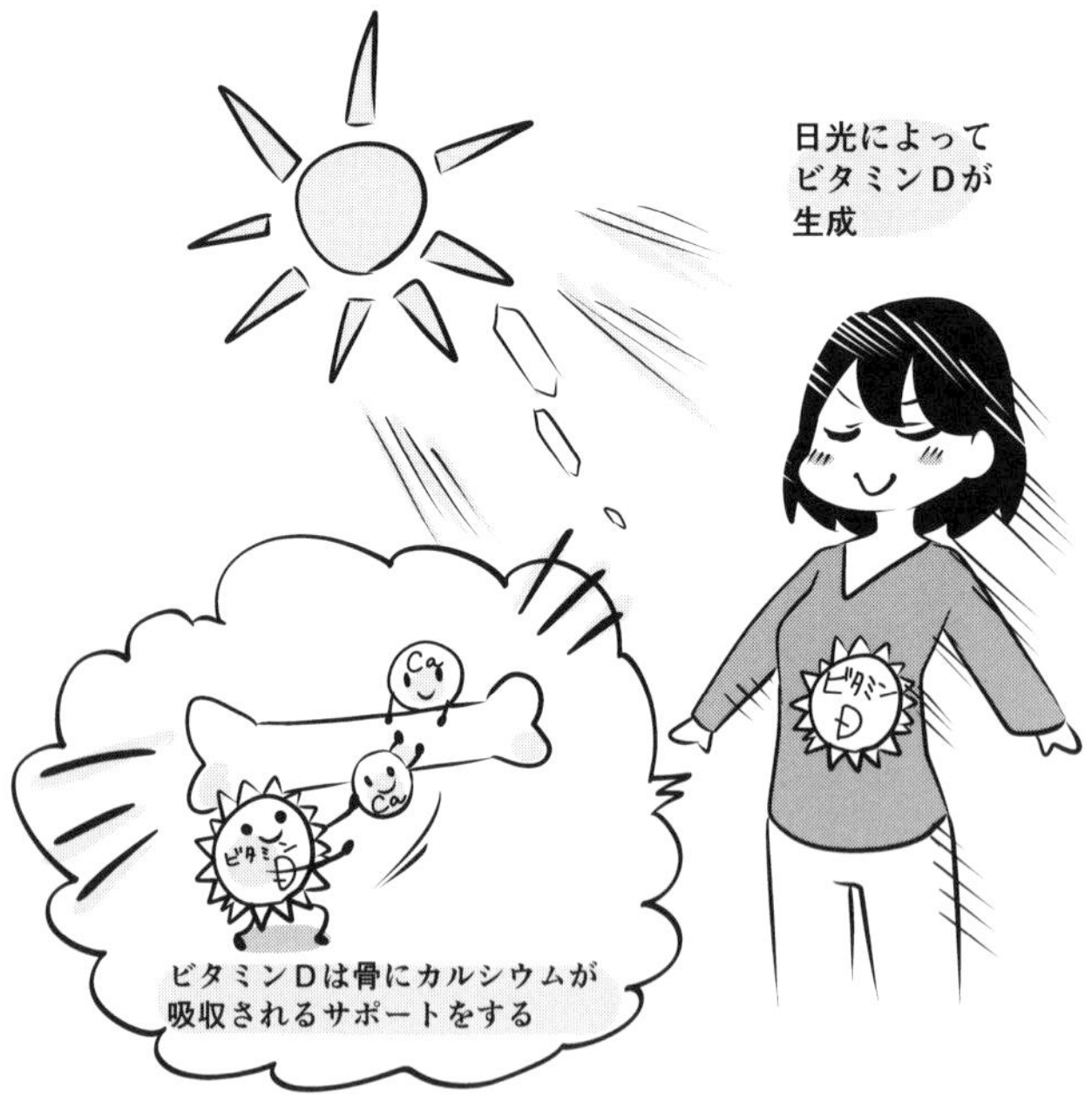
日光によって
ビタミンDが
生成
ビタミンDは骨にカルシウムが
吸収されるサポートをする

出頻度が減る」などによって、また若い人は「日焼け止め」や「日傘の使用」など、極端に日光を避ける生活がビタミンD不足につながります。

またガラス越しに日光を浴びても、直接皮膚にあたらず、効果が落ちるので注意が必要です。

日光浴の目安としては1日1回、両手の面積で日なたで15分、日陰で30分程度です。日光に当たる面積が広ければ、もう少し短い時間でも十分でしょう。日光浴によって脳内に「セロトニン」という幸せホルモンが分泌され、ストレス解消、集中力アップ、気持ちが明るくなるなど良い効果も期待できます。

骨の健康のために、まずは日光浴から始めてみてはいかがでしょうか。

遠くを見れば近視は治る？

近視の進行速度を抑える効果はあるが、治すことはできない。

カリフォルニア大学バークレー校／近視研究班
後藤聡

■遠くを見ると眼が良くなる!?

「遠くを見ると眼が良くなる」。そのような言説を聞いたことがある人も多いのではないでしょうか。そもそも近視とは、「眼球が前後に長くなり、網膜より前にピントが結ばれる状態（日本近視学会ホームページ参照）」を表しています。つまり〝近視が進む〟とは、眼の長さが長くなることを意味します。

１９６０年代以降、アジアを中心として世界中で若者の近視人口が急増しています

（参考文献1）。近視の原因は遺伝と環境因子の2つが考えられていますが、近年の近視人口増加率は遺伝要因だけでは説明できないほど急速に上昇しています。要するに、環境因子が近視に大きく影響しているのです。

ただし、長くなった眼を縮める（近視を治す）ことは、現在の科学では実現できていません。レーシックやICL（眼内コンタクトレンズ）などの治療によって遠くを見えるようにすることは可能ですが、近視を解剖学的に治すことは現時点では不可能です。そのため、遠くを見ても近視が治るわけではありません。

■眼精疲労の原因は「筋肉の酷使」

現代人は、スマートフォンやパソコンを利用することが多く、近くを見る時間が増えています。近くを見るとき、眼の調節力を使ってピントを合わせているため、眼の中の筋肉（毛様体筋）に力を入れる必要があります。ただ、力を入れ続けていると、眼の筋肉も疲れてしまいます。これが眼精疲労の原因の一つとなります。

一方で、遠くを見ている状態というのは、眼の調節力を使いません。そのため筋肉がリラックスした状態になっています。遠くを見ることの効能は、このリラックスにあるのです。近年では、子供の近視の進行スピードが、成人よりも早いことが知られています。中でも、近くを見る時間が長く、外遊びの時間が短い児童は、近視の有病率が高いことが報告されています（参考文献2）。

近視の進行速度を遅くするためには、1日合計2時間以上の外遊びが効果的であることが国際的に報告されています（参考文献3）。また近年では、低用量アトロピン点眼やオルソケラトロジー（夜間ハードコンタクトレンズ）が近視の進行を遅くする効果があると期待されていますが、日本では保険適応になっていません（2021年1月現在）。

【正視】遠くからの光が網膜で焦点を結ぶ

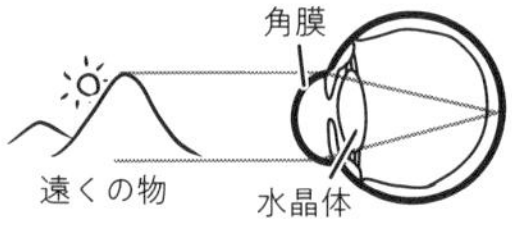

【近視】遠くからの光が網膜の前で焦点を結ぶ

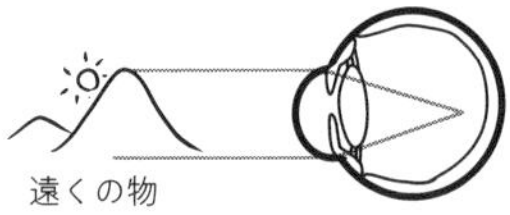

【遠視】遠くからの光が網膜の後ろで焦点を結ぶ

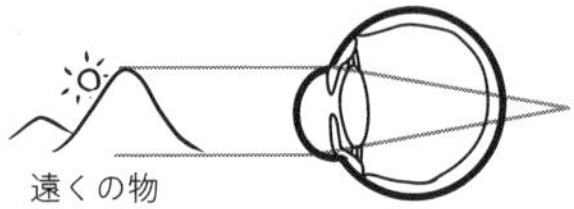

【乱視】乱視は、正視・近視・遠視とは別物!!

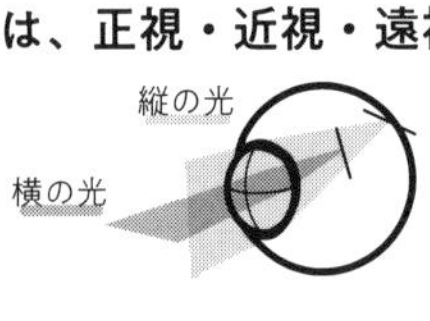

角膜や水晶体がラグビーボールのような形のため、縦の光と横の光が1カ所で焦点を結ばない状態。このため像がぼやけたり二重に見えたりする。

■近視の進行を遅くするためにできること

このように、遠くを見ることで眼の筋肉の凝りを和らげ、眼精疲労を軽減することはできます。また最近の研究では、眼球が長くなるスピードを緩やかにすることも可能になってきています。

しかし、いくら遠くを見ても、近視を根本的に治せるわけではありません。とくに子供の場合、近視の進行を遅くするために、1日合計2時間は外で過ごすことが大切です。近視を進みにくくするために、今日からはじめてみましょう。

参考文献／
1. Dolgin E. The myopia boom. Nature. 2015;519(7543):276-8.
2. Rose KA, et al. Outdoor activity reduces the prevalence of myopia in children. Ophthalmology. 2008;115(8):1279-85.
3. Wu PC, et al. Increased Time Outdoors Is Followed by Reversal of the Long-Term Trend to Reduced Visual Acuity in Taiwan Primary School Students. Ophthalmology. 2020;127(11): 1462-1469.

※乱視とは
角膜や水晶体が真ん丸のボールではなく、ラグビーボールのような形をしているために、縦の光と横の光が1点で焦点を結ばない状態を意味します。ですので、縦と横の光が1点で焦点を結ぶことを前提としている正視、近視、遠視とは概念が異なります。正視、近視、遠視は、焦点が網膜のどこで結ぶかの話であり、乱視は縦と横の光が1点で焦点を結ばない状態を指します。また、真ん丸の水晶体や角膜の人はほぼいませんので、多くの方が多少なりとも乱視はお持ちのはずです。

近視の人は老眼になりにくい？

理論上、年齢を重ねるとすべての人が老眼になる。

カリフォルニア大学バークレー校／近視研究班
後藤聡

■近視の人は老眼にならない!?

「近視の人は老眼になりにくい」。そのように考えている人もいるかもしれません。実際はどうなのでしょうか。

そもそも老眼とは、眼のピント調節力の低下を意味します。

人間は近くを見るとき、眼の中の筋肉を使ってピントを調節しています。このピント調節力は、年齢とともに低下します。

その結果、近くの物が見えにくくなるのです。

老眼の人が、手元から離して新聞や本を読んでいる場面をよく見かけるかと思います。それは、近くにピントを合わせることができず、眼から離して物を見ているためです。

程度の差はありますが、年齢を重ねることで、すべての人が老眼になると考えられます。早い人では30代から老眼を自覚し始めます。

近視の人だからといって、老眼になりにくいわけではありません。

■近視とは近くにピントが合っている状態

では、なぜ「近視の人は老眼になりにくい」と思われているのでしょうか。その理

調整力と老眼の関係

【正常な目（調節力のある眼で近くをみたとき）】

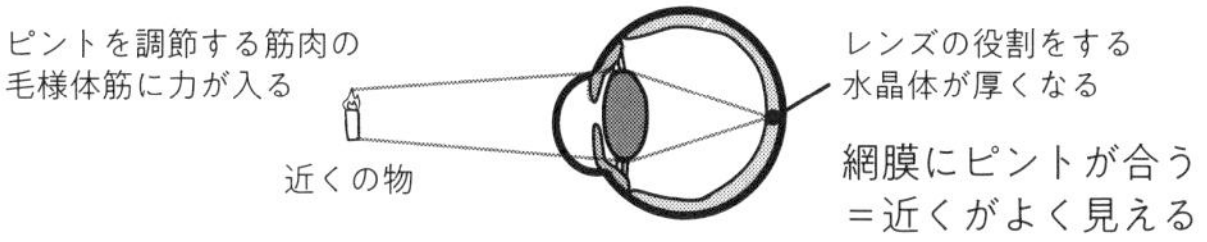
ピントを調節する筋肉の
毛様体筋に力が入る
近くの物
レンズの役割をする
水晶体が厚くなる
網膜にピントが合う
＝近くがよく見える

【老眼（調節力のない眼で近くをみたとき）】

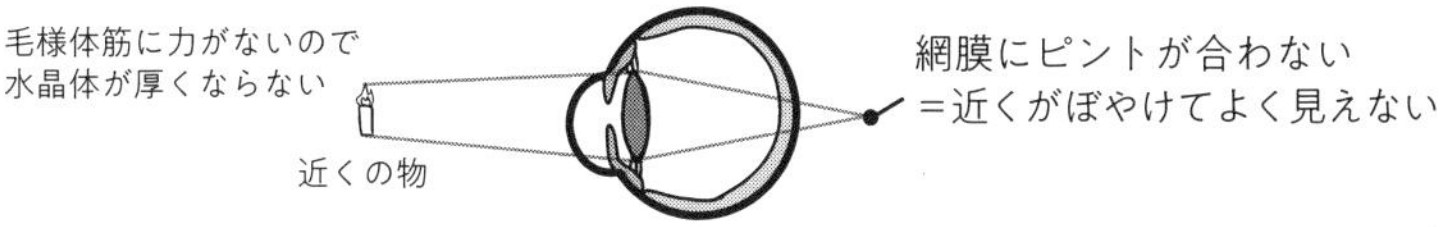
毛様体筋に力がないので
水晶体が厚くならない
近くの物
網膜にピントが合わない
＝近くがぼやけてよく見えない

由は、近視の見え方にあります。

近視の人は、メガネをかけていない状態だと、遠くの物がはっきり見えません。逆に近くの物は、メガネをかけなくても見えます。つまり、もともと近くにピントが合っている状態です。

そのため、近くの物を裸眼で見る場合には、調節力を使う必要がありません。だから老眼になっていても、近くの物を見えにくいとは感じないのです。

ただそれは、メガネやコンタクトを使用していない場合に限ります。

老眼になった近視の人が、遠くを見る用のメガネをかけていると、遠くの物はよく見える反面、近くの物はよく見えません。このときにはピント調節力が必要となります。

つまり、たとえ近視の人であっても、遠くを見る用のメガネをかけているときは老眼を実感します。この問題を解消するには、遠近両用メガネを使用しなければなりません。

■メガネの度数に注意しよう！

このように老眼は、近視かどうかにかかわらず、年齢とともに進行します。そしてその影響は、もともとその人が近視なのか、遠視なのか、正視（裸眼で遠くがぴったり見える状態）なのかによって異なります。

とくに近視の人の場合、遠くを見るためにメガネの度数を強く作りすぎてしまうことがあります。そのメガネをかけながら近くを見るには、調節力をフルに使わなければなりません。

その結果、眼精疲労を感じたり、頭痛の原因になったりすることもあります。過剰に強い度数でメガネを作らないよう、注意しましょう。

そのような場合には、遠く（5ｍ以上）を見る用のメガネと、近く（30㎝）から中間距離（1・5ｍ）を見る用のメガネを使い分ける方法もあります。頭痛や眼精疲労などの症状がある方は、眼科で度数を確認してもらうのがよいでしょう。

注：近視や遠視の定義については、450ページからの内容を参照して下さい。

アレルギーは遺伝する？

アレルギーの素因（体質）は遺伝するが、発症には環境因子が大きく関係している。

奈良県立医科大学／免疫学講座
教授　伊藤利洋

■アレルギー疾患は遺伝が原因!?

「我が国全人口の約2人に1人が何らかのアレルギー疾患に罹患している」。これは、平成28年に厚生労働省から発表されたアレルギー疾患の現状です。

アレルギー疾患は主に気管支喘息、アレルギー性鼻炎（花粉症を含む）、アトピー性皮膚炎、食物アレルギーを意味します。

アレルギー疾患は先進国、とくに都市部に多いと言われており、日本も右肩上がりに増えています。ただ、短期間で増加していることから、遺伝だけでは説明できず、国民の生活様式や環境の変化が影響していると考えられています。

つまり「アレルギー素因の遺伝≠アレルギー疾患の発症」ということです。

■アレルギーの原因となる「衛生仮説」とは

近年の急速なアレルギー疾患増加を説明するものとして「衛生仮説」があります。そもそもアレルギー疾患増加の原因には、衛生環境の改善、食生活・住宅環境の変化、少子化、さらに抗生物質の乱用などが挙げられています。

衛生仮説とは、これらアレルギーの原因が幼少時の感染症の減少をもたらし、アレルギー疾患の増加と関与しているのではないかという仮説です。

もともとアレルギーは免疫の暴走であり、免疫が身体にとって敵か味方かを見極める中で、誤って味方を敵とみなして過剰反応してしまうものです。

幼少期にウイルス・細菌などの敵と触れる機会が減少することによって、免疫の鍛錬不足となり、敵か味方かを見誤って本来敵ではない物質に過剰に反応してしまう。それが衛生仮説の考え方です。

その根拠として、感染症の多い発展途上国ではアレルギー疾患はそれほど増加はみられないこと、先進国でも生後から家畜などの動物たちと共存する環境で育った子どもたちは、アレルギーが少ないことなどが報告されています。

■発症には免疫のバランスが関係している

さらに「免疫」という観点からも、衛生仮説を説明できます。

免疫の主人公は身体の中を駆け巡り、パトロールしている血液中の白血球たちです。とくに衛生仮説において重要視されているのが、白血球の中でもヘルパーT細胞（Th）である「Th1細胞」と「Th2細胞」という2つの細胞のバランスです。

Th1細胞は細菌やウイルスに対する免疫を担い、Th2細胞は寄生虫に対する免疫を担う一方、アレルギー発症にも関与しています。

Th1細胞は母親と胎児との間で拒絶反応を引き起こすため、私たちはもともとTh2細胞が優位な状態で生まれてきます。

生後、様々な細菌やウイルスに感染することでTh1細胞が鍛えられ、Th1細胞とTh2細胞のバランスが平衡に保たれることで、免疫全体のバランスが維持されるわけです。

ところが生後感染を受ける機会が少ないと、本来成熟するべきTh1細胞が育ってこないために、Th2細胞優位な状態が続いてしまい、アレルギー発症を引き起こしやすくしているというのが衛生仮説です。

子供の教育・成長においても鍛錬が必要なのと同じで、免疫の教育・成長においては細菌やウイルスと戦わせることが鍛錬なのです。

最近、抗菌グッズなどが話題になっていますが、日本の衛生環境はすでに世界でもトップクラスです。確かに殺菌や抗菌は感染症予防につながりますが、とくに子供の成長過程で過度に殺菌や抗菌にこだわることは、免疫の鍛錬ならびにアレルギー発症の観点からはすべて正しいとは言えません。

ぜひアレルギー発症の免疫学的観点からも、免疫のバランスや鍛錬を意識するようにしてください。

ウイルス感染対策として15分おきに水を飲むと効果的？

一定の効果はあるが、完全に防ぐことはできない。

西馬込あくつ耳鼻咽喉科／耳鼻咽喉科・小児耳鼻咽喉科・アレルギー科
院長　阿久津征利

■新型コロナウイルスには水が効果的!?

新型コロナウイルスの感染拡大に伴い、感染予防として「こまめに水を飲むと効果がある」という噂が広がりました。

ウイルスをのどから胃へ洗い流せば、胃酸で殺すことができるため、15分おきに水を飲むといい、という話のようです。

また、「白湯《さゆ》が効果的」「塩水がいい」など、いろいろな情報が入り乱れている状況です。

結論から言うと、15分おきに水を飲むだけではウイルスの侵入を防げません。たしかにのどで増えたウイルスを胃に流し込むことは可能ですが、鼻の奥で増えたウイルスは水を飲んでも洗い流せず、繁殖は防げません。

もちろん、水を飲むことは全く効果がないわけではなく、のどの粘膜の乾燥も防げるので、ウイルスの増殖を抑えるには一定の効果があると考えられます。

また「白湯を飲んだほうが効果的」という話もありますが、40度〜50度程度のお湯では、新型コロナウイルスを始めとするウイルスは死滅しません。

最近の研究では、新型コロナウイルスが完全に死滅するには、92度で15分の加熱が必要とされています。

■大切なのは「十分な睡眠」と「栄養摂取」

ウイルスを体内に入れない対策に加えて、風邪を引かない対策として効果的なのは、やはり、十分な睡眠としっかりとした栄養摂取です。

鼻の奥やのどには「粘膜」とそれを覆う「粘液」がありますが、粘膜を覆っている粘液がしっかりとあればウイルスの侵入を防ぐことができ、ウイルスは鼻水や痰《たん》などによって体外に排出されます。

また、唾液の分泌を促すための唾液腺マッサージや、唾液中に含まれている免疫グロブリンであるＩｇＡ抗体も、ウイルスが体内に入らないようにするのに効果的です。

ＩｇＡ抗体とは、粘膜組織にウイルスなどの異物が入り込まないようにする粘膜免疫を担当する抗体です。耳の下（耳下腺）、あごの下（顎下腺）をマッサージする

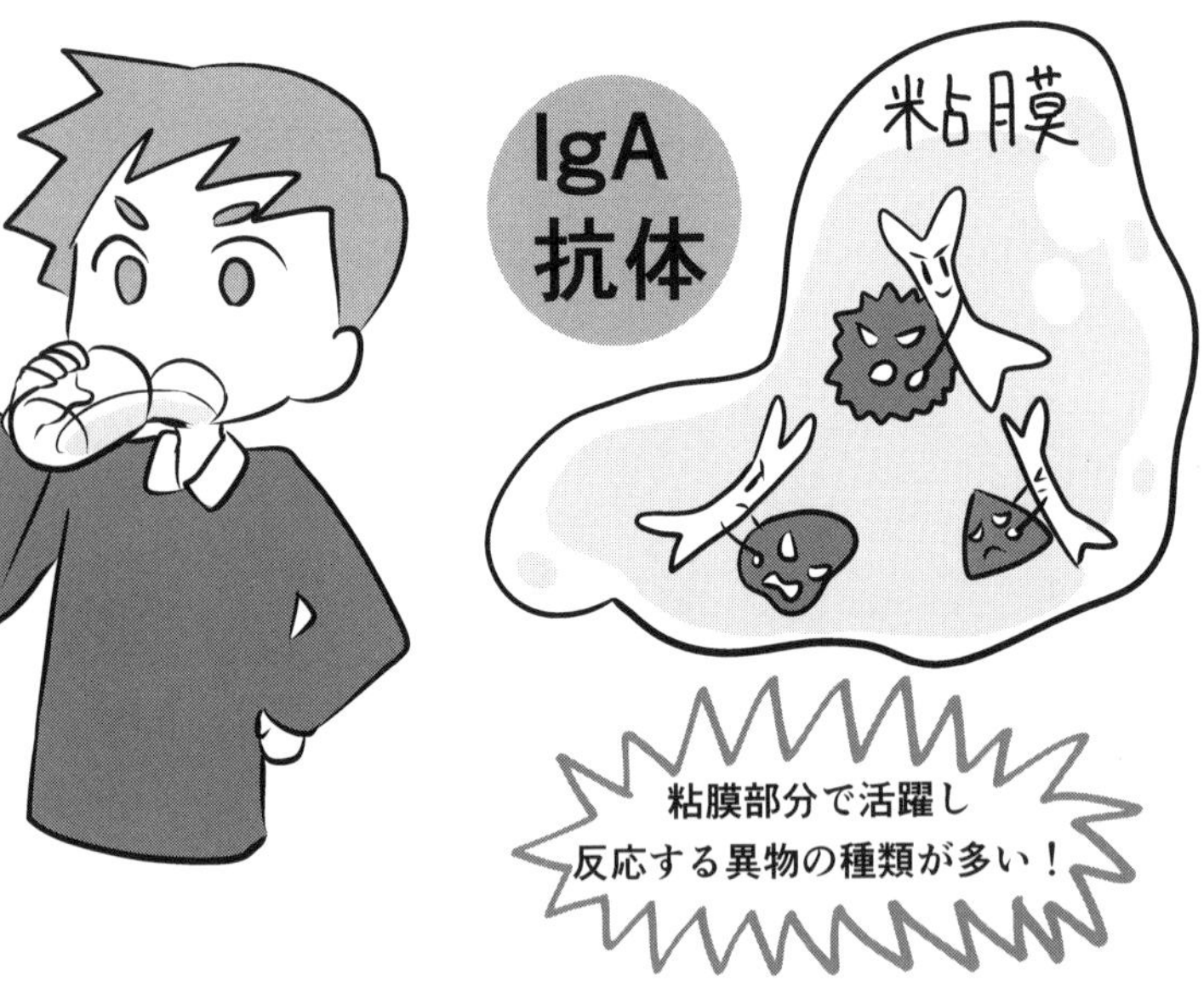
IgA
抗体
粘膜
粘膜部分で活躍し
反応する異物の種類が多い！

ことで、唾液の分泌を促しましょう。

ＩｇＡ抗体を増やすには、ビタミンＡと亜鉛が必要になります。ビタミンＡは緑黄色野菜に含まれるβ-カロテンから合成されますので積極的に摂取しましょう。亜鉛は、牡蠣に多いですが、牛肉、豚肉、豆腐や納豆にも多く含まれています。

食事を上手に組み合わせることで、風邪を引きづらい身体づくりをすることが可能です。ぜひ試してみましょう。

食事から十分に摂れない場合には、サプリメントから摂ることも有効です。どのビタミン・栄養素が足りないかは血液検査で分かるものもありますので、お悩みの方は医師に相談してみてください。

空間除菌は有効？

正しく行えば有効だが、科学的な有効性は確立されていない。

奈良県立医科大学／感染症センター・MBT研究所
病院教授　笠原敬

■「空間除菌」に効果はある!?

結論から述べると、正しく行えば有効だが、無効のこともあるばかりか、人間の健康を害することもあるというのが答えです。

そもそも「空間除菌」あるいは「除菌」というのは、あいまいな言葉です。「消毒」には、「病原性微生物を、害のない程度まで減らしたり、あるいは感染力を失わせたりして、毒性を無力化させる」という定義があります。「消毒」という言葉は薬機法上の用語で、医薬品や医薬部外品のみに使用できる言葉であり、また「殺菌」

についても医薬品や医薬部外品にのみ使用できます。

一方で「除菌」という言葉には、とくに定義がありません。文字通り「菌を除く」のですが、「消毒」や「殺菌」とは異なり、誰もが自由に使って良い言葉となります。

■そもそも換気と空間除菌は両立が難しい

一般的に「空間除菌」と呼ばれている方法には2つの方法があります。

一つが消毒薬などを空中に噴霧する方法、もう一つが紫外線を照射する方法です。また空間除菌から期待される効果として、「空気そのものの除菌」と「机や椅子、カーテンなどの環境や物品の除菌」の2つがあると思われます。

消毒においては消毒薬の「濃度」と「接触時間」の2つが非常に重要な要素です。したがって空間除菌を行うには、空気中に一定以上の消毒薬の濃度を、一定時間滞留させなければなりません。

一方、現在のコロナ禍では、換気が重要とされています。しかし換気を行うと、空中の消毒薬も消失してしまうので、消毒効果がなくなってしまいます。同様の理由で、首からぶら下げる空間除菌商品も、顔の周りに高濃度の消毒薬が一定時間滞留するとは思えないので、ほぼ意味がないと思われます。

どうしても空間除菌を行いたいのであれば、「閉めきった状態で」「高濃度で」「長時間で」使用する必要があると思われますが、そうすると、消毒薬の吸入毒性による健康被害が発生します。

■空気清浄機は？

空気清浄機には色々な仕組みのものがありますが、最も一般的な空気清浄機は室内の空気を吸い込んで、フィルターを通して清浄化した空気を排出するというものです。空気清浄機の機能は、このフィルターの機能（目の細かさなど）と、処理できる風量によります。花粉や黄砂などであれば窓を開けると室内に入ってきて困るので、窓を閉めて空気清浄機を作動させるのが有効ですが、ウイルスに関していえば、窓を開けて換気をする方法が有効でしょう。

■紫外線を照射するという方法もあるが……

人がいる空間で使用でき、かつ消毒効果もある商品は、残念ながら確立されているとはいえません。微生物には有害で、人には有害でない物質など、なかなかないということです。

紫外線の照射においても同様で、基本的には人がいない状態で紫外線を照射し、空間や環境の消毒を行うことになります。

上記以外にもさまざまな空間除菌の話はありますが、実生活で使用でき、微生物の減少だけでなく臨床的に感染症の発生率の減少を証明したものはほとんどありません。また実験によって確かめられている効果のほとんどは「丸裸のウイルス」を対象としたものであり、実生活ではウイルスは咳やくしゃみなどによって出てくる飛沫の中に存在しているので、周囲に水分やタンパク質をまとっています。そのような条件でもウイルスが不活化されるかどうかを確認した商品はないでしょう。

感染対策では、優先順位を考えることが重要です。

換気やマスク、手指衛生などの感染対策をしっかりと行った上で、さらに追加で感染対策を講じる場合、少なくとも「毒性・害」がないかどうかを確認するようにしましょう。

オゾンが新型コロナウイルスの感染予防になる？

一定の効果は期待されているが、100％予防できるわけではない。

奈良県立医科大学／微生物感染症学講座
教授　矢野寿一

■新型コロナウイルス感染症

２０１９年12月、中国武漢から新型コロナウイルス（ＳＡＲＳ－ＣｏＶ－２）による肺炎症例が報告されました。その後、あっという間に全世界に拡がり、２０２０年は新型コロナウイルス感染症（ＣＯＶＩＤ－19）に苦しめられた1年となりました。

医療従事者の努力により、診断法・治療法や患者さんの管理方法など、この1年で随分と進歩したのですが、基礎疾患のある方や高齢者は致死的状況に至ることもありますし、特異的な治療薬もありません。

ワクチンについては、2021年2月17日から2022年2月末（予定）に国内での接種開始が期待されていますが、その安全性、有効性、流通経路、接種優先順位等、まだまだ不透明なことが多いといえます（2021年3月現在）。

したがって、COVID-19への対応として感染予防の徹底が重要と言えます。そこで注目されているのが「オゾン」です。

■オゾンによる新型コロナウイルスの無害化

オゾンという言葉をご存知でない方もいるかもしれません。宇宙から降りそそぐ有害な紫外線から生物を守る「オゾン層」なら、聞いたことがある方も多いのではないでしょうか。

オゾンとは、酸素分子と酸素原子が結合して1分子（O_3）を作っている気体のことです。

3つの酸素原子のうちの一つを他の物質に与えて、酸素分子O_2にもどろうとする性質から、オゾンは強い酸化作用を有しています。この酸化力によって、抗菌・抗ウイルス作用があることが以前より知られていました。

このオゾンがSARS-CoV-2を無害化することが私の研究チームによって証明されました（J Hosp Infect 106, 837-8, 2020)。

私たちの検証では、オゾン濃度1ppm 60分間の暴露、6ppm 55分間の暴露で、それぞれ1／10～1／100、1／1000～1／10000まで新型コロナウイルスを無害化（感染力を低下）させました。

医療従事者がCOVID-19への対応で疲弊する中、診察室や病室の環境消毒にオゾンを利用することで感染対策を補完し、医療従事者の負担軽減が期待されています。

■オゾンによる感染予防の問題点

オゾンは自然にも存在するもので、森林では0・05～0・1ppmのオゾンが存在します。ただオゾンには、人に対する害もあります。

オゾン濃度が0.1ppmを超えると鼻・のどに刺激を感じ、1ppmで疲労感や頭痛、5ppmで呼吸困難、50ppmを超えると生命の危機が生じます。日本産業衛生学会は、1日8時間、1週40時間の作業環境でのオゾン許容濃度を0.1ppm以下と定めています。

したがって、私たちが検証した新型コロナウイルスの不活化は、人がいない環境（患者さん退院後の病室など）を想定したものとなります。

では、オゾン濃度を下げれば、人がいる環境でも安全に感染予防ができるのでしょうか。残念ながらそうではありません。

私たちの別の検証では、0.1ｐｐｍのオゾン濃度で、先述の1万分の1まで無害化するのに約6時間を必要としました。多くの消毒薬がそうなのですが、濃度が低くなれば効果は低くなり、その分接触時間を増やす必要があります。すなわち、適切な濃度、適切な作用時間が重要になります。

感染対策には色々な方法がありますが、「これをしておけば100％予防できる」という感染対策は存在しません。オゾンも同様です。したがって、マスクをする、手洗いをする、ワクチンを打つなど、出来うる感染予防策を積み重ねていくことが大切です。

医師は患者から感染症をもらわないための予防策を知っている？

医師も含めて、誰にでもあてはまる〝正解〟はない。

きたにし耳鼻咽喉科／耳鼻咽喉科・アレルギー科
院長　北西剛

■医師は風邪をひかない!?

「先生には、何か、風邪をひかない予防策があるのですか？」

患者さんから、そのような質問を受けることがあります。その背景には、医師は風邪をひかないというイメージがあるのかもしれません。

たしかに私は、病院勤務時代は頻繁にひいていた風邪も、開業医となってからは極端に少なくなりました。日々、診察で患者さんと近い距離で接しているにもかかわらずです。またインフルエンザが流行しているときも、実際にかかって治療を要したことはありません。ただ、冒頭の予防策については「ありません」と答えざるを得ません。正確に言うと、「誰にでもあてはまる正解はない」ということになります。

■いつも元気な医師ばかりではない

そもそも、医師がみな風邪をひかないわけではありません。よく体調を崩す医師もいますし、はりつめた緊張感の中で睡眠不足が続けば、誰でも体調が悪くなります。

患者さんの中には、「医者が元気な理由は、すぐに薬を飲んだり、いいサプリメントを使ったりしているからに違いない」と思われる方もいるかもしれませんが、そんなことはありません。医師から見れば、「元気でうらやましいなあ」と思わせる患者さんもたくさんいます。

職業も生活も多様化する中、職業別平均寿命にさほど意味はありませんが、統計的に、医師・看護師といった医療従事者は平均寿命の長い職種ではありません。「医師は患者さんから感染症をもらうこともなく元気で長生き」というのは誤解なのです。

■東アジアでコロナが拡大しにくい理由

視点を変えて、２０２０年の新型コロナウイルスを例に考えてみましょう。通常のウイルス感染では、まず感染初期にＩｇＭ抗体が上昇し、その後遅れてＩｇＧ抗体も上昇します(下左図)。こうして長期間の免疫を獲得します。

しかし、新型コロナウイルス感染者の抗体価を調べてみると、東アジアでは、最初からＩｇＧ抗体が上昇する例が少なくないそうです(下右図)。言い換えると、各種亜型を含めたコロナウイルスにすでに感染した結果、新型コロナウイルスに対しても交差免疫を獲得している人が多く、それが東アジアでの死亡率の少なさの一因とも考えられているのです。新しい感染症については、感染拡大のための対策や予防が不

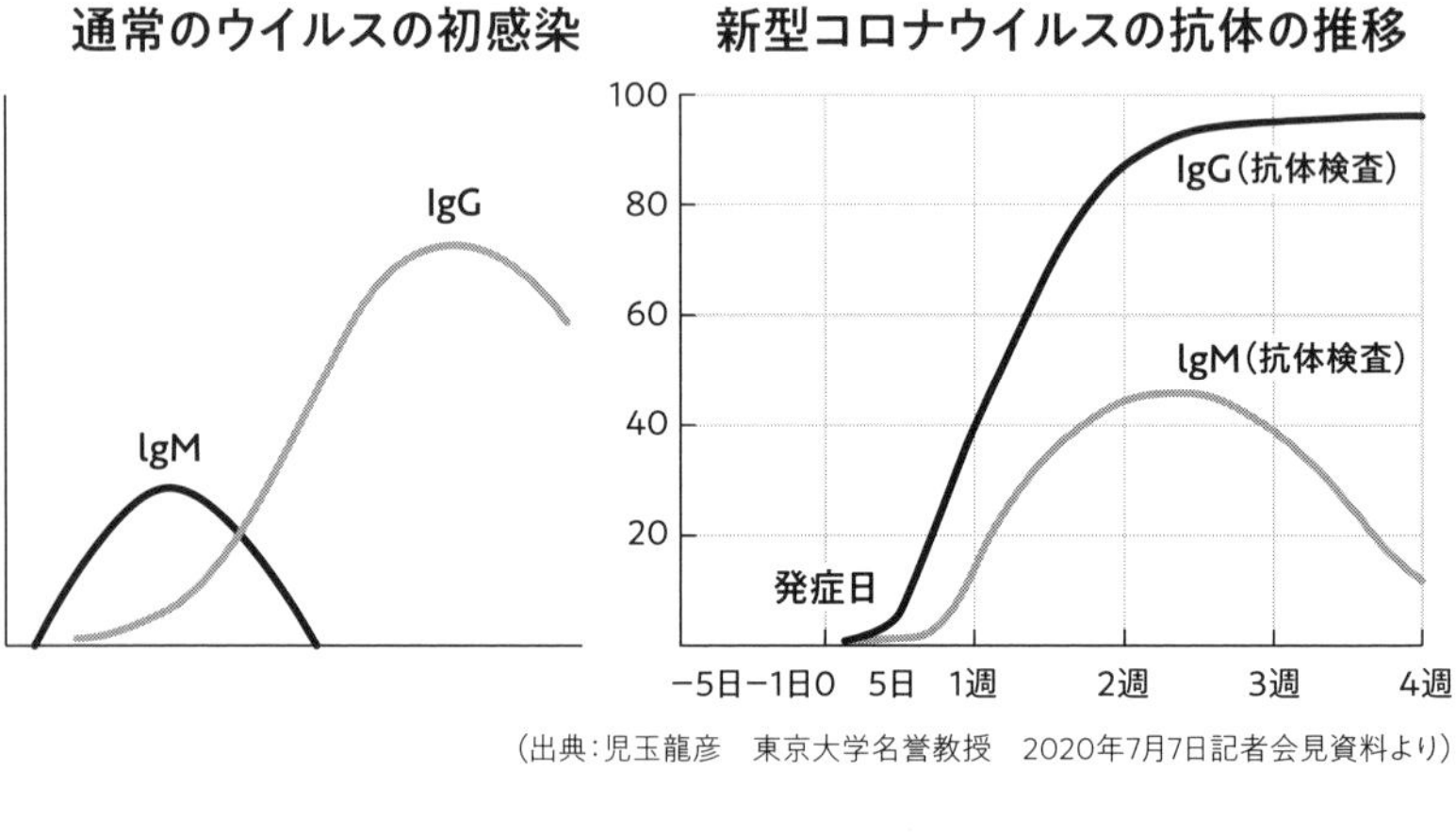

（出典：児玉龍彦　東京大学名誉教授　2020年7月7日記者会見資料より）

可欠です。一方で、日常の中で風邪をひくこともまた、大事なのです。

■自然にまかせて対処する

冒頭の質問に戻りましょう。そもそも、医師だけが知っている、患者さんから病気をもらわない秘訣はありません。感染症を避けるには、マスク、手洗い、のど・鼻うがい、舌みがき、足湯、少食、早寝早起き、瞑想《めいそう》の習慣、ビタミンの摂取などさまざまな方法があるものの、効果はそれぞれ異なり、また好みもあるため一概には言えません。

「野口整体」創始者である野口晴哉は、著書『風邪の効用』の中で、「風邪は治療するものではなく、経過するもの」としています。また、風邪をまっとうする要領として、体を弛《ゆる》める／冷やさない／温める／発汗は引っ込めない／水分を多めに／平熱になれば体を動かす、ということを挙げています。

私自身、思い返せば、風邪をひいていなかったのではなく、本当はかかっていたのかもしれません。ただ、風邪をひいても、自然にまかせて経過するものと捉えていたことが、功を奏したとも考えられます。その点、体の声を聞き、症状を抑え込むことなく自然の経過を乱さないことこそ、感染症への最大の対策と言えるかもしれません。

鼻血の対処法は「上を向く」「寝る」「鼻の付け根をおさえる」「首の後ろをトントンする」？

すべて間違った対処法。

みやもと耳鼻咽喉科／耳鼻咽喉科
院長　宮本浩行

■よくある鼻血の対処法はすべて間違っている⁉

普段、鼻血が出たときどのように対処しているでしょうか。おそらく、次のような対応をとる方が多いかと思います。

1. 上を向く
2. 寝る

3. 首を後ろに反らしトントンする
4. 鼻の付け根をおさえる
5. ティッシュを詰める

残念ながら、これらの対応はすべて間違っています。

たとえば1~3の方法は、鼻血がのどに流れて飲み込んでしまいます。胃にたまった血液は、後に吐き気や嘔吐の原因となります。

また4の方法は、鼻の付け根（上部）に硬い鼻骨があるため、いくら強く圧迫しても内部の出血点には効果がありません。

さらに5の方法は、ティッシュの刺激で鼻の粘膜に傷がついてしまい、出血を長引かせてしまう恐れがあります。

■鼻血の仕組みと正しい対処法

では、どのように対処すればいいのでしょうか。まずは、鼻血の仕組みを理解しておきましょう。

鼻血の約70～80％は、鼻の入口から1～2cmほどの内側（鼻中隔《びちゅうかく》）にある「キーゼルバッハ部位」という、血管の多い粘膜からの出血です。鼻翼《びよく》（小鼻）の内側の指が届くくらいの場所にあります（図1）。

その部分の粘膜は非常に薄く、細い血管（毛細血管）が集まっているため、ちょっとした刺激で血管に傷がつき、出血してしまいます。

したがって鼻血のときは、①座って少し前かがみになり、②血を飲まないように口からゆっくり吐き出し、③ティッシュは詰めずに、出血している方の鼻翼を指で内側に向かって圧迫してください（図2）。

鼻翼には2通りの押さえ方があります。人差し指と親指で両方の鼻翼を押さえる方法（図

図1

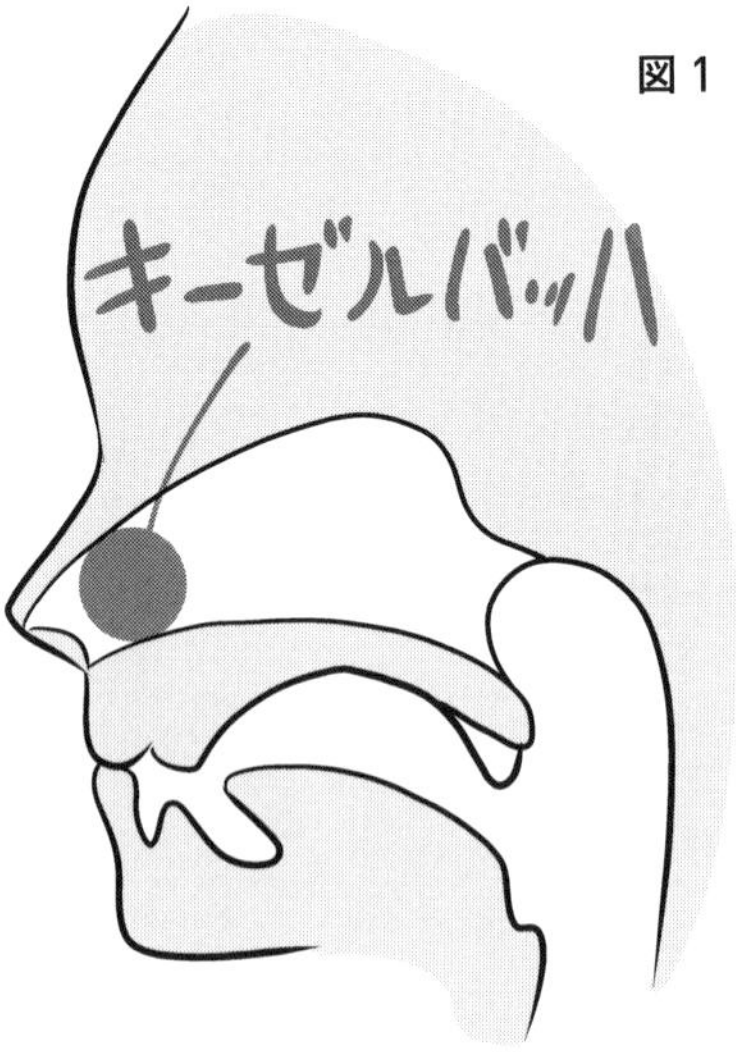

図2

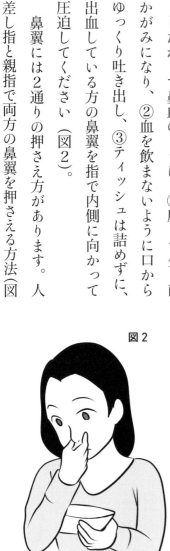

3）と、鼻血と同じ側の母指（親指）で鼻翼を外側から鼻の真ん中に向かって圧迫し、残りの4つの指を反対側の顎に当てて安定させる方法（母指圧迫止血法・図4）です。

うまく出血点を圧迫できれば、血は止まり、5～10分ほどで完全に止血できます。焦ると血圧が上がってしまい、止血しにくくなりますので、落ち着いて対処することが重要です。とくに小さなお子さんの場合は、まず、興奮しないように落ち着かせてください。また鼻呼吸ができなくならないよう、お子さんには母指圧迫止血法（図5）をおすすめします。

図3

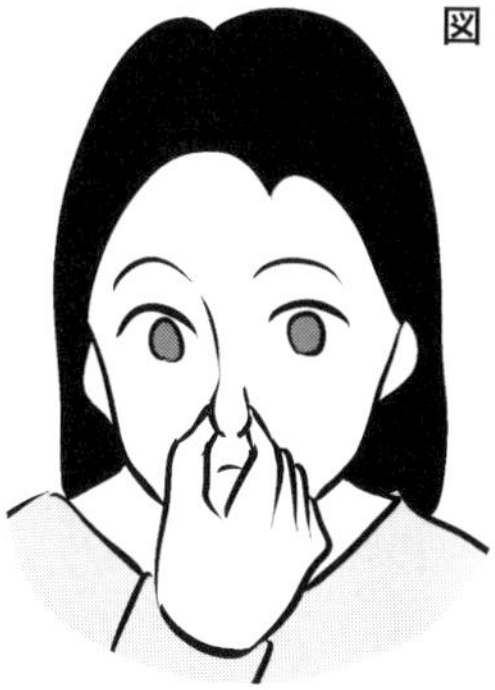

図4

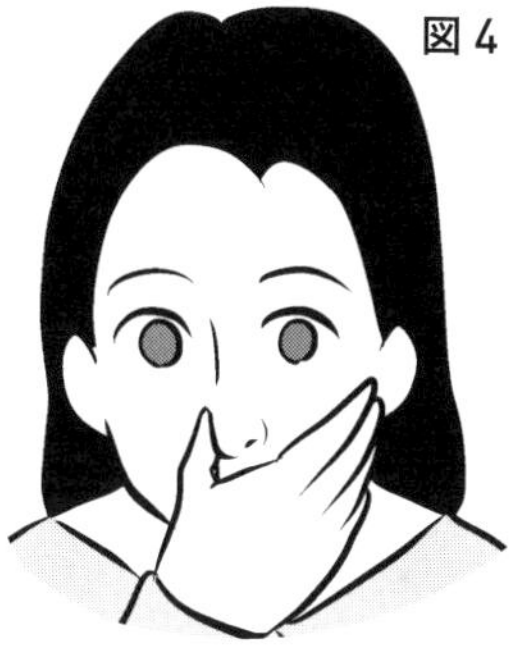

図5

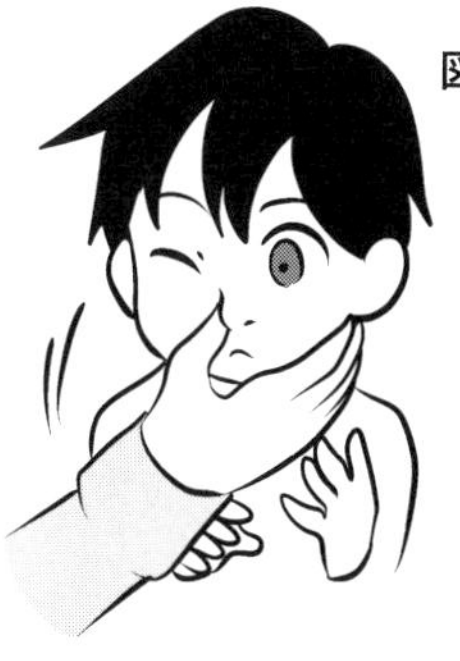

■血が止まらない場合はすぐ耳鼻咽喉科へ

最後に、その他の注意点についても確認しておきましょう。

子供に多いのですが、鼻いじりや鼻こすりなどによる刺激が、鼻粘膜の損傷を起こしやすい傾向があります。季節としては春〜夏にかけて多くみられ、アレルギー性鼻炎との関連が考えられます。

一方で高齢者は冬に多くみられ、高血圧、心疾患、脳血管疾患そして薬剤（血液をサラサラにする血を止まりにくくする薬）などにより発生率が増加します。

鼻血を繰り返すようであれば、耳鼻咽喉科を受診してください。また、鼻から外あるいはのどに血が大量に流れるような出血があり、前述のように鼻を15分ほど圧迫しても出血の勢いが治まってこない場合にも、家庭で対処できない可能性を考慮しましょう。

受診時には、まず出血点と原因を診察・検査します。治療法は「①薬の内服」「②ガーゼなどで圧迫」「③手術治療」などがあります。出血点がわかれば、状態により傷ついた血管を処置します。

第7章

歯（口腔ケア）

歯磨きをすると免疫力がUPする？

歯磨きによって免疫力が高まり、感染症リスクが下がる。

医療法人ひだまり歯科クリニック／歯科
院長　飛田達宏

■歯磨きによって免疫力が高まる!?

「歯磨きは、虫歯や歯周病を予防するために行う」。そのように考えている人も多いかと思います。しかし、歯磨きをする理由はそれだけではありません。

たとえば、口の中にはたくさんの細菌がいます。「常在細菌」といい、体を守る働きをするものもありますが、中には悪さをする細菌もいます。

歯磨きによって、この悪さをする細菌やウイルスを減らすことが大切です。

細菌の塊であるプラーク（歯垢）は、歯磨きをしないと落とせません。また、舌の表面についた「舌苔《ぜったい》」にも、多くの細菌が繁殖しています。

歯磨きや舌磨きをし、これらの細菌を減らすことで、口腔内の免疫が十分に働くようになります。つまり歯磨きは、免疫力の向上につながるのです。

■感染症リスクを下げる仕組み

口腔内の免疫は「ＩｇＡ」という抗体が働き、害を及ぼす微生物を排除する「粘膜免疫」というシステムで実行されています。しかしこのＩｇＡも、口の中が汚れていれば、粘膜免疫が働きにくくなります。

歯磨きや口腔ケアをおろそかにしてい

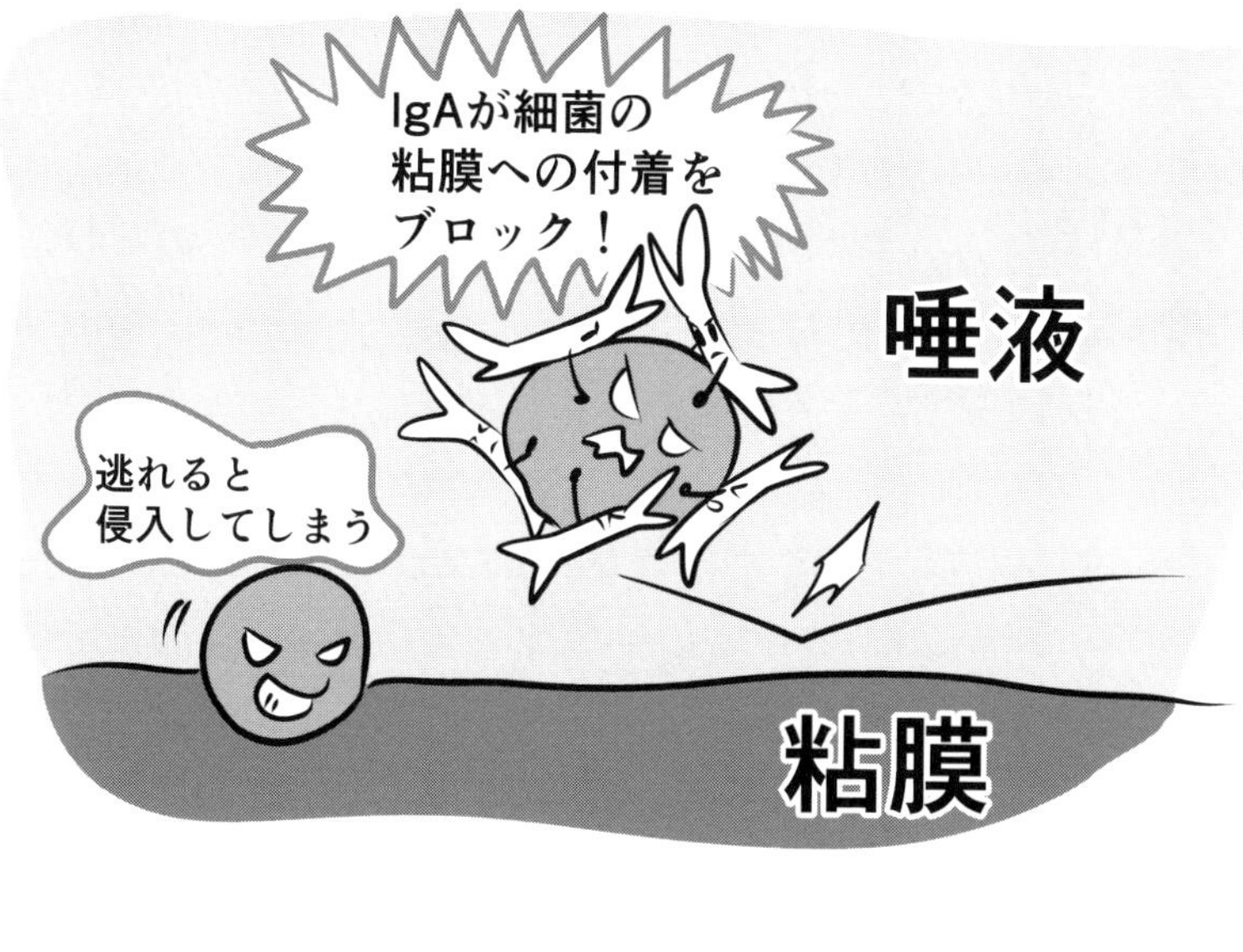
IgAが細菌の
粘膜への付着を
ブロック！
唾液
逃れると
侵入してしまう
粘膜

ると、虫歯や歯周病・歯肉炎の原因となる菌が増殖し、プラークとなります。このプラークには、「誤嚥《ごえん》性肺炎」などの発症や重症化にかかわる細菌も含まれています。つまり、口腔ケアをおろそかにすると、誤嚥性肺炎などの発症リスクが増加してしまうのです。

そこで、粘膜免疫をうまく機能させるために、口腔ケアをしっかりしておくことが大切です。歯磨きなどの口腔ケアによって、虫歯・歯肉炎・歯周病を予防するだけでなく、インフルエンザやコロナなどの感染症リスクを下げる効果もあります。

■食後だけでなく朝の歯磨きが大事！

このように、免疫力アップにも役立つ歯磨きですが、できれば食後だけでなく、朝起きてから水や食事をとる前にも行うようにしてください。なぜなら、寝ている間に口腔内の細菌が増殖しているからです。

朝起きてから歯磨きをすることで、就寝時に増えた細菌を減らし、虫歯や歯周病、さらにはインフルエンザやコロナなどの感染症も予防できます。

ぜひ、朝や食後に歯磨きをし、免疫力を高めましょう。

食後30分は歯磨きをしてはいけないって本当？

歯の健康を維持するために避けるべき。

未来歯科／歯科
院長 川邉研次

■食後30分以内の歯磨きはNG!?

「食後30分は、歯磨きをしてはいけない」。近年、このような言葉をよく聞くようになりました。実はこれ、私が行う「姿勢咬合セミナー」が元になっています。

キーワードとしては、「ステファンカーブ」「糖化」「姿勢と内臓」「睡眠」など、さまざまな事柄が関係しているのですが、そのほとんどはあまり理解されていません。

そのため、ステファンカーブと言われる、食事や間食後30分ほどの口腔内におけるpHの変化がとくに注目されているようです。

■口腔内の健康は唾液がポイント！

私たちの歯は、食後数分でペリクル（獲得皮膜。主に唾液および唾液糖タンパクに由来する有機被膜）という蛋白膜ができます。この蛋白膜が、プラーク（細菌叢）に対する細菌の栄養源になります。

さらに72時間以上プラークが成熟すると、「熟成プラーク」になり、歯面に対しても歯周に対しても、問題を起こす存在になるとされています。

本来、三度の食事では、よほどのことがない限り虫歯も歯周病も起こりにくいと考えられます。ただ、間食や水以外の飲み物を頻繁にとると、糖質や酸性を好んで増殖する細菌が虫歯や歯周病の原因となってしまうのです。

一方でステファンカーブは、食べ物や飲み物の回数によって、口腔内状況が大きく変わることを示唆しています。

通常は、食後30分程度で、唾液が中性から弱アルカリ性になります。しかし、よく噛まないで食べたり、食べやすいものばかり食べたりしていると、唾液はつねに酸性になってしまいます。サラサラではなく、ネバネバな唾液です。

とくに睡眠時などは、自律神経の関係や口を動かさないことから、安静時唾液になりやすいとされています。

安静時唾液は、抗菌力・緩衝能が低く、よく噛んで食べたときに出る「刺激時唾液」のように食物を同化（体に良いものに変える）する機能が弱い点に問題があります。

■食後は唾液が酸性になっている

健康体の人は、唾液の分泌量が一日あたり1・5〜2・5リットルと言われています。他方で、病気の方の唾液は500ミリリットルにも満たないことがわかっています。しかも、分泌されるのは安静時唾液です。

ステファンカーブの理論から考え

脱灰・再石灰化の仕組み【ステファンカーブ】

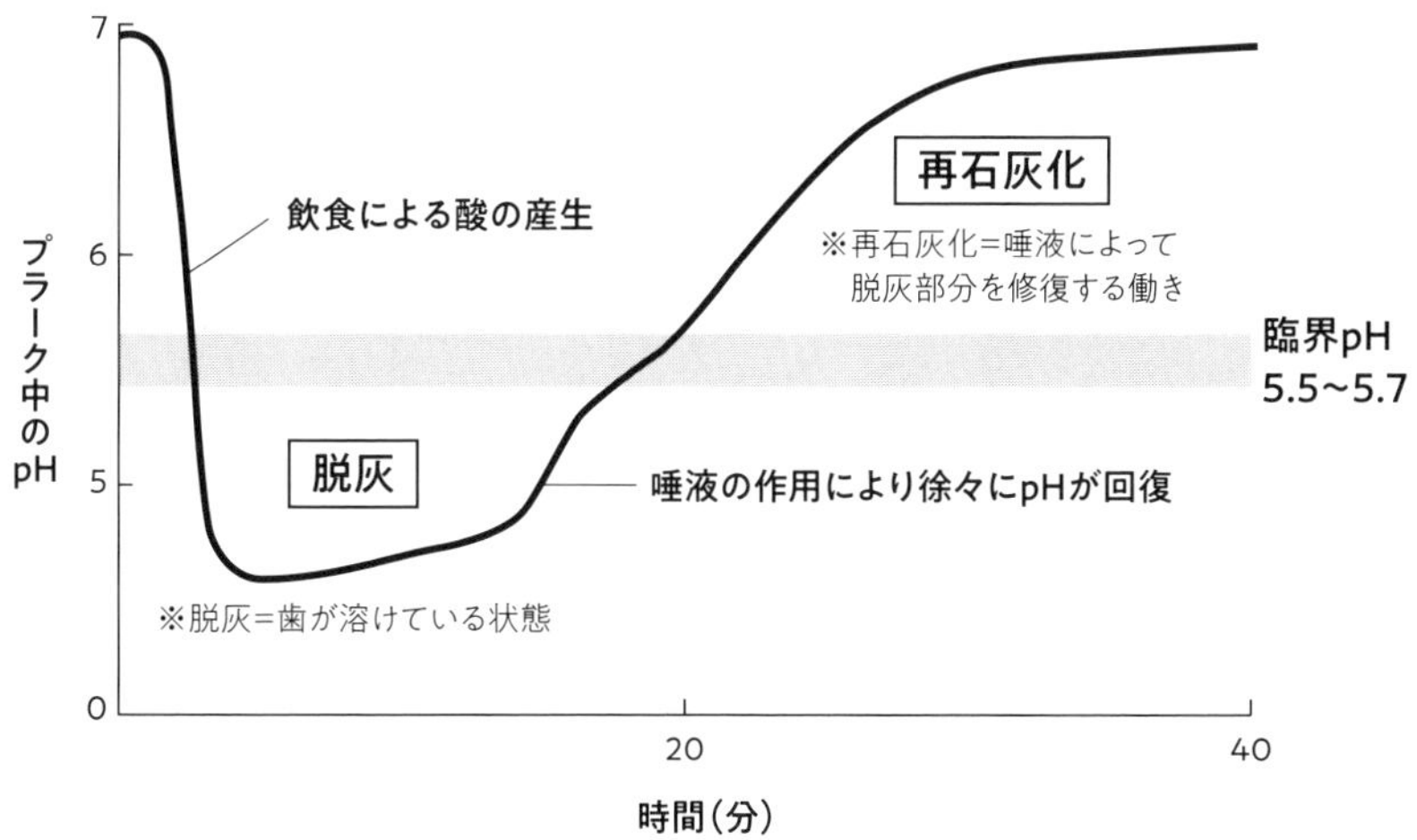

ると、寝たきりの高齢者に流動食を与えるのは、とんでもないことと言えるかもしれません。食べやすいものが、かえって体を弱らせている可能性があるためです。

また、食事に関して言えば、現代食を食べている限り、口腔内の細菌コントロールは難しいとされています。

ある研究では、現代食と現代人の生活をふまえると、最低4時間は歯磨きをしなければならないとも言われるほどです。

そこで、歯の健康を守るためには、食べる前の歯磨きやうがいが重要となります。一方で、食後30分以内に行う歯磨きは、唾液が酸性の状態でブラッシングすることになるため避けるべきです。

30分経ってから行う歯磨きに関しても、pHのコントロールとして、まずはうがいを数分間行いましょう。その結果、口腔内の状態が中性に近づきます。歯磨きは、この状態から行うようにしてください。

■現代人の生活習慣を見直そう

現代人は、食生活や呼吸、睡眠、運動機能の変化によって、唾液が常時酸性の状態に近づきつつあります。ただ、そのための対策や知識について、必ずしも歯科や医科等で共有されているわけではありません。

しかし世界を見てみると、スウェーデンのように、口腔内の健康を国が主導することでＱＯＬの向上を図っているところもあります。１９７４年から行われているこの大改革は、世界からも注目されています。

ステファンカーブに関しても、食後30分以内は歯磨きをしないということだけでなく、「現代人の生活習慣が歯磨きのあり方を変えている」と捉え、生活習慣全般を見直すことからはじめましょう。

虫歯・歯周病は自力で治せる？

一定レベルを過ぎると治療が必要。

医療法人社団　つじむら歯科医院／歯科
総院長　辻村傑

■「ミュータンス菌」が虫歯のもとになる!?

虫歯と歯周病は、ともに細菌による感染症です。それぞれ、菌の種類、特性、感染する時期が異なります。たとえば虫歯は、ストレプトコッカス・ミュータンスという代表的な菌に、生後6カ月から2歳7カ月の間に感染することが知られています。この時期に感染しなければ、「ミュータンス菌フリー（虫歯菌のいない口腔内）」、つまり虫歯にならない状態を確立できるといわれています。

逆に、この時期にミュータンス菌に感染すると、ミュータンス菌が定着し、生涯虫歯になるリスクを有することになります。

■虫歯になる人・ならない人

日本人の場合、ほとんどの人がミュータンス菌キャリアであるといわれています。ただ、虫歯菌がいれば、必ず虫歯になるわけではありません。

虫歯が発生するのは、虫歯菌の栄養源となる砂糖や果糖などの炭水化物の摂取と、歯の表層のエナメル質が脱灰《だっかい》（歯質のカルシウムとリンが溶け出し虫歯の初期となる）を始めるｐＨ５・５以下（乳歯ではｐＨ５・７以下）の酸性方向へ、数値が下がることが原因です。これらの条件がそろうことで、人は虫歯になります。

傾向としては、「緩衝能」と言われる唾液を中和する力が強い人は虫歯になりにくく、糖質の摂取量

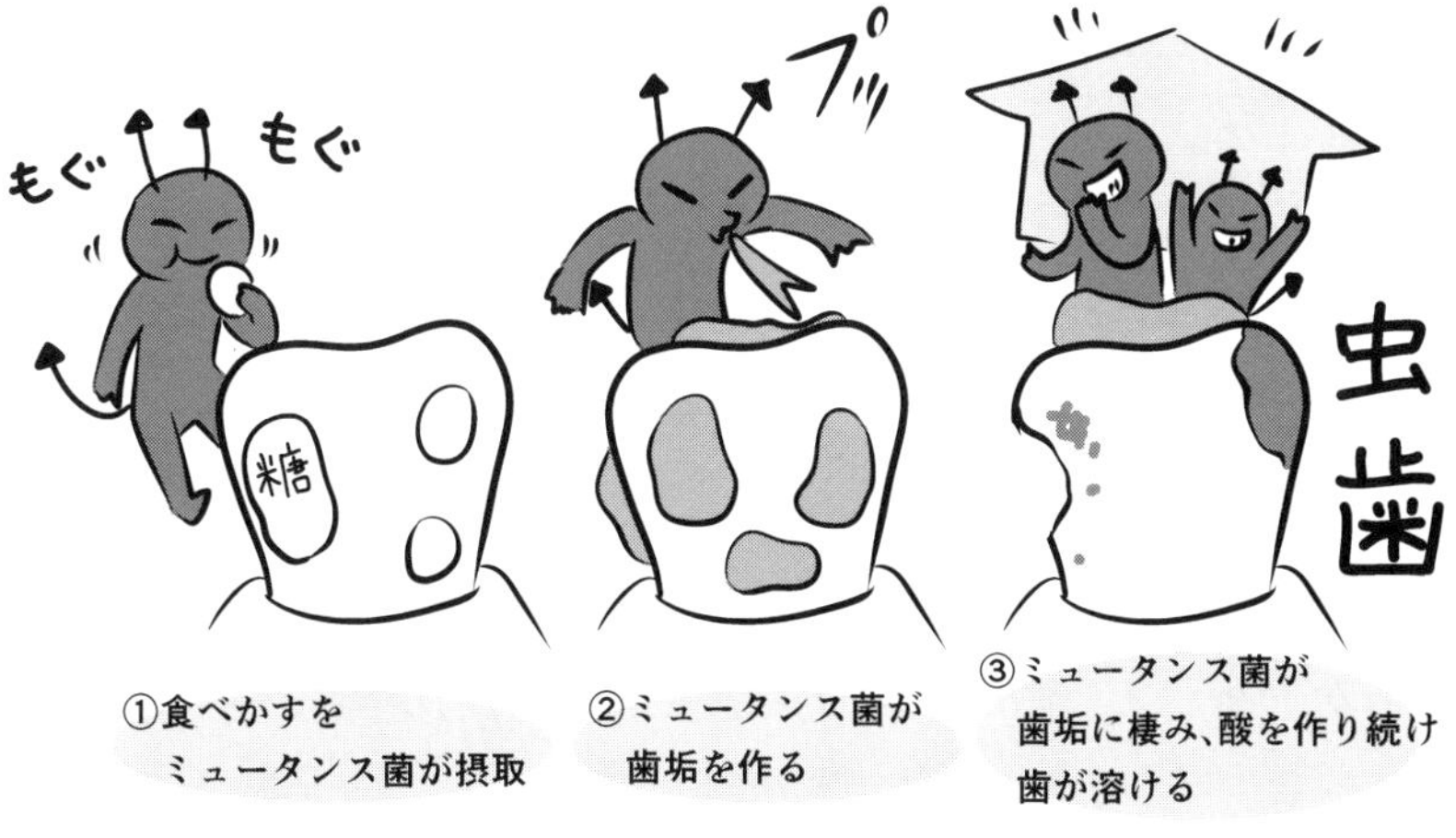

①食べかすを
ミュータンス菌が摂取
②ミュータンス菌が
歯垢を作る
③ミュータンス菌が
歯垢に棲み、酸を作り続け
歯が溶ける

の少ない人・唾液量の多い人（自浄作用の高い人）も虫歯になりにくいとされています。このように虫歯は、複合的な要素によって発症します。

発症を抑えるために個人で行えることは、適切なタイミングでの歯磨きや耐性を高めるためのフッ化物応用（歯磨き粉、歯科医院での塗布）、酸性になりにくい食事を心がけるなどさまざまです。一方で、初期虫歯となる脱灰を越え、一般的に言われるＣ１（エナメル質の実質欠損）まで進んでしまうと、自力で治すことはできません。

■歯周病の原因とは？

また歯周病も、歯周病原因菌の感染によって起こります。

口腔内には５００種類を超える数の菌が存在しているといわれており、歯周病原因菌と特定されている代表的な細菌には、「ポルフィロモナス・ジンジバリス（Ｐｇ菌）」「アクチノバチルス・アクチノマイセテムコミタンス（Ａａ菌）」「プレボテーラ・インテルメディア（Ｐｉ菌）」「トレポネーマ・デンティコラ（Ｔｄ菌）」などがあります。

これらの菌が、歯肉溝（歯と歯ぐきの境目）のなかで異常増殖すると、歯周ポケットが形成されます。そして付着部が歯面からはがれ、歯肉が腫れ、歯槽骨の破壊を起こさせます。

この歯周病原因菌の構成を解明するために2019年に行われた湘南スタディー（倫理委員会UMIN試験ID:000028888）では、49名の被験者を再解析したところ、すべての人からポルフィロモナス・ジンジバリス（Pg菌）の存在が確認されています。つまり日本人においては、ほぼすべての方が歯周病を発症する可能性があるということです。

他方で、菌が存在していても歯周病を発症しない人もいます。そのため、口腔細菌叢に関連する種々の疾患は、口腔に生息する多種多様な細菌が複合的に関与して発症すると想定されます。では、どうすれば歯周病を防ぐことができるのでしょうか。

ポイントとしては、Pg菌が繁殖して悪さをするには、栄養源となる血液（血液中のヘミン鉄）が必要になるということです。つまり、歯茎から出血しなければ、Pg菌が活動できないことになります。

そこでまずは、個々人の状態にあった適切な歯ブラシを使用し、歯の汚れを落とすだけでなく、歯肉をマッサージしながら出血を起こさない歯肉を維持しましょう。

■歯周病には2つのステージがある

歯周病には、大きく2つのステージがあります。

第1ステージは、炎症が骨吸収までに至っていない、歯肉に限局した歯肉炎の状態。第2ステージは、歯周骨組織の破壊や崩壊を起こしている歯周炎の状態となります。

このうち歯肉炎の状態であれば、適切なブラッシングによって歯肉の血行をよくしたり、免疫力を強化するために栄養バランスの取れた食事と噛みごたえのある食品を摂取したりすれば、ある程度は回復します。また、ビタミンDを吸収するために、適度に日光にあたることや有酸素運動もおすすめです。

一方で、歯周炎まで進行した状態から、専門家のサポートなしに回復させることはできません。歯肉・骨の組織内で、炎症・破壊が進行を続けてしまうためです。このステージの方は、一刻も早く歯科医院にかかることが重要です。

近年では、虫歯の原因菌を減らし、歯周病の根元となる悪しき細菌叢を健全な細菌叢へと治療してくれるトータルヘルスプログラム（http://thp-network.com）を行っている歯科医院もあります。痛い治療が嫌な方、予防管理を継続的に行ってもらうことを希望される方におすすめです。

歯石は取らなくてもいい？

歯石をそのままにしておくと歯周病の原因になる。

医療法人ひだまり歯科クリニック／歯科
院長 飛田達宏

■歯石は放っておいてもいい!?

「歯石は取っても取らなくてもいい」

そう思っている方もいるかもしれません。しかし歯石を定期的に除去することで、歯周病を予防することができます。

そもそも歯石とは、細菌の塊である「プラーク」が唾液に含まれているカルシウムなどのミネラル成分と結びつき、石のように固まったものを言います。

歯石自体は悪いものではないのですが、小さな穴があいているため、細菌がこびりついて繁殖していきます。細菌から毒素が出ることで、歯茎が腫れたり、歯の周りの骨が溶けたりするなど、歯周病の原因になります。

しかも歯石は固まっているため、自宅でのブラッシングでは取れません。そのため、歯科医院で定期的に歯石を除去する必要があるのです。

■歯石を除去することによって得られる３つの効果

歯石を除去することで得られる効果について、詳しくみていきましょう。主に、以下の３つの効果があります。

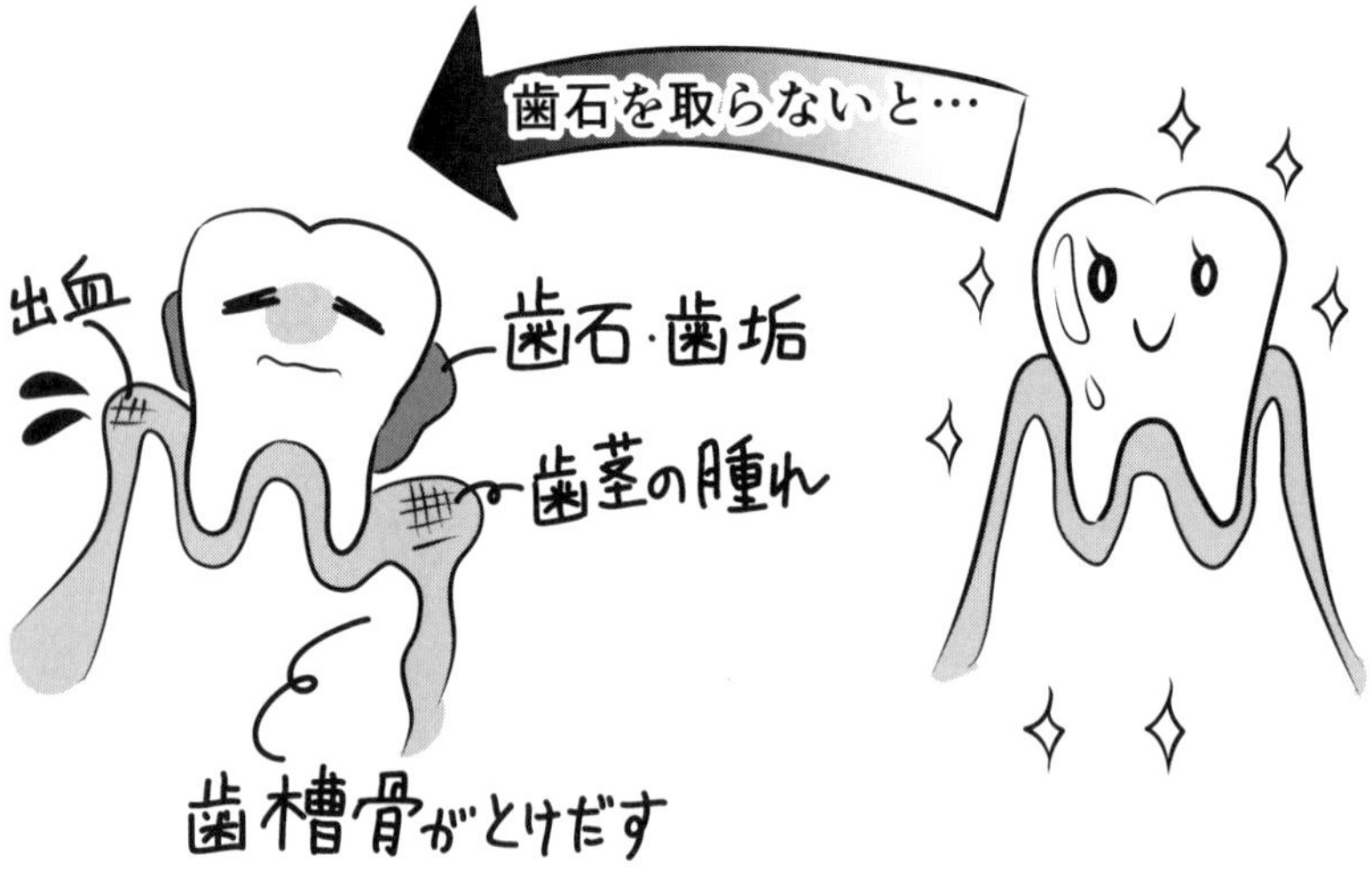

1．歯周病を防ぐことができる

歯石は表面がザラザラしており、汚れ（歯垢）が溜まりやすいです。歯垢に含まれる細菌は毒素を出し、炎症の原因となります。そこで、定期的に歯石を取り除き、口腔内の汚れや歯垢が溜まりにくい環境を作ることが歯周病予防につながります。

2．口臭を防ぐことができる

歯石は、放っておくとどんどん繁殖します。また、歯石の周りに溜まった歯垢は発酵し、ガスを発生させ、口臭の原因にもなるのです。さらに、細菌が歯茎を刺激し、歯茎の腫れや出血を起こすこともあります。

3．歯茎が引き締まる

歯石を取ることで、歯茎がキュッと引き締まります。それにより歯茎の腫れが治まり、歯茎の炎症も落ち着いてきます。

歯石を取った後は、正しいブラッシングを行うことが大切です。歯石の除去と、正しいブラッシングによって、歯周病のない健康的な歯茎を保ちましょう。

虫歯治療は保険適用の銀歯でいい？

銀歯の使用は金属アレルギーや虫歯再発の恐れがある。

医療法人社団湘仁会　ひらの歯科医院／歯科
院長　平野哲也

■年齢とともに虫歯が増えていく!?

あなたのお口の中には、どのくらいの銀歯が入っていますか？

少し古いですが、厚生労働省より、次のようなデータが発表されています（平成28年歯科疾患実態調査より）。

この表から推察すると、20代から少しずつ虫歯治療を受ける歯が増えていき、初めは小さな詰め物だったのが、再治療を繰り返して40代くらいから大きな被せ歯（クラウン）になっているようです。

処置歯にしめる充填歯・クラウンの数及び割合（永久歯：5歳以上）

年齢階級（歳）	1人あたり平均歯数（本）			割合（%）		
	充填歯	クラウン（ブリッジの支台以外）	クラウン（ブリッジの支台）	充填歯	クラウン（ブリッジの支台以外）	クラウン（ブリッジの支台）
5〜9	0.1	−	−	100	0.0	0.0
10〜14	0.3	−	−	100	0.0	0.0
15〜19	1.4	0.0	−	99	1.4	0.0
20〜24	2.8	0.3	0.1	88	10.2	1.8
25〜29	4.2	0.5	0.1	88	9.5	2.2
30〜34	6.5	0.8	0.0	89	11.0	0.4
35〜39	8.3	1.6	0.2	82	16.0	2.2
40〜44	8.2	2.3	0.4	75	21.4	3.2
45〜49	8.3	3.4	0.6	68	27.7	4.8
50〜54	7.3	4.4	1.0	57	34.7	7.9
55〜59	6.6	4.3	1.5	53	34.8	12.0
60〜64	6.2	4.4	1.7	50	35.7	13.9
65〜69	4.8	4.7	1.8	43	41.3	15.9
70〜74	4.1	4.3	1.6	41	42.9	16.3
75〜79	3.8	4.4	1.7	38	44.2	17.4
80〜84	3.1	4.7	1.9	32	48.8	19.2
85〜	1.6	3.6	1.4	24	54.9	21.1

1人平均DMF歯数（DMFT指数）の年次推移（永久歯：5〜15歳未満）

（本）

年齢（歳）	平成5年（1993年）	平成11年（1999年）	平成17年（2005年）	平成23年（2011年）	平成28年（2016年）
5	0.1	0.0	−	−	−
6	0.2	0.2	0.2	−	−
7	0.9	0.4	0.2	0.1	0.1
8	1.5	0.9	0.5	0.3	0.3
9	2.2	1.1	0.9	0.4	0.4
10	2.8	2.3	0.9	0.5	0.2
11	3.6	2.2	1.6	0.7	0.3
12	3.6	2.4	1.7	1.4	0.2
13	4.9	3.7	2.6	1.8	1.1
14	6.1	5.2	3.3	1.3	0.6
15〜24	9.0	8.2	6.1	4.4	3.1
25〜34	14.1	12.9	11.5	9.9	7.4
35〜44	15.5	15.4	14.9	12.3	12.1
45〜54	16.1	16.5	16.2	15.7	14.8
55〜64	19.6	18.3	17.4	17.9	17.1
65〜74	23.7	22.5	21.6	20.0	19.2
75〜	26.6	25.8	25.1	23.9	22.6

注）平成5年（1993年）以前、平成11年（1999年）以降では、それぞれ未処置歯の診断基準が異なる

さらに、50代で歯を失い、ブリッジになっているのが分かります。50代にもなると、最低でも4本以上の銀歯がお口に入っていると推察できます。

■なぜ虫歯が増えていくのか？

では、なぜ年齢とともに治療の歯が増えていくのでしょうか。

実は、前ページの表に示すように、若年者の虫歯は減少しています。その背景には、虫歯予防に対する意識の高まりがあると考えられます。

ＤＭＦＴ指数とは、「１人あたりの虫歯（Ｄ）」「虫歯で抜いた歯（Ｍ）」「虫歯で修復した歯（Ｆ）」の合計で、〝集団の虫歯経験〟を表す指数のこと。とくに、永久歯が生えそろった直後の12歳のＤＭＦＴが、世界的に虫歯経験を評価するものさしになっています。

表にもあるように、12歳のＤＭＦＴ指数は平成５年では３・６ですが、平成28年では０・２まで減少しています。しかしその後、ＤＭＦＴ指数は年齢が上がるごとに高くなっていきます。12歳では一人平均０・３本だった虫歯（治療済みを含む）が、30代中頃以降は10本以上にまで増加。どうやら、年齢と虫歯の本数は比例しているようです。

20年以上にわたる私の経験としては、小学校までは保護者の方が歯科医院にお子さんを連れてくる一方、中学校になると保護者との通院が少なくなり、予防のための定期的な通院が途絶える傾向があります。そのため、歯磨きをチェックする人がいなくなり、虫歯ができやすい状況になってしまいます。

また、虫歯を治療しても、ブラッシング方法のチェックや食生活の改善ができていないと、新たな虫歯ができたり、治療した歯が再度虫歯（二次う蝕）になったりしてしまいます。

■虫歯は再発に要注意！

現在でも、「虫歯は一度治療したら大丈夫」と誤解している方は多いです。しかし、虫歯治療の多くは、二次う蝕の治療です。

現在は、学校や職場での歯科健診において、虫歯は比較的早期の段階で見つかります。しかし、せっかく早期に治療をしても、その後の口腔ケアが不十分だったり、砂糖を過剰摂取したりしていると、虫歯は再発してしまうのです。

「治療→再治療」の繰り返しという、負のスパイラルに入ってしまう方も少なくありません。

虫歯治療は、口腔ケアの徹底や食生活の改善がなければ、ただの補修作業にすぎません。再治療の回数が多くなると、表（501ページ）のように抜歯のリスクも高まります。

そこで、治療の後に再発を防ぐために、「①正しいブラッシング」「②歯科医院での定期検診&プロフェ

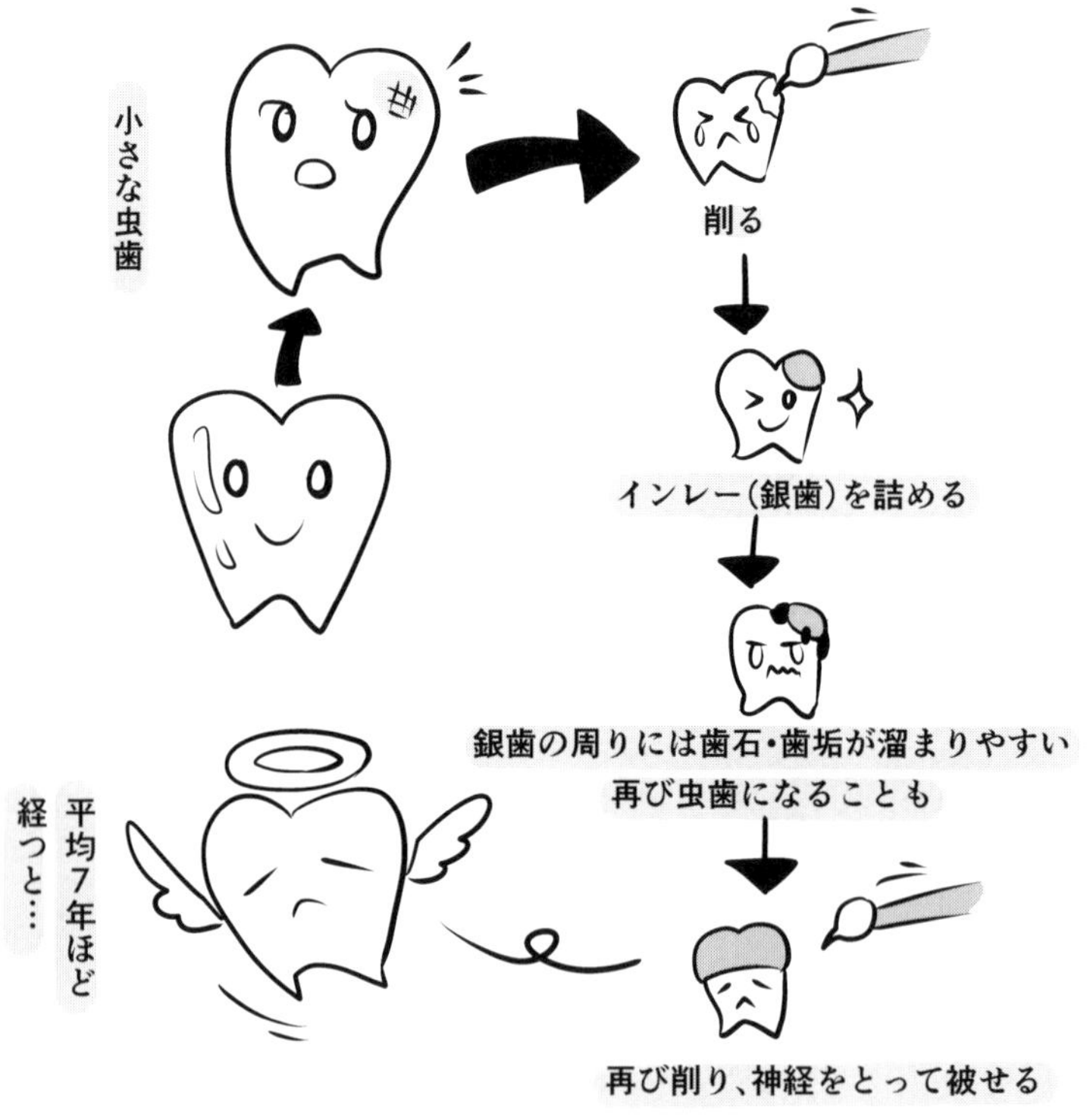

小さな虫歯
削る
インレー（銀歯）を詰める
銀歯の周りには歯石・歯垢が溜まりやすい
再び虫歯になることも
再び削り、神経をとって被せる
平均7年ほど経つと…

ッショナルケア」「③シュガーコントロール」が大切になります。

■保険診療で使用する〝銀歯〟の危険性とは

さらに、「修復材料の選択」にも注意してください。

現在の診療では、比較的小さな虫歯には「レジン」という白い樹脂で処置を行います。ところが大きな虫歯には、金属（主に金銀パラジウム合金）を使用して修復します。これは保険診療なのですが、そのとき使われている金属に問題があるのです。

主に使用されている金銀パラジウム合金は、金12％、パラジウム20％、銀50％前後、銅20％前後、その他インジウムなど数％からなる合金です。

この金属を使用することには、健康上多くの問題があり、すでに先進国で使用しているのは日本だけとなっています。中でも、金属アレルギーと虫歯の再発（銀歯の内部汚染）に問題があります。

たとえば「歯科金属アレルギー」は、銀歯などから溶け出した金属イオンが体内に吸収されることによっておこるアレルギーです。症状は、口内炎や歯肉炎、舌炎などの口腔内だけでなく、掌蹠膿疱症《しょうせきのうほうしょう》など全身の皮膚疾患も引き起こす可能性があります。

現在症状がない方でも、将来アレルギー症状が出現する可能性がありますので、虫歯治療にはセラミックなどのノンメタル材料をおすすめします。できる限りパラジウム合金を含む金属は使用しないほうが無難です。

また、虫歯の再発（銀歯の内部汚染）に関しても問題があります。

銀歯を歯につける際は、「歯科用セメント」という接着剤を使用するのですが、銀歯と接着剤は強固には付かないため、数年経つと銀歯と歯の間に隙間ができてしまいます。そこからプラーク（虫歯菌）が侵入し、銀歯の中が内部汚染されて再度虫歯ができてしまいます。

保険診療では、その虫歯をさらに大きな銀歯で補修することとなるため、前述の再治療という負のスパイラルに入り、最終的には抜歯のリスクが高まってしまいます。予防策としては、やはり銀歯ではなく、セラミックによる修復が効果的です。

セラミックは接着剤と強固に付きますので、虫歯菌が侵入するリスクが低くなります。そのため、再治療のリスクも低くなり、歯の寿命を大幅に伸ばすことが期待されます。

■正しい選択で歯の健康を守ろう

現在、世界標準とされている治療の中で、日本の歯科保険診療でカバーできる範囲は限られています。

とくに、銀歯による虫歯治療は、金属アレルギーや虫歯再発のリスクが高く、歯の寿命を短くする可能性が高くなります。治療が必要な際には、慎重に治療方法を選択するようにしてください。

また、虫歯や歯周病予防のために、かかりつけの歯科医院で定期的に口腔ケアを受けることも大切です。

歯は全身の健康の入り口です。予防と治療に配慮しながら、歯の健康を維持しつつ、健康的な生活を実現しましょう。

電動歯ブラシは使ったほうがいい？

メリット・デメリットがある。

医療法人社団　栄昂会／歯科
理事長　中原維浩

■電動歯ブラシだときれいに磨ける!?

歯ブラシと電動歯ブラシは、どちらがいいのでしょうか。

最近、電動歯ブラシのCMをたくさん見るし、電動だからきれいに磨けるだろうと思う方もいるかもしれません。

しかし、結論としては、磨き方が正しければどちらでもきちんと磨けます。

むしろ、電動歯ブラシを使っているから完璧に磨けるというわけではなく、〝手磨きの基本〟ができていないと、電動歯ブラシの能力を活かすことはできません。

大切なのは、虫歯や歯周病の原因となるネバネバ歯垢（細菌の塊）を、毎日しっかり落とすことにあります。

■電動歯ブラシの3つの種類

そもそも電動歯ブラシは、1961年にアメリカのGE社から発売されたのが最初です。当初は、手の不自由な方やお年寄り向けに考案されたものでした。その後、徐々に一般にも普及していきます。

オーラルケアの分野で遅れをとっていた日本では、70年代に松下電器（現・パナソニック）から、80年代にはPHILIPS社から発売されました。広く一般に普及したのは1990年代で、とくに2000年以降、口腔ケア意識の高まりを受けて普及率が急進しています。

出荷台数については、2009年までは220万台前後で推移していたものの、2010年はパナソニックの「ポケットドルツ」が150万台売れるヒットとなり、350万台規模にまで拡大。2011年には400万台規模にまで増えています。

そんな電動歯ブラシには、主に次の3つのタイプがあります。

(1)高速回転型

丸型のブラシが高速回転することで、立体的な動きを実現。歯垢を浮かして除去します。ただ、歯の面にしっかり添わせて使用しないと、磨き残しが出てしまうのが難点です。歯を守るために、自動停止機能が付いたものもあります。

(2)音波側方振動型

音波振動の「液体流動力」によって発生する、きめ細やかな力強い水流によって歯垢を除去するタイプです。ブラシの毛先も高速に動いているため、歯ブラシのように動かす必要はありません。

(3)超音波型

ブラシの毛先に超音波を発生させて、歯垢を破壊するタイプの電動歯ブラシです。破壊した歯垢は、通常の歯ブラシのように手を動かしてブラッシングしながら、除去する必要があります。

■電動歯ブラシのメリット・デメリット

電動歯ブラシのメリットは、手を細かく動かさずに、軽く当てるだけで歯磨きができることです。擦掃効率が向上し、手磨きよりも短時間できれいに磨くことができます。

具体的には、手磨きでは10分ほど時間がかかるところを、電動歯ブラシなら3分〜5分程度でツルツルな状態に仕上げられます。しかも、最近の電動歯ブラシは、歯に当てすぎないようにタイマーが備わっているものもあります。

一方で、電動歯ブラシに変えた途端、磨き残しが多くなっている方もいます。問題は、電動歯ブラシならではの磨き方や歯への当て方です。

「コクランライブラリー」という信頼度の高い論文サイトによると、２０１０年（最終改訂２０１１年3月25日）のレビューにおいて、「回転式電動歯ブラシは横方向の振動式電動歯ブラシよりも歯垢と歯肉炎が減少するといういくつかのエビデンスがあるが、その差は小さく、臨床的重要性は不明である」としています（参考文献1）。

また、別のレビューでは、「回転式以外の電動歯ブラシの場合、手用歯ブラシに対して一貫した優位性が認められなかった」としています（参考文献2）。

このような意見があることをふまえ、電動歯ブラシを過信しすぎないよう、注意する必要があります。

電動歯ブラシのメリット・デメリットをまとめると、次のようになります。

〈メリット〉

・左右に手を動かさず、歯に当てるだけでいい
・短時間でブラッシングできる
・手で磨くよりしっかりと磨ける

〈デメリット〉

・正しく使わないと磨き残しがでる
・刺激が強い（強く押さえていると表面に傷ができる）
・細かなところまで磨けない

■電動歯ブラシが向いている人とは

では、どのような人が電動歯ブラシを使うといいのでしょうか。

電動歯ブラシが向いているのは、「忙しくて歯ブラシに時間をかけられない人」「歯並びの矯正治療中の人」「歯を白くしたい人」「ホワイトニング治療前後の人」「セラ

ミックなど被せ物をした人」「インプラントが入っている人」などです。

他方で、電動歯ブラシが向いていないのは、「使用方法を守らず自己流になりがちな人」「力を入れすぎてしまう人」「歯並びがデコボコしている人」「電動歯ブラシが重いと感じる人」などとなります。

ちなみに、フロスと電動歯ブラシを併用することは、虫歯や歯周病、口臭予防にも有効です。ただし、電動歯ブラシの使用法を守ることが前提となります。

すでに電動歯ブラシを使っている人も、ぜひこの機会に使い方を見直してみてください。また、電動歯ブラシの使用を考えている人は、かかりつけの歯科医や歯科衛生士から指導を仰ぐことをおすすめします。

参考文献／
1. *Scott A Deacon, Anne-Marie Glenny, Chris Deery, Peter G Robinson, Mike Heanue, A Damien Walmsley, William C Shaw, Different powered toothbrushes for plaque control and gingival health.
・歯垢除去ならびに歯肉の健康における電動歯ブラシの相違〔2010 issue 12, Update〕〔Minds医療情報サービス〕
2. *Robinson Pg, Deacon SA, Deery C, Heanue M, Walmsley AD, Worthington HV, Glenny AM, and Shaw WC. Manual versus powered toothbrushing for oral health. Cochrane Database of Systematic Reviews 2007 Issue 4
・Deery C, Heanue M, Deacon S, Robinson Pg, Walmsley AD, Worthington H, Shaw W, Glenny AM. The effectiveness of manual versus powered toothbrushes for dental health: a systematic review. Journal of Dentistry. Volume 32, Issue 3, March 2004, PAges 197-211.
・口腔保健のための手用歯ブラシと電動歯ブラシの比較〔2008 issue 1, -〕〔日本語〕〔Minds医療情報サービス〕

成功者ほど歯医者に通う？

歯の健康が人生を左右する。

医療法人社団　聖礼会　アス横浜歯科クリニック／歯科
理事長　丹谷聖一

■歯の健康は事前対応が大事

あなたは、歯科医院にどのようなイメージをお持ちでしょうか。

痛そう、怖い、待ち時間が長い、治療期間が長い、治療費が高い、感染症が心配、などでしょうか。やはりどうしても、ネガティブなイメージが多いかと思います。

ただ一方で、私が歯科臨床現場においてよく目にするのは、「昨夜、歯が痛すぎて眠れず、今日もそれが続くのではないかと不安になり、仕事を休んできました」というケースや、「以前からどうにか使えるようにしていた歯が突然とれてしまい、人に会う前にどうにかならないものかと思ってきました」などのケースです。

これら2つのケースに共通しているのは、毎日の忙しさを言い訳に、事前対応や予防を先延ばしにしてきたことです。事前に対応すれば防げたかもしれないのに、それをしなかったことで起きた現象と言えるでしょう。では、どうすればこのような事態を回避できるのでしょうか。大切なのは良い習慣を身につけることにあります。

■身につけておきたい習慣とは？

意識したいのは「力のコントロール」と「炎症のコントロール」の2つです。

1．力のコントロール

力のコントロールとは、咀嚼《そしゃく》する力を受けきれるよう歯を守り、長期的に安定した状態をつくることを指します。たとえば歯の欠損に対しては、インプラント治療、ブリッジ、義歯等で対処し、また揺れている歯や取れた詰め物、欠けてしまった歯をそのままにしておかないことが大事です。

さらに、歯ぎしりや噛みしめへの対処も重要です。歯ぎしりや噛みしめは、歯牙、歯周組織、被せ物などに相当なストレスを与えてしまうので注意が必要です。

2．炎症のコントロール

炎症のコントロールとは、口腔内のプラークコントロールを指します。歯石などを除去し、清掃しにくい状態を改善するのが狙いです。当然、歯周病や虫歯の治療も含みます。そしてなによりもこれら力のコントロール、炎症のコントロールをするために、歯科医院に行って指導を受け、通うペースをしっかり理解し、時間を作ることが大切です。人により程度の違いがありますので必ず相談して下さい。そしてぜひ具体的なイメージを湧かせて下さい。

■成功者の多くは歯医者に行く

事実、成功者の多くは定期的に歯医者へ通っています。

成功者というとピンとこないかもしれませんが、物心ともに豊かに暮らしている人、つまり幸せな人生を歩んでいる人のことです。

人材教育の第一人者であるアチーブメントグループ最高経営責任者（CEO）の青

木仁志氏は、成功者について次のように述べています。

成功するためにはどうしたらいいのか。広辞林によると「成功とは目的を遂げること」と定義されています。目的を遂げるには「目的を明確にする」必要があります。人生の目的とは幸せになることです。幸せとは、人間関係、職業、経済面、趣味などの基本的欲求が満たされた状態と定義されます。目的を遂げるための通過点である目標の設定をし、その目標を達成するための具体的な行動計画を策定します。日々、目標達成の優先順位に従って最優先テーマを実行し、成功するまで継続し続けることができれば、誰でも成功者になることができます。この優先順位をつける際に「目的目標達成に効果的な、緊急ではなく重要なこと」を「重要ではなく緊急なこと」よりも優先することが大事です。これは、日々の健康管理や人間関係、仕事、経済、趣味勉強において、緊急になる前に対応できる良い習慣を実践することです。

青木氏の話を歯科で実践するなら、歯の健康を手に入れ、維持し続けることの優先順位を高くすることが、良い習慣につながりそうです。

■幸せになるために歯をケアしよう！

歯の健康について、次のような興味深い調査結果があります。

1つは、2012年に行われた「人生の振り返り」に関する調査です。健康分野における第1位は「歯の定期検診を受ければ良かった」でした。もう1つは「人生の後悔」に関する調査結果です。70代の健康分野において「歯を失ったこと」が第1位でした。

ちなみに、歯の定期検診を行っていた人の残存歯数は平均15・7本、歯が痛くなったときだけ治療を受けてきた人の残存歯数は平均6・8本との統計があります。

成功している人、幸せな人生を歩んでいる人

一人平均残存歯数の比較

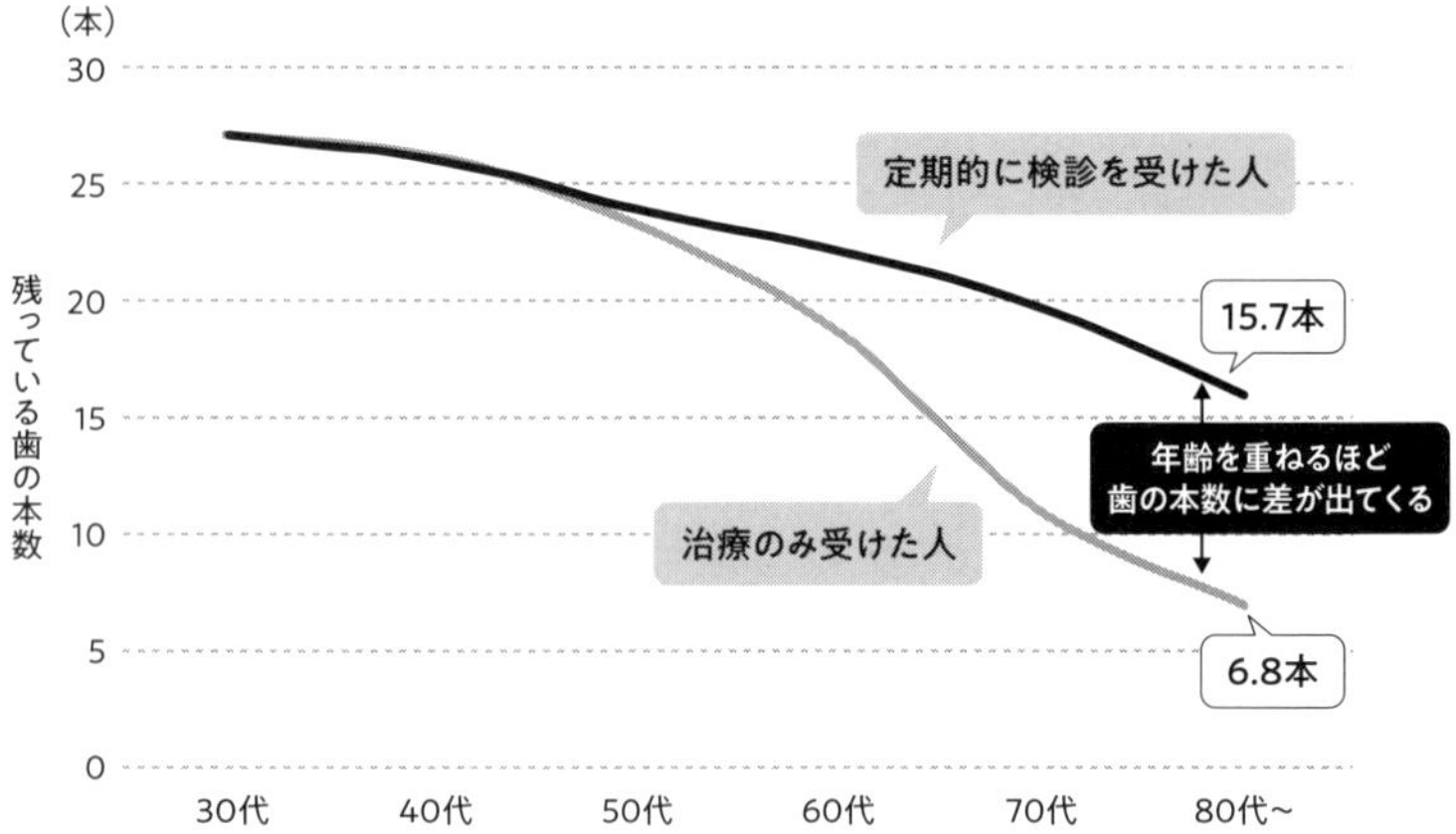

出典：日吉歯科診療所調べ

は、歯の健康が口腔の健康をつくり、それが全身の健康となり、健康寿命を延ばしています。その結果、人生を素晴らしいものにするための行動をしていると言えるでしょう。

成功者ほど歯医者に通う。成功者は、歯科医院に行く目的が明白です。原理原則に生き、願望を明確化し、日々の行動に落とし込んでいます。聖路加国際病院理事長をされていた故・日野原名誉教授も、「歯の健康を保つことこそ長寿の秘訣である」と述べており、加えて「歯と糖尿病は取り返しが付かない。日頃のケアと食事・運動が明暗を分ける」というのは、歯周病の細菌が糖尿病に関与していたことから残された名言です。

最後に、私の師匠である故・寺川國秀先生の言葉を紹介しましょう。

歯は口元を変え、口元は顔を変え、顔は表情を変え、表情は前向きな人生を創る。
歯は、前向きな人生を創る。
歯科の治療は人の人生を救う。
歯を大切にすることで、人生を成功に導きましょう。

口の中の菌とお尻の菌は同じ？

それぞれの器官に適した菌が根付いている。

医療法人社団項士会　石持デンタルオフィス／歯科
理事長　石持東吾

■肛門より口のほうが汚い!?

あなたは、「口の中の菌とお尻の菌は同じ」という話を聞いたことがあるでしょうか？これは口腔衛生の啓発のためによく使われる話なのですが、実は、誤解を招きやすいので注意が必要です。この文章から連想されるのは、「口はもともとお尻よりキレイなはず。けれど、お尻より多くの菌がいるということは、口のほうが汚いのでは？」という発想でしょう。しかしそこには、いくつかの誤解が含まれています。

■人と細菌はお互いに助け合ってきた！

第1の誤解は、「細菌（微生物もしくは微生物群。マイクロビオータ、マイクロバイオータ）の数が多いと汚い」という発想です。事実、口の中はお尻（肛門）よりも多くの細菌が存在します。肛門に比べて容積も大きく、歯が存在することもあり、複雑な環境を作りやすい器官であるためです。

また種類も多く、肛門付近では約100種なのに対し、口の中には約700種の細菌がいると言われています。他方で、腸にいる細菌の数は100兆を超えると言われており、そのような比較で言えば、腸のほうがはるかに汚い器官となってしまいます。

しかし、人は地球上のすべての生き物と同様に、多くの微生物（細菌含む）と共存することで生きています。人は微生物の助けなしには通常の社会で生存できず、また寄生している細菌も人の体内で力を発揮します。

昨今では、腸が「セカンドブレイン」や「免疫の要」と言われ、その重要性が認識されつつあります。その腸の働きをサポートしているのが細菌です。数や種類が多いというのは、その器官の多様性の結果であり、必要があるためにそこにいるのです。

人に寄生している細菌は、善玉菌・日和見菌・悪玉菌に分けられると言われていますが、実はどの細菌も人に不要なもの（予期せぬ感染に関与するもの以外の細菌）は含まれていないと考えられます。

■私たちの体には不要なものはない

人は無菌の羊水の中から地球上の世界に飛び出すわけですが、産道を通る時に母親から細菌を受け継ぎ、生きていくのに不必要なものはもらわないようにできています。口の中でいうと、歯周病の原因の最右翼であるポルフィロモナス・ジンジバリスという細菌がいます。この細菌は毒性が強く、組織を破壊し歯槽骨を溶かしますが、その害は口の中にとどまらず、最近ではアルツハイマー病にも関連があると言われています。ポルフィロモナス・ジンジバリスの産生するジンジパインというタンパク質分解酵素が、歯周病の進行した組織から血管に入り込み、最終的に脳内に蓄積しアルツハイマー病を発症させているのではないかとも言われています。しかしこの細菌も、もともとは低病原性の細菌で歯周組織を破壊するような細菌ではありませんが、歯磨きが不十分で歯周病になり、歯周ポケット内に出血が起こると、赤血球の鉄分とタンパク質を栄養源にして高病原化するのです。

日本では「細菌は汚い」「悪者である」という発想が広まっていますが、共存している細菌は、体内と免疫応答していて害のないことも多いのです。先に述べた腸の場合、腸粘膜に入り込んで生活している細菌もいるようです。彼らは、腸の表面の細菌たちをコントロールしたり、体に必要なものを調達したりする役割を担っています。

■肛門や便は私たちにとって大事なもの

第2の誤解は、「お尻は口よりも汚い」という考え方です。社会通念的には正しいのですが、科学の世界ではどちらも同じ消化器官であり、キレイも汚いもありません。たしかに肛門は、直腸に続いており、便が通過するところなので汚い感じがするかもしれません。しかし、自らの便はもともと自分の中にあったものであり、馴染《なじ》んだ細菌たちが含まれていて害は少ないのです。

また動物によっては、お互いの認識のために肛門の匂いを嗅《か》いだり、母親が子どもの体や肛門を舐《な》めることで自分の持っている細菌を子どもに受け渡したりしているものもいます。さらに有袋類では、パップという便に似た離乳食で直接与えているケースもあります。そのような例からも肛門や便は、私たちにとって大事なものなのです。

歯は痛くなければ放っておいていい？

健康的に長生きしたいなら歯を放置しないこと。

あべひろ総合歯科　東松戸総合歯科クリニック／歯科
理事長兼院長　阿部ヒロ

■歯の健康が全身の不調を左右する!?

「歯で人生は決まる」。そのような格言が古くから伝えられています。

なぜこのようなことが言われてきたのでしょうか。歯科医師の立場から考えてみると、当たり前といえば当たり前です。

なぜなら、歯があることで食事ができ、顎顔面《がくがんめん》の発達、脳への刺激、ホルモンのバランス、消化器系への刺激など、人体に必要なさまざまな影響があるためです。

さらに近年では、脳科学やスポーツ歯科の観点から、心身のストレスの解消や体幹バランスへの影響も明らかにされてきています。

■悪くなった歯を放置するとどうなるのか？

あなたは歯が悪くなったとき、そのままにしていないでしょうか？

歯が一本なくなるだけで、噛み合わせが崩れ、歯槽骨が吸収（溶ける）し、歯並びや噛み合わせなど全体の歯列バランスが崩れていきます。

あるいは身体に悪影響を及ぼしたり、修復物が悪くて悪化したり、痛みのみならず機能障害に悩む患者さんを私は毎日のように診てきました。

中には見た目が悪くなったり、入れ歯がなじめなくて発音がしにくかったり、食事、会話、その他のお付き合いに自信が持てなくなる方もいます。

またご年配の方の中には、「私はもう年だから」とおっしゃる方もいますが、本当にそれでいいのでしょうか。

家族の方も、あなたが少しでも長生きをして不自由のない生活を送ってほしいと望んでいるはずです。そのため、年齢を言い訳にするのは考えものです。

また虫歯や噛み合わせ、見た目以外にも、感染症という立場から歯の健康は大事です。中高年になると8割以上の人が、歯周病や誤嚥性肺炎の問題を抱えています。痛みを伴わないからとそのままにしておかず、定期的な治療やケアをしていれば未然に防ぐことも可能です。

とくに糖尿病の方や遺伝的にリスクがある方は、「口腔ケアは全身を守るためにも不可欠」と理解するようにしましょう。

■歯の治療は重要な「自己投資」である

悪くした歯を放置したり、時間が無くて歯医者を休んでしまったりすることは、非常に大きなリスクを伴います。やはり早期治療が大切ですし、何より、健康状態を回復することが大事です。

妥協せず、自分自身への最高の投資を行わないといけません。体が資本であることに加えて、感性や自信が失われてしまい、ひいては数年後に大きな障害となって現れる可能性があるためです。

治療法としてはインプラントが有効ですが、ブリッジや入れ歯などで修復した場合には、残された歯や口腔内全体への負荷がかかってしまいます。その後の管理が悪いと、そこから一気に崩壊していくことさえあるのです。

また、合わない入れ歯やブリッジ、習癖などの慢性的な刺激によって、口内炎や粘膜に異常をきたすこともあります。口内炎と思ったら悪性腫瘍（口腔がん）だったということも少なくありません。

自分自身を守るためにも、またより良い人生を歩むためにも、最善を尽くしてより良い治療を受けるようにしましょう。

人間は、生後6カ月で乳歯が生えてきて、6歳くらいから永久歯が生え、おおよそ14歳前後ですべての永久歯が生えそろいます。歯はまさに、神様が与えてくれた宝物です。そのことを忘れてはいけません。

肩こり、腰痛、頭痛などの慢性的な疾患の原因は口の中にあるかも？

口内環境が全身に影響を及ぼす場合がある。

恵美歯科医院／歯科
院長　奥田恵美

■肩こり、腰痛、頭痛の原因は「口の中」にある!?

肩こり、腰痛、頭痛など、慢性的な痛みの原因が「口の中」にあることをご存知でしょうか。

歯の役割としてまず思い浮かぶのは、食べ物を噛むことでしょう。ただそれだけでなく、身体を支えるバランサーとしての機能もあります。事実、重い頭が首の上にあるため、その状態を保ったまま立ったり歩いたりするために、歯や顎がバランサーの役割を担っているのです。

また人間は、口から食べ物を摂取するため、口腔内は敏感に刺激を感じ取れる器官です。貝に含まれているわずか数ミクロンの砂粒を噛んでも、「ジャリッ」という音とともに不快感が起きます。

イメージとしては、「ホムンクルス（小人）」を見ると分かりやすいでしょう。これは体性感覚野と脳の運動領域を示した図なのですが、この図を見ても、口の中の感覚がとても大きいことが分かるかと思います。

そのため口の中の状態が、肩こり、腰痛、頭痛などに影響する恐れがあるのです。

■口の中の状態が全身に影響を及ぼす理由

近年では、固いものを食べなくなり、顎が発達せず、歯と顎のバランスが悪くなるケースが散見されます。そのため歯並びが悪くなったり、虫歯治療により不適切な形の詰め物が入ったりすると、噛み合わせが悪くなります。

不適切な噛み合わせの刺激は、歯根膜を刺激し、その刺激は三叉神経主感覚核ニューロンまたは三叉神経脊髄路核ニューロンに活動電位を生じます。

三叉神経は、脳神経の中でも非常に太く大きな神経なので、微細な異常でも脳に影響を及ぼします。

わずか数ミクロンの不快な噛み合わせでも、それを避けようとして顎が本来の位置からずれた結果、自覚症状として噛み合わせに不快感がないこともあります。

ただ、顎の位置が適切な位置から外れると、頸椎《けいつい》がずれてしまい、肩関節などの関節が歪《ゆが》んでしまいます。加えて、その周りの筋肉に緊張が起こり、肩こりが生じることもあります。

さらに、身体のバランサーとして大切な仙腸関節にまでその歪みが伝わると、口腔内が原因の腰痛を引き起こすことがあるのです。

また、頭は全体を筋膜で覆われていますが、顎がずれることにより、顎から頭部にかけての筋肉に過緊張が起き、片頭痛の原因となることもあります。

■慢性的な不調は口内環境に要注意！

口の中への不快な刺激は、噛んでいるとき、つまり噛み合わせだけに問題があるのではありません。

人間は、噛んだ状態でいることより、2〜3ミリ上の歯と下の歯の間があいている「下顎安静位」という状態でいることが多いです。ただその状態でも、歯は頰粘膜や舌などと接触しているため、そこに不適切な接触があることで顎の位置がずれてしまうのです。

そのため、寝ている間の食いしばりや、舌に歯の痕がギザギザとついている人は、注意が必要でしょう。

寝ている間というのは、身体が楽な姿勢を取ろうと無意識に動きます。それにもかかわらず食いしばっているということは、頰の内側の粘膜や舌に不快な歯の接触を脳が感じている可能性があります。

異常がある場合は、専門医の受診を念頭に置きつつ、それでも改善しないときは、全身との関連を考慮して治療している歯科医を訪ねてみてはいかがでしょうか。

歯ぎしり・食いしばりのほとんどの原因はストレス？

ストレスの他、生活習慣や夜間低血糖が原因の場合もある。

医療法人社団東風会　マーメイド歯科クリニック／歯科
マネージングディレクター　大村直幹

■歯ぎしり・食いしばりはさまざまな障害につながる!?

通常、上の歯と下の歯は、離れているのが正常な状態です。

短期的に食いしばることは、思考や運動の能力を上げ、身体にとって必要な反応です。しかし、長期的に強い力が加わり続けると、さまざまな障害が起きるので対策が必要です。

たとえば、歯がしみる知覚過敏や、噛むと痛い、歯が割れる、被せの外れ・割れ、歯周病の悪化、義歯による傷、顎の痛みなどがあります。

また頭痛、肩こり、睡眠の質の低下、免疫力の低下、心の病、さらには糖尿病や認知症、脳梗塞など、全身の健康に深く関係していることもわかってきています。

しかも歯ぎしり・食いしばりは、健康だと感じている人でも、無意識に起こる現象です。そのため他人から指摘されたり、歯医者さんに言われたりして初めて気づくことも少なくありません。

では、なぜ歯ぎしりや食いしばりは起きるのでしょうか。

■歯ぎしり・食いしばりの原因とは

実は、歯ぎしり・食いしばりの詳しいメカニズムはわかっていません。ただ多くの場合、原因となるのは、日常生活におけるさまざまな精神的・身体的ストレスと言われています。

またストレスの他にも、日常的に運動や力仕事をしていたり、長時間スマホやパソコンなどの画面に集中して、歯を食いしばったりすることが癖になっている場合もあります。

さらに最近クローズアップされているのが「夜間低血糖」です。夜間低血糖とは、睡眠中に血糖値が急激に低下することで、これが歯ぎしり・食いしばりの原因となると言われています。

夜間低血糖が起こると、血糖値を回復させるため、アドレナリンやコルチゾールなどの興奮に関わるホルモンが分泌されます。すると、自律神経の交感神経が優位になり、睡眠中にもかかわらず興奮状態となってしまいます。

その結果、無意識に歯ぎしりが起こり、「朝起きたら顎がだるい」「疲れがとれない」「日中に眠気を感じる」など、睡眠の質の低下や日中のパフォーマンス低下につながります。

気になる方は、血糖値測定器「FreeStyleリブレ（アボットジャパン）」などを使用し、ご自身の血糖値を測ってみるといいでしょう。思った以上に乱高下しているかもしれません。

■治療だけでなく生活習慣も改善しよう!

歯科医院では、歯ぎしり・食いしばりの対策として「ナイトガード」が使用されています。ナイトガードは、歯を守るために有効な治療です。

また、アルコールや喫煙、カフェインの量をコントロールしたり、糖質を減らし、タンパク質をゆっくり噛んで食べたりすることも大事です。

さらにナイアシンなどのビタミンB群、亜鉛、鉄などのサプリメントも自律神経を安定させ、食いしばりを防ぐ効果があります。

たしかに日常のストレス管理も大切です。ただそれだけではなく、食いしばりのサインに早く気づき、対処するようにしてください。

その上で、前向きな考え方、食生活や休養、運動などの適切な生活習慣を心掛けることが、口の健康だけでなく、全身や心の健康を守るためにも大切です。

歯と全身疾患は関係がない？

歯の健康が全身の健康を左右する。

医療法人社団池田会　池田歯科クリニック／歯科
理事長　池田寛

■歯の不健康が全身のリスクになる!?

虫歯や歯周病になると、痛みなどの症状が出てきたり、食事が不便になったりなど、いろいろと困ったことが起きます。

また、歯を失うと、見た目にも影響が現れます。とくに虫歯で前歯を失ってしまうと、顔の印象は大きく変わってしまいます。

だからこそ、歯のケアはとても大事です。

とくに近年では、歯のケアを丁寧に行うことで、歯の健康だけでなく全身疾患をも予防する効果があるとわかってきました。

一昔前までは、虫歯や歯周病で歯を悪くしても、歯だけの問題として捉えられてきました。しかし現代では、さまざまな研究によって、口の中の健康が体の健康に関連していることが明らかになってきたのです。

もちろん、「歯が悪くなると食事がしにくくなる」ということもあるでしょう。しかしそれだけでなく、口とは無関係に見える体の病気でさえ、歯の不健康が原因になっていることがわかってきました。

裏を返すと、口腔ケアをしっかりと行い、口の中を健康に保てば、さまざまな病気のリスクも下げられるということです。

■「誤嚥性肺炎」は歯周病菌が原因！

歯の健康状態が体の健康に影響を与える例として、「誤嚥性肺炎《ごえんせいはいえん》」が挙げられます。誤嚥性肺炎とは、口の中の唾液を誤嚥してしまうことにより、肺炎を引き起こすものです。高齢者の死因では上位に位置づけられ、主な原因としては、唾液中に含まれる歯周病菌とされています。

つまり、口の中の衛生状態が悪く、歯周病菌が多いと、誤嚥性肺炎が起こりやすくなるというわけです。

この他にも、口の中の歯周病菌やその毒素が血管内に入り込み、全身を回ってあちこちで病気を起こすこともわかっています。現在、明らかにされている代表的なものとして、次のような病気が挙げられます。

・心疾患（狭心症、心筋梗塞）
・脳梗塞
・動脈硬化
・糖尿病
・早産、低体重児出産
・慢性関節リウマチ
・慢性腎疾患
・メタボリックシンドローム
・アルツハイマー病

・がん　など

■歯の健康で老後の生活に差が出る

一方で、歯を健康に保つことで、イキイキとした老後を過ごしやすくなるということも最近の研究で明らかになっています。

たとえば、認知症のリスクが下がります。

認知症には、脳卒中が原因で起こる脳血管性のものと、脳の萎縮が原因で起こるアルツハイマー型があります。脳卒中は動脈硬化が脳の血管で起こるものですが、動脈硬化は歯周病菌によってリスクが高まります。

一方でアルツハイマー型認知症は、脳が萎縮してしまうものですが、残っている歯が少ない人ほど脳が萎縮する傾向にあることが、調査の結果わかっています。

このようなことから、健康な歯をできるだけたくさんキープすることで、認知症のリスクを下げることができると言えます。

また、健康な歯が多く残っており、しっかりと噛める人は、「オーラルフレイル」が起こりにくいこともわかっています。

オーラルフレイルとは、「噛む」「飲み込む」「話す」といった口の機能が衰える現象のことで、老化のサインとされています。

オーラルフレイルが起こると、栄養状態が悪化したり、滑舌が悪くなったりすることで、人との接触を避けて家に引きこもりがちになります。それが全身機能の低下につながり、やがて要介護状態になりやすくなってしまうのです。

一方、歯がしっかりとしていれば、栄養状態も口の機能も良好、また体の体幹バランスも整うため、寝たきりになりにくくなります。つまり、自分で立って歩ける「健康寿命」を延ばすことにつながるのです。

すでに歯を失ってしまった人でも、しっかりと治療を行い、きちんと噛めるようにしておけば、同様の効果が期待できます。要は「きちんと噛める」状態にしておくことが大切です。

■日々の口腔ケアで健康になろう！

私たちは日々、1リットルから1・5リットルもの唾液を飲んでいると言われています。その際に、口の中の細菌も一緒に飲み込んでいるため、口腔衛生が腸内にも影響を与えていると考えられます。

つまり、口の中に有害な細菌が多いと、腸内細菌バランスが悪くなり、免疫力の低下を招いてしまうのです。

また、歯周病菌が多くなると、歯周病菌が出す酵素によって、インフルエンザなどの感染症にかかりやすくなるという研究結果もあります。

裏を返すと、毎日のケアをしっかりと行うことは、免疫力を高めて感染症にかかりにくくすることにもつながっていきます。

口腔を良好な状態に保つには、家庭での歯磨きなどのケアが大事なのはもちろん、定期的に歯科で検診とクリーニングを受けることも重要です。家庭でのケアには限界があり、それによって虫歯や歯周病が起こる原因となり得るためです。

健康法にはいろいろなものがありますが、口のケアを丁寧に行うことは、手軽に簡単に、それでいて非常に効果の高い方法です。ぜひ、意識してみてください。

参考文献／
・日本臨床歯周病学会　https://www.jacp.net/perio/effect/
・財団法人８０２０推進財団　https://www.8020zaidan.or.jp/pdf/kenko/haguki.pdf
・日本歯科医師会　https://www.jda.or.jp/enlightenment/oral/index.html
https://www.jda.or.jp/dentist/oral_flail/
・化学と生物54巻（２０１６）９号「歯周病と全身疾患の関連 口腔細菌による腸内細菌叢への影響」
https://www.jstage.jst.go.jp/article/kagakutoseibutsu/54/9/54_633/_article/-char/ja

長生きするかどうかは口の中を見れば分かる？

歯と口の状態が人生と寿命を左右する。

ライオンデンタルクリニック海老名／歯科
理事長　鈴木仙一

■歯が不健康になると早死にする!?

あなたは、後期高齢者の直接死因のトップが何かご存じでしょうか？

老人ホームでは、75歳以上における直接死因のトップは誤嚥性肺炎です。また一般の方では、85歳以上で誤嚥性肺炎がトップとなっています。つまり、亡くなる直接のきっかけは、誤嚥性肺炎が大半であるということです。

80歳で20本の歯がある人は、ほとんど誤嚥しません。しかし歯がなく、義歯もしてない人は、65％ほどの人が誤嚥を繰り返しています。

私たちは、唾液を飲み込むとき、つねに奥歯で噛んでいます。奥歯で噛むことによって下の顎が固定され、その固定された下顎の骨に喉仏が引っ張られるのです。そうして飲み込むことができます。

そのため、歯がない人はうまく飲み込めず、早死にする原因にもなってしまいます。

■歯の健康が老化を左右することに……

また東京大学の飯島勝矢教授による「柏スタディ」では、オーラルフレイル（口腔の虚弱）がきっかけで、全身の虚弱に陥ることもわかりました。

奥歯がないと固いものが食べられないため、柔らかい糖質偏重食、つまりうどんやパンなどの炭水化物が中心となります。それにより血液中にブドウ糖があふれ、糖化ストレスによって血管や皮膚をはじめとする身体全体の老化を速めてしまうのです。

加えて、糖質・脂質の代謝異常や骨量・筋肉量の低下、低栄養状態となり、アルブミン値が下がり、ひいては一番大きな筋肉のある足腰が弱り、要介護状態に陥ることもわかったのです。

さらに日本老年歯科医学会は、２０１６年に「口腔機能低下症」という新たな概念を発表しました。「①口腔不潔」「②口腔乾燥」「③咬合力低下」「④舌口唇運動機能低下」「⑤咀嚼機能低下」「⑥嚥下機能低下」「⑦低舌圧」のうち3つが認められると口腔機能低下症と診断され、歯科医療の介入・治療が必要となります。

オーラルフレイルは活舌の低下、わずかなむせ、食べこぼし、噛めない食品の増加を指しますが、これらは口腔機能低下症の前段階です。

神奈川県歯科医師会の予備調査に続き、海老名市歯科医師会では、25歯科医療機関においてオーラルフレイル改善プログラム検証事業を行ってきました。850人を検査した結果、約25％もの人がオーラルフレイルに該当していることがわかりました。

一方で、オーラルフレイルの患者に適切な訓練・指導をすれば、56％の方がオーラルフレイルを改善できることもわかっています。

■介護と歯・口の関係性とは

さらに、厚生労働省の平成25年国民生活基礎調査によると、介護が必要となった原因として、1位が脳血管疾患18・5％、2位が認知症15・8％であり、次に高齢による衰弱、すなわちフレイルが13・4％と第3位に挙げられ、さらに骨折・転倒11・8

%、関節疾患10・9%と続きます。

また、大阪大学と東京都健康長寿医療センター研究所による健康長寿研究（SONIC）では、70歳以上の高齢者において歯周病や咬合状態が悪化すると、動脈硬化のリスクが高まると報告されています。

これらの関係は、咀嚼困難が比較的固い食品の野菜や果物、肉・魚介類の摂取不足を起こし、心疾患や脳血管疾患につながると推測できます。

要介護原因2位の認知症については、65歳以上の健常者を対象としたコホート研究で、歯がない人の認知症発症リスクが、歯がある人の1・9倍になるといわれています。また要介護原因4位の骨折・転倒においても、歯の喪失・義歯の未使用はバランス機能低下につながるといわれています。口腔機能低下症の段階で歯科が介入することが、要介護原因の1位から4位までを軽減でき、ひいては健康寿命を延ばすことにつながると期待できます。

このような事実から、「長生きするかどうかは口の中を見れば分かる」という意味が、お分かりいただけるのではないでしょうか。

■長生きするために必要なこと

『養生訓』の著者である貝原益軒先生は、江戸時代の平均寿命が36歳のときに、85歳まで生きました。しかも『養生訓』を出版したのが83歳で、亡くなる前年の84歳まで執筆活動を続けていたそうです。

貝原先生は『養生訓』を自ら実践し、歯のグラつきや欠損もなく、健康長寿を全うする術を証明しました。ちなみに江戸時代の将軍の平均寿命は51歳、明治時代の平均寿命は44歳、平均寿命が50歳を超えたのが昭和22年のことです。

このように口や歯は、衛生面においても機能面においても重要な器官です。『養生訓』では、健康の三要素は運動・栄養・休息であるとしつつ、飲酒の仕方や喫煙の害について説き、口腔衛生の重要性を唱えています。

超高齢社会の中、高齢者にとってしっかりと噛めることは一里塚であり、ゴールではありません。噛めることが改善しても、以前と同じ食事では、体組成代謝を改善できません。

そのため噛めるようになった後の栄養指導も合わせて、ぜひ、口と歯の健康に気を使うようにしましょう。

第8章

美容・ダイエット・アンチエイジング

肌の老化を防ぐためにコラーゲンを摂るといい？

大きな効果は期待できない。

医療法人佑諒会　千里中央花ふさ皮ふ科／皮膚科・アレルギー科・美容皮膚科・形成外科
院長　花房崇明

■コラーゲンに美肌効果はない!?

皮膚のハリやツヤを保つために、「コラーゲンを摂るといい」と思っている人は多いのではないでしょうか。

そもそもコラーゲンとは、真皮にある線維芽細胞が作り出すタンパク質のことです。コラーゲンには皮膚のハリやツヤを生み出す働きがあるのですが、年齢を重ねるとコラーゲンの量が低下したり劣化したりして、シワやたるみの原因となります。

そのため、皮膚にコラーゲンを塗る美容法もあるのですが、実は、それほど大きな効果は期待できません。なぜなのでしょうか？

■塗っても飲んでも効果は限定的！

皮膚から吸収できる物質・薬の分子の大きさ（分子量）は、わずか500程度です。一方でコラーゲンの分子量は10万ほど。しかも三重らせん構造となっているので、実際は30万規模になります。それでは肌に浸透して吸収されず、せいぜい保湿効果が期待できる程度となってしまいます。

「飲んで直接取り込めばいいのではないか」と思う方もいるかもしれませんが、残念ながら、飲んでも望むような効果は期待できません。

飲んで摂取すると、消化管で分解されてアミノ酸となり、腸で吸収された後、血液に乗って全身に運ばれていきます。つまりコラーゲンのまま体内に吸収されないのです。

アミノ酸を摂るだけであれば、肉や魚を食べるのと変わりません。

■期待されている「コラーゲンペプチド」とは

そのような中、期待されているのが「コラーゲンペプチド」です。

ペプチドとは、タンパク質とアミノ酸の中間のような物質で、〝飲むコラーゲン〟として販売されています。

そのひとつに、「プロリルヒドロキシプロリン」というものがあります。プロリルヒドロキシプロリンを飲むと、コラーゲンペプチドがそのままの状態で血液中に運ばれます。

マウス実験では、プロリルヒドロキシプロリンが傷の治りを早めたり、コラーゲンをつくる線維芽細胞が活性化したりすると報告されています。また、ヒトでも同様の効果があると報告されています。

まだ確証はありませんが、今後、この分野が大きく発展するかもしれません。

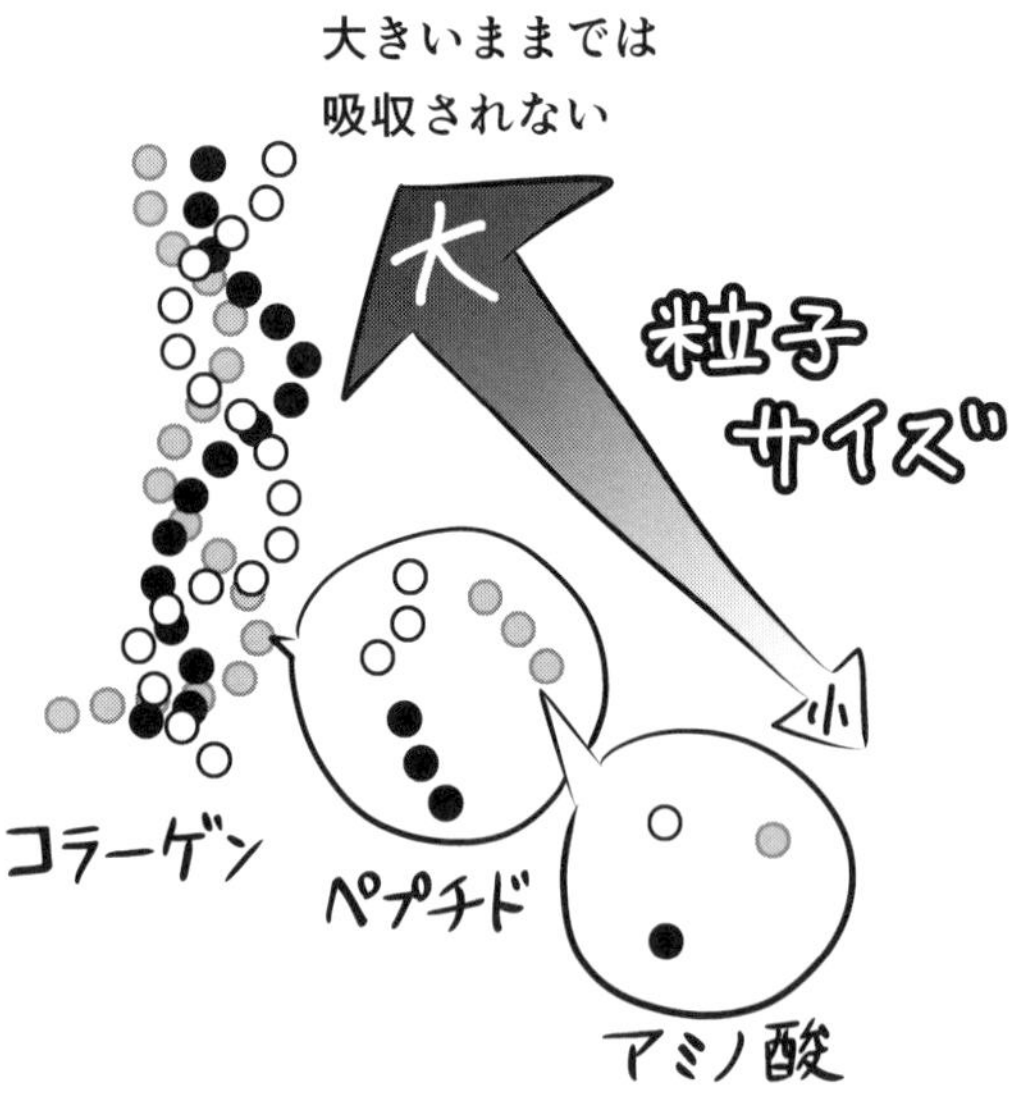

■肌を守るには日焼け対策が最適！

もし、確かなエビデンスのもと、肌のキメやハリを保ちたいのであれば「日焼け対策」をおすすめします。

紫外線は肌の大敵です。大量の活性酸素を生み出し、皮膚のコラーゲンなどを破壊・変性させ、その結果、肌の老化が加速してしまいます。

そこで効果的なのが、日傘や日焼け止めを使用した日焼け対策です。

そもそも紫外線にはＵＶＢとＵＶＡがあります。ＵＶＢを防ぐ指標がＳＰＦで、ＵＶＡを防ぐ指標がＰＡです。それぞれ強さに違いとランクがあり、ＳＰＦは50＋まで、ＰＡは＋から＋＋＋＋まであります。高い値のほうが紫外線を防ぐ効果が強いのですが、その分、塗り心地が悪かったり、刺激が強かったりすることもあるので注意しましょう。

また、日焼け止めは一度塗ったら終わりではありません。数時間おきに塗り直して、しっかりと効果を維持することも重要です。

コラーゲンに頼るのではなく、まずはできる対策から行っていきましょう。

1日2ℓの水を飲むと美容効果がある？

人によって適切な水分量は異なる。

医療法人社団彩祥会　中島皮フ科／皮膚科・美容皮膚科
理事長　中島知賀子

■水を飲むと美容効果がある!?

「1日2ℓの水を飲むと美肌・健康になる」という話を聞いたことがある方は多いかと思います。果たして、本当にそうなのでしょうか。

そもそも、成人が1日に排出する水分の量は約2・5ℓです。

そのため、摂取量と排出量の兼ね合いから、「出す量と同量程度の水分を取ることで新陳代謝が良くなり美容効果がある」という考えに至ったのかと思われます。

しかし医学的に考えるとそのような発想は正しいとは言えません。

■適切な水分量は人それぞれ

1日に必要な水分摂取量は「尿量＋不感蒸泄＋糞便等－代謝水」によって求められます。

簡易計算式で算出すると、たとえば25歳で50kgの人の場合、「25歳×50kg＝1250」となります。つまり、1日に必要な水分量は1250mlです。

ただこの中には、食事に含まれる水分量も含まれるため、飲用分はそれを差し引いたものになります。

たとえば25歳の方の食事量が2000kcalであるとすると、1000kcalで約400mlの水分量を摂取できるので、「1250－(400×2)＝450」。つまり、単純計算では450mlでいいことになります。

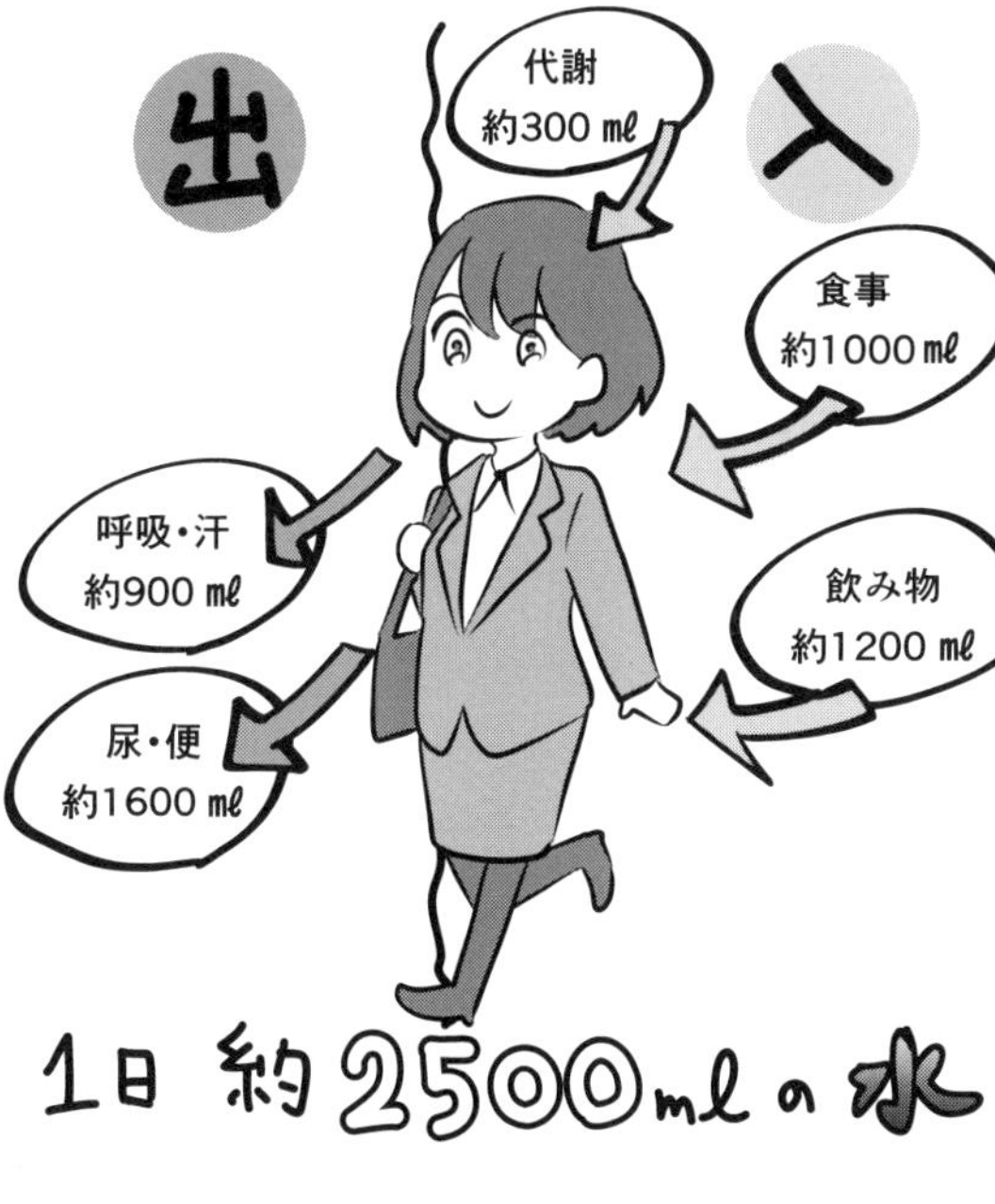
出
入
代謝
約300 ml
食事
約1000 ml
飲み物
約1200 ml
呼吸・汗
約900 ml
尿・便
約1600 ml
1日 約2500mlの水

ただこの数字は、出ていく水分量を考慮していません。また、日々の活動でより水分を必要とする場合や、心不全や腎不全の方は1日に飲む量を制限しなければならない場合もあります。

そうした事情を考慮しつつ、自分に合った水分量を見極めることが大切です。

■適量を数回にわけて摂取すること

水分が不足すると脱水症や熱中症になる恐れがあります。一方で、過剰に摂取すると水毒症によって内臓に負担がかかり、倦怠感や消化不良を起こすこともあります。そのため、大事なのはバランスです。特に、一度に大量の水を摂取すると、体内のナトリウム濃度が低下し、水中毒を起こしやすいとされているので注意しましょう。

水分を取るには、一気にたくさん飲むのではなく、1回あたりコップ1杯を数回に分けて飲むようにしてください。

水を飲むタイミングとしては、のどが渇いたとき、寝起き、食前、入浴前後、運動前後、汗をかいた後などが挙げられます。水分排出を補うイメージで、適度に水分を補給しましょう。

スムージーのみの朝食は、ダイエットや美容に効果はある？

スムージーに入れる食材に要注意。

医療法人社団ＴＬＣ医療会　ブレインケアクリニック／心療内科・精神科・内科
名誉院長　今野裕之

■スムージーだけの食事は不健康!?

ダイエットや健康づくりのために、野菜や果物を使った「スムージー」を飲んでいる方は多いかと思います。中には、朝食をスムージーだけで済ませてしまう人もいるでしょう。

たしかに、新鮮な野菜や果物をふんだんに使った手作りのスムージーは、いかにも健康そうなイメージがあります。また、たくさんの野菜や果物を一度にとれるので、それなりに満腹感も得られます。

しかし、スムージーは良いことばかりではありません。気を付けないとハマってしまう落とし穴がいくつかあります。知らずに飲み続けると、かえって健康を害することも……。

■糖分の摂取が「血糖値スパイク」を引き起こす！

たとえば、スムージーに砂糖や蜂蜜、甘い果物を加えていませんか？

ほうれん草やケールなど、葉物野菜のみでスムージーを作っているなら問題ないのですが、それだけでは飲みにくいので、糖を多く含む食材を加えている場合は要注意です。

そのような場合、スムージーを飲んだ後に血糖値が急上昇する「血糖値スパイク」が起こる可能性があります。

血糖値が急激に上がると、血糖値を下げるためにインスリンというホルモンが大量に分泌されます。すると、血糖値スパイクの後に低血糖が起こり、震え、冷や汗、不安、焦燥といった症状を起こすことがあるのです。

とくに、起床後などの空腹時にスムージーのみを飲むのはおすすめできません。胃が空っぽの状態では糖がスムーズに吸収されてしまうためです。慢性的に血糖値スパイクが続くと、糖尿病や心筋梗塞、認知症にもつながる恐れがあります。

■スムージーに入れる食材に気を配ろう

朝食はスムージーだけで済まさず、きちんとおかずを食べましょう。ご飯や麺類などの炭水化物は糖質が多いので控えめにし、最後に食べるようにしてください。スムージーを飲むなら主食は食べなくても構いません。

野菜の中でも、葉物野菜は糖質が少な

血糖値が急上昇する「血糖値スパイク」のイメージ

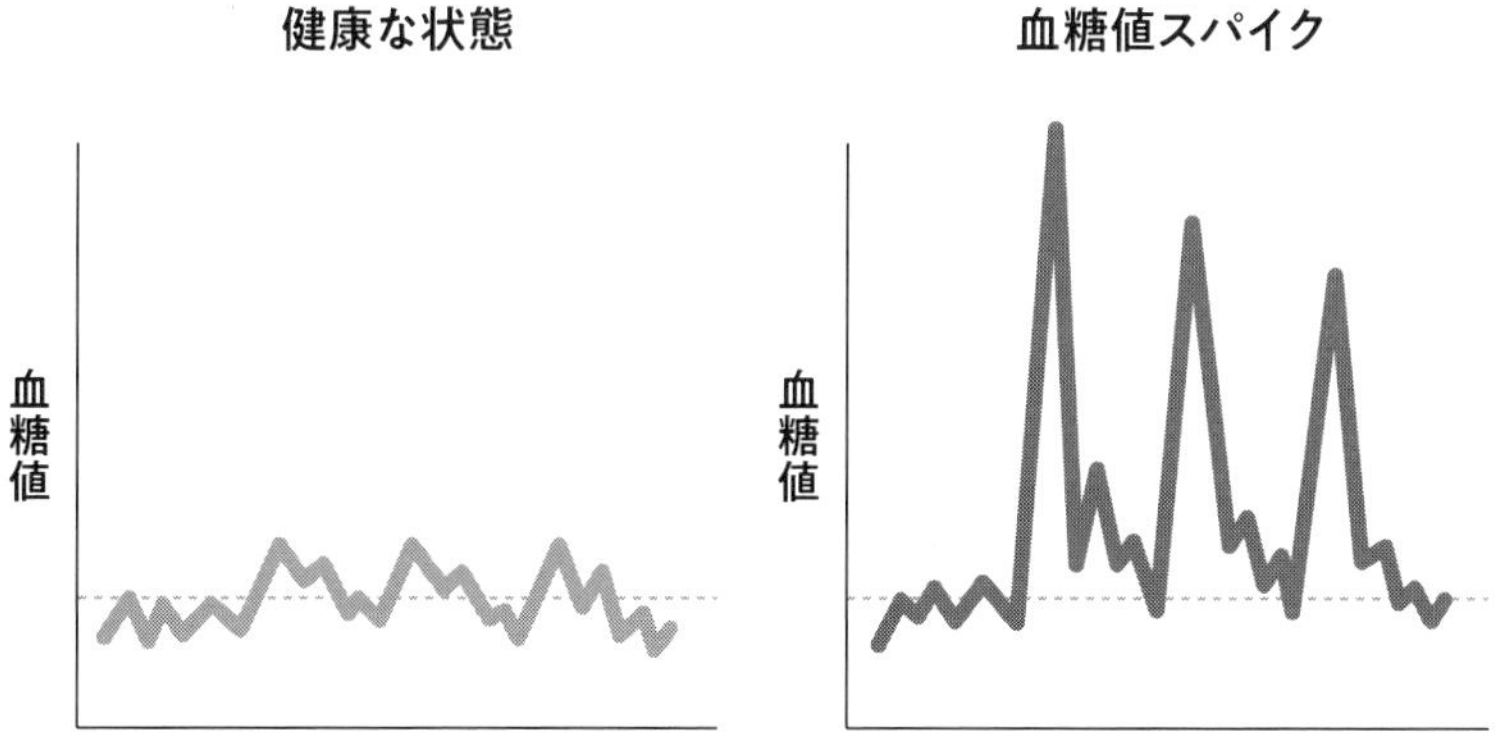

いので、量を気にせず使用しても問題ありません。ただ、ジャガイモなどの根菜類は糖質量が多いものもあるので気をつけましょう。

果物は甘味の少ないものを選び、少量だけ使うようにしてください。どうしても甘みが欲しい場合はエリスリトールやステビアがおすすめです。

これらの甘味料は、使用しても血糖値が急上昇しません。ただし、大量に使用するのは避けましょう。

最後に、手作りのスムージーは、作ったら保存せず、できるだけ早めに飲んでください。長時間保存していると、せっかくの栄養素が空気中の酸素に触れて劣化してしまいます。一度に飲みきれる量だけ作るのが、スムージーを健康に役立てるコツになります。

スムージーに入れる食材に気を配りつつ、健康的な食生活をおくりましょう。

エナジードリンクは本当に効果がある？

効果は一時的で、害も懸念される。

医療法人社団TLC医療会　ブレインケアクリニック／心療内科・精神科・内科
名誉院長　今野裕之

■エナジードリンクを飲むと疲れる!?

疲れたときに飲みたくなる「エナジードリンク」。飲むとたしかに、疲れがやわらいだような、元気になったような、そんな気がします。

とくに、仕事の締め切りが近いときや試験の前日など、「ここぞ！」というときには、何本も飲んでその場を乗り切っている人もいるかもしれません。

しかし、エナジードリンクを飲むことが、逆効果になることもあるので注意が必要です。

■カフェインの過剰摂取による副作用

エナジードリンクの効果は、主にカフェインと糖によるものと考えられます。カフェインは、「アデノシン」という眠気を促す物質が細胞に働くことを阻害し、覚醒作用をもたらします。またカフェインが認知機能を改善する効果も報告されていますので、実際に仕事が捗《はかど》ることもあるでしょう。

しかし、カフェインで疲労が取れることはありません。一時的に眠気を取り、覚醒させるだけなので、疲労自体は回復していないのです。

また、カフェインを定期的に摂っていると、耐性ができてきます。カフェインの過剰摂取によって動悸・下痢・不眠・イライラ・不安・意識障害など、様々な症状が起こる可能性もあります。

さらに糖に関しては、脳を働かせるエネルギーであり、疲れているときに糖が入っているエナジードリンクを飲むと元気になる気がします。ただ、それも一時的なもの。いずれ血糖値が下がり、疲労を感じるようになります。

■自律神経の乱れや糖尿病の懸念も

結論としては、疲れているときにエナジードリンクを飲むのはおすすめしません。一時的には効いたとしても、長期的には害のほうが懸念されるからです。

たとえばカフェインへの耐性には個人差があるものの、少なくとも妊婦に対しては各国で上限が決められています。WHOはコーヒー3〜4杯（カフェイン量で約300〜400mg）としています。

摂取量がおおむね200〜400mg以下の場合、健康な成人であれば健康リスクは生じないと考えられま

カフェインの最大摂取量

		1日の最大摂取量（ミリグラム）	機関名
健康な成人		400	カナダ保健省
妊婦		300	カナダ保健省、オーストリア保健・食品安全局
		200	英食品基準庁
		300〜400	世界保健機関（WHO）
子供	4〜6歳	45	カナダ保健省
	7〜9歳	62.5	同
	10〜12歳	85	同

すが、エナジードリンクには1本あたりコーヒーの約2倍のカフェインが含まれているものもあります。

とくにエナジードリンクは甘く飲みやすいので、つい大量に摂取しがち。自律神経の乱れや糖尿病などの生活習慣病につながる恐れもあります。

■疲れたときは仮眠しよう!

エナジードリンクを飲んでも元気になるのはその場だけ。糖やカフェインが切れれば疲れも眠気も再び襲ってきます。そのような状態で仕事をしていても能率は上がりません。

そこで疲れや眠気を感じたときは、短時間でも目を閉じ、仮眠することをおすすめします。30分以内に起きるようにすれば、覚醒に時間がかかることもありません。

どうしてもカフェインを取りたいときは、無糖のコーヒーや紅茶・緑茶を飲みましょう。その際も、数時間程度の間を空けて、1日数回程度にとどめておくと良いでしょう。

糖質さえ制限すれば本当に痩せる？

継続するのが難しく、また基礎代謝の低下も懸念される。

あおき内科さいたま糖尿病クリニック／内科・糖尿病内科・内分泌代謝内科
院長　青木厚

■糖質を摂らなければ痩せられる!?

近年、「糖質制限ダイエット」が流行しています。

糖質制限ダイエットとは、文字通り、普段の食事から糖質を抜くダイエット法のことです。実際に試したことがある方も多いのではないでしょうか。

では、糖質を抜くことで健康的に痩せることができ、かつそのスタイルを維持していくことは可能なのでしょうか。実は、話はそう簡単でもないようです。

■糖質制限によって基礎代謝が低下する

そもそも糖質制限ダイエットは、糖質の代わりにタンパク質を摂取する食事法です。タンパク質を大量に摂取して筋肉量を増やし、基礎代謝量を上げる手法となります。

ただ、経口から摂取したタンパク質は、胃や小腸などでアミノ酸に分解されて、消化管にてアミノ酸が吸収されたのち、筋肉に運ばれてタンパク質に再合成されます。このときインスリンが必須となり、インスリン濃度を高めるにはブドウ糖の刺激が必要です。

つまり、筋肉量を増やすには、筋肉の材料となるタンパク質（アミノ酸）の摂取と同時に糖質の摂取も必要なのです。

また糖質制限をすると、体が血液中のブドウ糖濃度を維持しようとするため、体内では「糖新生」が活発になります。糖新生とは、体内の筋肉（タンパク質）や脂肪をブドウ糖に変換することなのですが、脂肪だけでなく筋肉も使用されます。

そのため糖質制限をすると、筋肉量が減り、結果的に基礎代謝量が低下してしまうのです。

■オススメなのは「間欠的断食」

では、どうすればいいのでしょうか。

やはり、健康的に痩せるには、バランスのよい食事を腹八分で抑えつつ、適度に運動するのが基本となります。

腹八分で抑えるのが困難な場合は、「間欠的断食」をオススメします。

間欠的断食とは、一日の食事時間を6〜8時間以内に制限し、残りの16〜18時間は断食するというものです。

間欠的断食をすることで、体重が減少するのはもちろん、空腹時の代謝が「ケトン体代謝」に切り替わり、

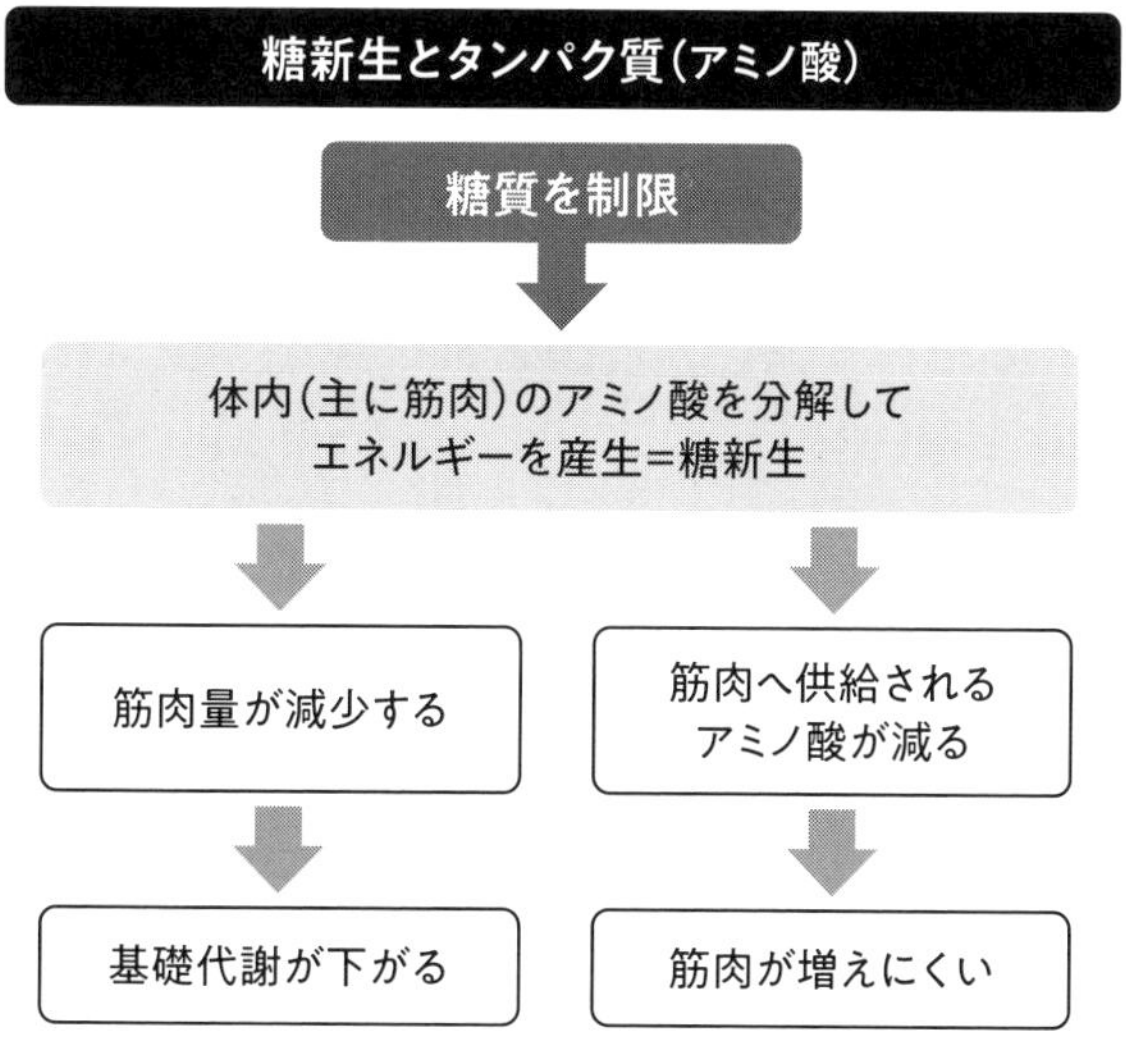
糖新生とタンパク質(アミノ酸)
糖質を制限
体内(主に筋肉)のアミノ酸を分解して
エネルギーを産生=糖新生
筋肉量が減少する
筋肉へ供給される
アミノ酸が減る
基礎代謝が下がる
筋肉が増えにくい

抗酸化作用や抗炎症作用、遺伝子修復が活性化されます。また、「オートファジー活性（細胞内のお掃除）」も高まります（N ENG J MED 381：26,2019）。

■続けられる方法を模索しよう

世間ではいろいろな健康法が紹介されていますが、その多くは失敗に終わります。なぜなら、過度な我慢やストレスを伴うため、継続できないからです。

糖質制限ダイエットも、長期にわたって糖質を制限するのは困難です。しかも体組成が悪化（筋肉量減少・脂肪増加）し、基礎代謝量が低下するため、さらに太りやすい体質になってしまう恐れもあります。

健康法を実践する際には、継続可能なのかを検討し、できるだけストレスのない範囲で試してみるようにしましょう。

間食をしなければ太らない？

間食が肥満の原因なのではなく、問題は〝食べ方〟にある。

はしもとレディースクリニック／乳腺外科・肛門外科・内科・外科
院長 橋本希

■「間食＝太る」というのは間違い!?

「間食をすると太る」

間食に対し、そのようなイメージをお持ちの方も多いかと思います。そのためダイエットなどの目的で、できるだけ間食をやめようとする人も少なくありません。

しかし間食をやめても、なかなか痩せない人がいるのも事実。その背景には、間食に対する間違った考え方があるのかもしれません。

そもそも間食は、「毎日の規則的な食事のあいだに摂る、補助的な食事のこと」です。

江戸時代以前、日本は1日朝夕の2食が基本であり、夜間までの激しい労働を伴う者が、昼や深夜に摂った3食目の食事のことを「間食」としていました。

しかし現代では、1日3食が当たり前になっています。その3食に加えて、糖類の多い清涼飲料水や高カロリーなスナック菓子などを〝間食〟として摂取していれば、肥満や糖尿病などの生活習慣病が引き起こされるのも無理はありません。

そこから、「間食＝太る」という構図ができあがっていると考えられます。

■間食によって太る理由

では、間食をすると本当に太るのでしょうか？

一般的には、間食をすると、三度の食事以外に余分なカロリーを摂取することから太ると考えられています。

しかし、2015年に発表された、欧米の40〜50代2385人を対象にした研究データによると、1日6回以上食事をする人のほうが、4回未満の人よりも総摂取カロリーもBMI（肥満度を示す指数）も低いという結果が得られています。

その理由として、間食をしない人は、昼食後から夕食までにお腹がすきすぎてしまい、夕食をたくさん食べてしまう傾向があると考えられます。しかも血糖値が下がっているため、無意識に上げようとし、炭水化物を食べたくなるのです。

一方で、間食をするとお腹がすきにくくなるので、夕食の量が減ります。また血糖値が下がっていないので、炭水化物以外の食べ物でも十分に満たされる、ということが挙げられます。

このような理由から、間食そのものが肥満につながるのではなく、重要なのは〝食べ方〟であり、質と量を守ればむしろ太らないということが分かります。

■間食をする際のポイントとは？

では、どのようにして間食を摂ればいいのでしょうか？

大切なのは、間食を摂り過ぎないこと。そして、食べる内容に気を付けることです。

以下、間食をする際のポイントをまとめましたので、参考にしてみてください。

1．糖質のあるものより脂質・タンパク質の多いものを選ぶ

↓チーズやナッツ、ビターチョコレートなど

2．間食の総カロリーは約200kcal以内
↓クッキー4～5枚、ミルクチョコレート1／2枚など
3．果物も間食に向いている
↓とくにキウイやリンゴは血糖値の上下が少ないのでおすすめ（ただしブドウは糖が多く、血糖値が上がりやすいので控えてください）
4．間食をする環境を整える
↓食べる分だけ取り分けておく、間食前にカロリーの少ない飲み物を飲んでおく、お菓子の買い置きはしない、など
5．夕方5時を過ぎたら間食をしない
↓夕方5時以降の食事は夕食です。また夜食も禁止しましょう

以上のように、食べ方を工夫すれば、間食をしても太りません。古代の日本人が間食を栄養補給と捉えていたように、「間食＝お菓子を食べる」ではなく、「間食＝足りない栄養素を補う」という意識で摂取すれば、より健康的になれるはずです。

低カロリー食品を食べるとダイエットになる?

栄養バランスや筋肉量にも配慮することが大事。

たわらもと内科・糖尿病内科／内科・糖尿病内科
院長 俵本和仁

■ダイエットは低カロリーが大事!?

低カロリーの食品を食べることが、ダイエットにつながると考えている人も多いことでしょう。ただそれは、本当に適切な手法と言えるのでしょうか。

近年、食の欧米化に伴い、1日の運動量と消費カロリーが減少傾向にあります。そのため日本人のみならず、世界中の人々が肥満という問題に直面しています。

一方で、体重という計測しやすい目安をもとに、「痩せること」が美しく健康的という概念が一般化し、体重を減少させるために食事の総カロリー量を減らすダイエット食が増えています。

そもそも食事で摂れる栄養素は、「炭水化物」「タンパク質」「脂質」に大別できますが、従来の低カロリー食品は総カロリーを減らす反面、栄養素のバランスが偏りがちでした。

カロリー摂取量が減少すると、血液中を流れる糖（血糖）が低下します。過度な低血糖を起こすと、体内の細胞が十分な活動を行えなくなってしまうのです。

■脂肪燃焼だけでなく、筋肉量にも配慮が必要

もともと体内には、低血糖にならないように、いくつかの防護策が備わってい

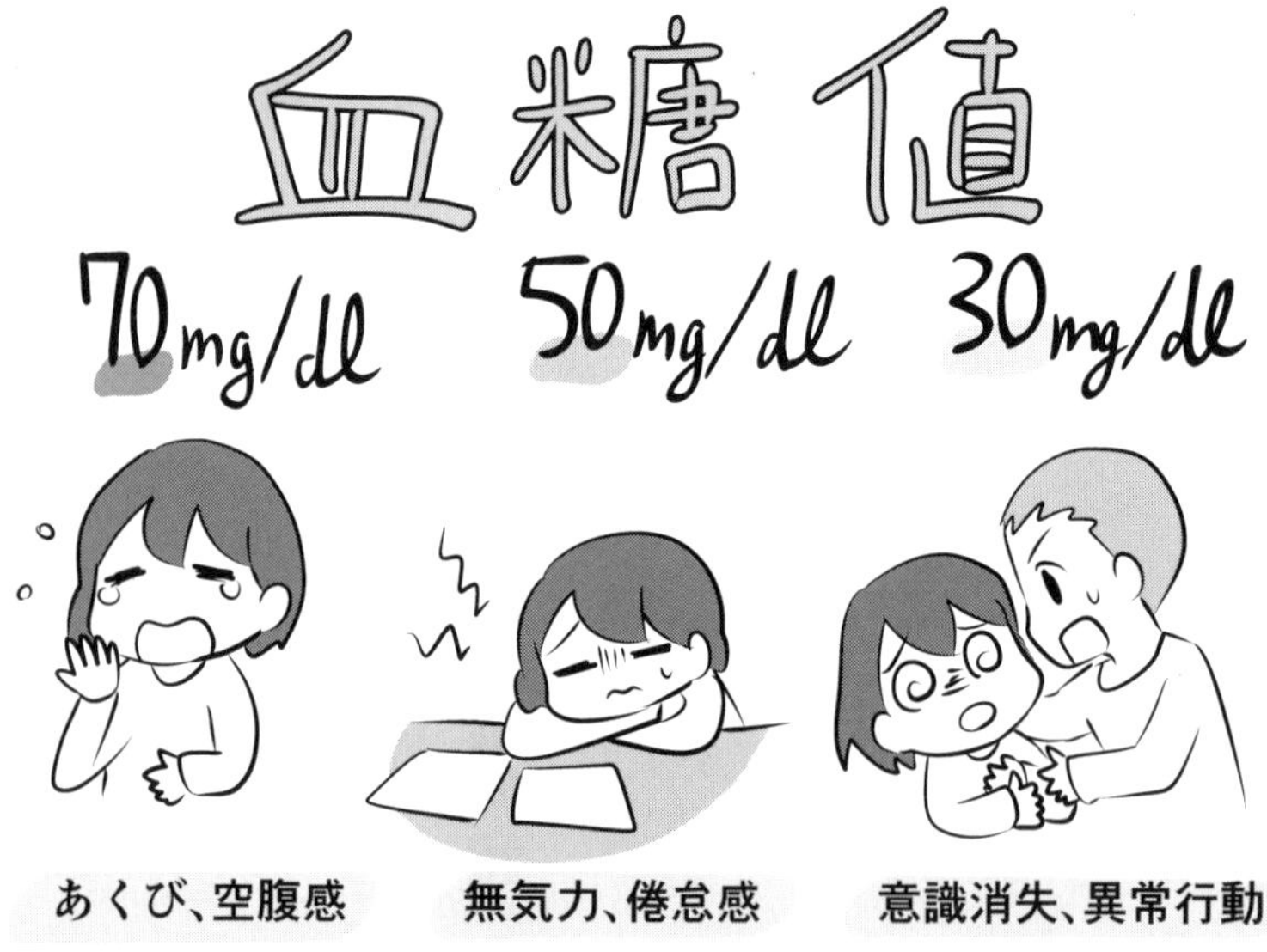

ます。

一つは、体内の脂肪を少しずつ溶かし、脂肪の中にためている「脂肪酸」という物質を肝臓に移行させる仕組みです。これにより、血糖を作り、低血糖を防いでいます。いわゆる体脂肪が減少するメカニズムの元です。

しかし、脂肪分解のみならず、体内の筋肉中に含まれるアミノ酸も血糖の元となります。そのため極端なカロリー制限では、全身の筋肉量も減少してしまいます。また、体内のアルブミンと呼ばれる重要なタンパク質まで減少してしまうと、栄養失調、全身浮腫、免疫不全状態を起こすこともあります。

このようなことから、最新のダイエット食は脂肪組織をメインに減らしながら体内の筋肉量や水分量を減らさないよう、炭水化物や脂肪の摂取を控え、タンパク質を十分量摂取できるものが増えています。

ただし、適切な運動負荷も筋肉量の維持には不可欠であるため、有酸素運動だけでなく、軽めの筋トレ・レジスタンス運動も併用することが望まれます。

■食事内容や食事時間に注意しよう！

脂肪が成長するために欠かせないのが「インスリン」と呼ばれるホルモンです（参考文献1）。

インスリンは血糖を下げる作用で知られていますが、血糖を取り除くわけではなく、筋肉や脂肪に血糖を入れ込み、結果的に血糖値が低下します。

筋肉や脂肪は、糖を栄養として利用します。血糖とインスリンが無尽蔵にあると、どんどん脂肪は肥大化し、肥満が助長されてしまいます。

脂肪を効率よく減らすためには、インスリンが増えすぎないよう、食事内容や食事時間を意識することが重要です。

とくに睡眠中は、脂肪細胞の肥大化する時間帯であるため、夕食の炭水化物・脂肪摂取量を控えめにすること。さらに遅い時間帯の夕食摂取を控えることがポイントになります。

参考文献／
1　Matthias B, et al. Developmental Cell, 2002; 3: 25-38

食事はよく噛んで食べないほうが痩せる？

よく噛まないと肥満になりやすい。

玉谷クリニック／内科
院長 玉谷実智夫

■食事をよく噛んで食べないと太る!?

「食事をよく噛んで食べないと太る・痩せる」などの意見を耳にしたことがある人は多いかと思います。実際はどうなのでしょうか。

私たちの周りには、食べやすくやわらかい食物があふれています。事実、20世紀初頭は1回の食事で1420回噛んでいたのに対し、現代は620回と大幅に減少しています。

また噛む回数の減少は、食べる速さにつながります。食事時間は22分から11分と半減しました。

　そして食べる速さは、肥満と大きく関係します。

　ある調査では、食べる速さが速いと回答した人の割合は、「やせ（BMI＜18・5）」が男性35・0％、女性28・5％、「ふつう（18・5≦BMI＜25）」が男性47・2％、女性36・1％、「肥満者（BMI≧25）」が男性63・9％、女性46・5％と、男女ともBMIが高いほど増えました。

　つまり、よく噛まずに食事をすると肥満になりやすいことは、これらの調査からも明らかです。

体型別　食べる早さの状況（20歳以上）

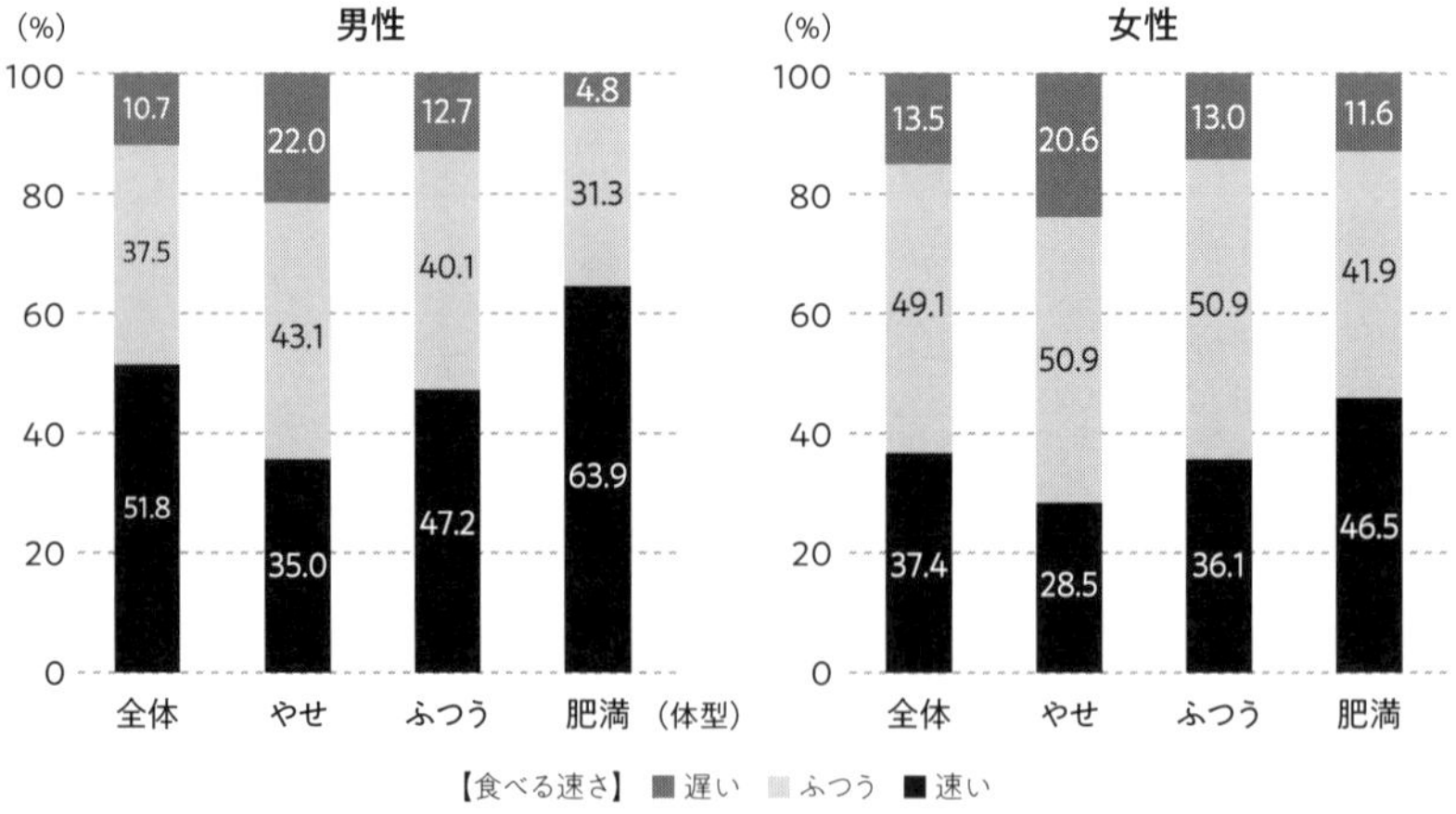

出典：平成21年国民健康・栄養調査結果より

■肥満につながる3つの理由

噛む回数の少ない人が肥満になりやすい理由は、「満腹中枢の刺激不足」「食後血糖値の上昇」「食事誘発性熱産生の減少」があげられます。

満腹中枢の刺激不足とは、満腹感を感じないために食べ過ぎてしまう現象のことです。

食物を噛むと脳に刺激が伝わり、「神経ヒスタミン」という物質が分泌されます。神経ヒスタミンは満腹中枢に刺激を与え、レプチンという食欲を抑えるホルモンが分泌されます。

ただ、よく噛まない人は十分なレプチンが分泌されず、満腹感がないために、必要以上に食べ過ぎて太ることになるのです。

また、食後血糖値の上昇とは、全く同じ食事をしても、食後の血糖値がより上昇してしまう現象のことです。

同じ食事を10秒噛んで食べた場合と、30秒噛んで食べた場合を比較すると、30秒噛んで食べた場合は、食後2時間の血糖値も全体的な食後血糖値の上昇量も抑えられたというデータがあります。

食後の血糖値が高くなると、余ったブドウ糖が脂肪細胞に蓄えられます。つまり、よく噛まない人は食後の血糖値が上昇して、脂肪がついて太ってしまうのです。

さらに、食事誘発性熱産生の減少も懸念されます。

食事誘発性熱産生とは、食事をすること自体で消費されるエネルギー量のことです。そのため、吸収された栄養素は分解され、10％程度は体熱として消費されます。

同じ食品を速く食べる場合とゆっくり食べる場合とで比較すると、食後90分間のエネルギー消費量（体重1kgあたり）は、速く食べる場合で7kcal、ゆっくり食べる場合で180kcalでした。体重60kgの人が1日3回食事をすると、噛む回数の違いだけで年間約11000kcal（脂肪換算で約1・5kg）の差が生じることになります。

つまり、よく噛まない人は食事誘発性熱産生が少なくなり、食べたエネルギーが蓄積されて太ることになります。

■肥満予防以外の健康効果も

よく噛むことは、肥満予防以外にも、健康上で多くの良い効果があります。

たとえば、よく噛むことによって血行が良くなり、栄養と酸素がきちんと供給され、脳が活発になると言われています。また、虫歯や歯周病の予防にもつながります。

このようによく噛むことは、どの世代の方でもその日から取り組める健康習慣です。普段の食事で意識すればいいだけなので、費用や手間もかかりません。

時間に追われることが多い現代ですが、ご自身の健康管理のために、日々の食事では時間をかけてよく噛むようにしましょう。

参考文献／
・料理別咀嚼回数ガイド（斉藤 滋）
・平成21年国民健康・栄養調査結果の概要
・糖尿病診療マスター 5巻6号（2007年11月）
・Obesity, Volume 22, Issue 5, PAges E62–E69, May 2014

ダイエットや美容のために夜は野菜しか食べなくてもいい？

オススメは精製されていない未加工の野菜や果物。

医療法人　愛成会　めぐみクリニック／在宅医療
院長　**井上慶子**

■夜は野菜しか食べなくても良い!?

ダイエットというのは本来、科学に近いです。さまざまな視点から、生活そのものを見直して洗練させること。また、思考と感覚を研ぎ澄ますことが大切です。

そのため「〇〇だけすれば成功する」というのは、長期的には上手くいかないことが多いです。たとえば「夜は野菜しか食べなくていい」という意見もありますが、それについても、科学的に判断する必要があります。

食べる時間と体のメカニズムから、その是非について考えてみましょう。

■1日における食事のサイクルとは？

まず、ＡＭ４：00〜ＰＭ12：00は、排泄のサイクルです。

この時間に老廃物と食物のカスの排出が行われます。減量を目標にするなら、基本的には何も摂取しないのが良いですが、食べるなら果物を摂取します。果物には酵素が含まれていて消化が速く、他の食物に比べて短時間で胃から排出されるためです。

次に、ＰＭ12：00〜ＰＭ８：00は、補給のサイクル（摂取・消化）です。この時間に食事を摂るのが基本です。

消化はどんな作業よりもエネルギーを必要とします。エネルギーの浪費を防ぐためには食べ合わせが大切です。とくに穀物と動物性タンパク質を同時に摂ると、腸管の中で腐敗が起こるので注意しましょう。

食べ合わせが悪いと、長時間胃に滞留した後、腐敗したまま消化されずに通過していくため、おならが増えたり、お腹が張ったり、胸やけの原因になります。不適切な食事をすると、8〜12時間かそれ以上、食べたものが胃にとどまり、吸収作業はかなり遅れてから始まります。

さらに、PM8：00〜AM4：00は、同化のサイクル（吸収と利用）です。食べたものが就寝時刻までに胃から出るのが理想的です。

肝臓が、消化に関わる酵素を産生する負荷を考えると、最初に食べた時間から9時間以内、遅くとも12時間以内に1日の食事を終了させるのが良いでしょう。それを超えると、再度肝臓が酵素を産生しなければならなくなるため、不要なエネルギーが必要になります。

チャイナスタディーという研究が『フィット・フォー・ライフ』という本の中で紹介されていますが、そこには、プラントベース（植物性食品中心）で、未精製・未加工、自然な状態の食物＝生の状態の食物が推奨されています。

これらをまとめると、PM12：00〜PM8：00の間に食事を摂り、メニューとしてあまり精製されていない未加工の野菜や果物を取り入れるのが良いかもしれません。

ただし、食べる野菜の種類も選ぶ必要があります。

肌や健康、ダイエットを考えるなら、レクチンを避けるのが有効です。シミが減ったり、体重が1カ月で5kg落ちたり、アトピーがかなり改善するなどの効果がみられることもあります。

レクチンは、炎症を助長するタンパク質で、大豆やピーナッツを含む豆類とマメ科植物、穀物、トマト・ナス・ジャガイモ・ピーマン類などのナス科植物、牛乳、卵などに含まれます。ぜひレクチンフリーを試してみてください。

■サプリメントより日々の習慣が大事

ダイエットにはサプリメントを使う方法もあります。ただ、マーケティングによって販売されているものも多く、玉石混淆《こんこう》です。やはり、きちんとした知識・思考力をつけて、生活を整えたほうが、成功しやすくなるでしょう。

食事を控える以外にも、さまざまな方法があります。たとえば私は、次のような工夫をしています。

・糖質を抑えて、タンパク質をしっかり摂る
・鉄、ミネラルの摂取

・有害物質の排除、排泄
・良質な水を摂取する
・食べる時間と食べる物の種類を意識する
・カロリーは意識しすぎない
・身体の代謝を上げる（運動、水素浴など）
・レクチンの摂取を減らす
・たまにファスティング（断食）をする
・瞑想をする

見ていただくとわかるように「排泄＝捨てる」、あるいは摂らないことを意識しています。

そのおかげか、出産やハードワークの中で悩まされてきた体調不良も改善し、今では痩せやすい身体になりました。ぜひ、参考にしてみてください。

赤ワインは糖化を防ぐ効果がある？

赤ワインのみで糖化を予防するのは難しい。

たわらもと内科・糖尿病内科／内科・糖尿病内科
院長 俵本和仁

■赤ワインが糖化を予防する!?

赤ワインが「糖化」を防ぐ効果があると、書籍やインターネットで見かけることがあります。一体どういうことでしょうか？

糖化とは、体を構成している臓器（血管、神経、脳、筋肉、脂肪などなど）が、血液や間質液中の糖分に長時間さらされ、その表面や内部に糖が付着した状態を指します。

体内の糖分は決してゼロにはならないため、通常でも糖化は一定状態ありますが、糖化が多すぎると、元の臓器の働きを抑制するため健康に良くありません。
では、赤ワインによって糖化を防ぐことは可能なのでしょうか。

■赤ワインに含まれる「レスベラトロール」とは

1990年代に、欧米諸国の中でも脂肪摂取量や喫煙歴の多いフランス人が、他の欧米人に比べて、心筋梗塞の発症率が少ないことが実証されました。その原因として、「赤ワインが健康に良い」という仮説が提唱され始めました。

赤ワインに含まれるポリフェノールには、「レスベラトロール」という物質が含まれています。レスベラトロールは、細胞実験や動物実験によって抗酸化・抗糖化作用を有していることが証明されており、そのため赤ワインが糖化を防ぎ、心筋梗塞も抑えるかもしれないと考えられたのです。

ただ残念ながら現時点では、大規模臨床実験において、ヒトに赤ワインやレスベラトロールを投与して「血糖値が下がる」「糖化が改善する」「心筋梗塞を抑制する」などの効果が証明されているわけではありません。

■糖化を防ぐために必要な摂取量について

他方で基礎的実験では、レスベラトロールや赤ぶどうの皮抽出成分が糖化を減少させるというデータ（参考文献1）があります。また、どれくらいの赤ワインを摂取すれば効果が期待できるかを調査した報告（参考文献2）もあります。

しかしそれらの文献によると、臨床効果が期待されるためのレスベラトロール摂取量（1日約1g）は、赤ワイン500リットル以上、白ワイン2500リットル以上とされています。赤ぶどうそのものでも約800キログラムの摂取が必要なようです。

近年では、レスベラトロールが含まれたサプリメントも販売されています。レスベラトロール含有量は海外産で約200mg、国産で約30mg程度と、赤ワイン摂取に比べて効率的ですが、その臨床効果ははっきりと明記されているわけではありません。

レスベラトロールの効果は、専門家でも意見がわかれています。また、過度な飲酒は肝障害や肥満を引き起こす恐れがあるため、あまりお酒の種類にとらわれすぎず、適度な量を適度な頻度で飲むことが大切だと思います。

参考文献／
1）Heresh M, et al. Int J Endocrinol Metab. 2015; 13(2) e23542
2）Sabine W, et al. Adv Nutr. 2015; 7: 706

筋トレすると体のラインが太くなる？

鍛える部位によって結果は変わる。

阿部整形外科クリニック／整形外科・リハビリテーション科
院長　阿部瑞洋

■筋トレで体のラインが変わる!?

「筋トレをすると脚や腕が太くなる」

このように、筋トレによって体のラインが変わることを気にしている方も多いかと思います。とくに、男性よりも女性に、そうした傾向が強いようです。

ただ、そのような発想は、必ずしも正しいとは言えません。なぜなら鍛える部位によって結果が変わってくるためです。

中でも女性は、ホルモンの関係で男性よりも筋肉が付きにくいという事実があります。筋肉が少ないとむくみやすくなるため、筋トレは美容にも大切です。

さらに、筋トレによって筋肉量を増やすと、基礎代謝が上がるため痩せやすい体になります。もともと筋肉は、肝臓や脳に次いで基礎代謝量が多い部分だからです。

■積極的に鍛えたい箇所とは

では、どの部位を鍛えればいいのでしょうか。

体のラインを整えるために鍛えたい筋肉としては、お尻（殿筋《でんきん》、裏もものハムストリングス）や背中（広背筋）、内もも（内転筋）、バスト（大胸筋）、お腹（腹横筋・腹直筋）などが挙げられます。一方で、筋トレによって太く見えやすい箇所としては、力こぶ（上腕二頭筋）や前腕屈筋群、大腿四頭筋、ふくらはぎなどがあります。

これらの違いを踏まえたうえで、効率的に筋トレを行うことが大事です。

■続けるために必要なこと

筋トレが続かない理由の大半は、「効果が出ず、変化しない」ことにあります。そうならないよう、栄養や休養にも配慮しつつ、効果の出る筋トレを行いましょう。

効果の出る筋トレには、二つのポイントがあります。具体的には「漸進性過負荷の法則」と「非線形ピリオダイゼーション」なのですが、シンプルに表現すると「重さを少しずつ増やし、同じトレーニングを繰り返さない」ことがすべてです。

筋肉は、私たちが考えているより、早く環境に適応します。そのため同じ負荷を続けていると、徐々に効果が薄れてしまいます。そこで、回数や重さ、スピードなどを変えて実施していきましょう。

また、負荷や頻度については、「1セットあたり10回ギリギリできるぐらいの負荷で」「週1~2回」「1週間以上は間隔をあけない」のが原則です。

残念ながら筋トレは、短期間で効果が出ません。そのため続けることが大事です。ただし、最初からハードルを上げてしまうと続かないので、最初は自宅での器具を用いないトレーニングから始めてください。30分や1時間程度で十分です。

できるだけ早く結果がほしい人は、胸や背中、下半身などの大きな筋肉から鍛えるといいでしょう。さらに意識的にタンパク質を摂取し、摂取炭水化物や脂肪を減らすと効果的です。

ぜひ筋トレによって、理想のラインを手に入れてください。

紫外線対策の日焼け止めはSPFとPAの数値が高いほうがいい？

数値の意味を理解し、用途に応じて使い分けるべし。

溝の口駅前皮膚科／皮膚科
総院長 玉城有紀

■日焼け止めの正しい選び方とは？

夏場など、強い日差しから肌を守るために使われる「日焼け止め」。ただ、この日焼け止めを、正しい視点と基準で選んでいる人は少ないようです。

よくあるのは、SPFやPAなど、表記されている数値の多さだけで判断すること。しかし、これらの数値が何を意味しているのか理解していなければ、正しく選ぶことはできません。

まずは、ＳＰＦとＰＡの意味について確認することからはじめましょう。

■ＳＰＦは「ＵＶＢ」を防ぐ効果指数

ＳＰＦは「Sun Protection Factor」の略称で、ＵＶＢを防ぐ効果指数のことです。ＵＶＢは、すべての紫外線の５％を占め、波長が短いため真皮には到達しませんが、表皮にダメージをもたらします。また、最も波長が長いＵＶＡほどの即時黒化作用はありませんが、たくさん浴びてしまうと、短時間でも赤くヒリヒリした炎症を起こします。その結果、やけどのような状態になり、しばらくすると黒くなってしまいます。さらに、メラノサイトを活性化してメラニンを増やすので、シミや色素沈着の原因にもなります。

ＳＰＦの1～50＋までの数値は、何も塗らない場合に比べて、ＵＶＢ波による炎症をどれほど長い時間防止できるかを表しています。つまり、数値が大きい方ほど、ＵＶＢに対する防御効果が高いということです。50以上になると性能にあまり差がないので、50以上のものは「50＋」と表示されています。

この数値の意味を、「1だと1時間効く」「50だと50時間効く」という意味だと思っている方もいますが、それは間違いです。日本人は紫外線を浴びると15分ほどで日焼けをすると言われていますが、それを何倍遅くできるかがSPFなのです。

つまりSPFの数値は、〝時間〟ではなく〝防御力の強さ〟を示しています。

■PAは「UVA」の防止効果を表す

一方でPAは、「Protection Grade of UVA」の略称で、主にUVAの防止効果を表す目安となります。

UVAは、一時的な黒化を引き起こし、長時間かけて肌の弾力を失わせる作用があります。また、地表に降り注ぐ紫外線の約9割を占め、1年中降り注ぎ、かつ波長が長く、家の窓ガラスも透過して肌にも到達します。波長が長いので真皮層にまで到達し、ハリや弾力を生むコラーゲンやエラスチンを傷つけ、シワやたるみといった見た目の印象を大きく左右する症状を引き起こします。

そこで、PAの効果がある日焼け止めが使用されているのですが、UVAに対する効果の高さは＋の数で示されています。具体的には「＋＋＋＋」「＋＋＋」「＋＋」「＋」の4段階があり、これらの違いは、一時的な黒化や長時間かけて肌の弾力を失わせる

ＵＶＡを防ぐ効果の目安となります。

■肌トラブルを引き起こさないために

このような違いをふまえたうえで、選び方のポイントとしては、日常の通勤やお買い物など1時間以内のお出かけには「ＳＰＦ30程度・ＰＡ＋＋」、1時間以上の海水浴やスポーツには「ＳＰＦ50以上・ＰＡ＋＋＋」などを使うことをおすすめします。

ちなみに日焼け止めには「紫外線吸収剤」と「紫外線散乱剤」の２種類があります。

紫外線吸収剤は、紫外線を吸収して熱に変換させることで、皮膚が紫外線

生活シーンに合わせた紫外線防止用化粧品の選び方

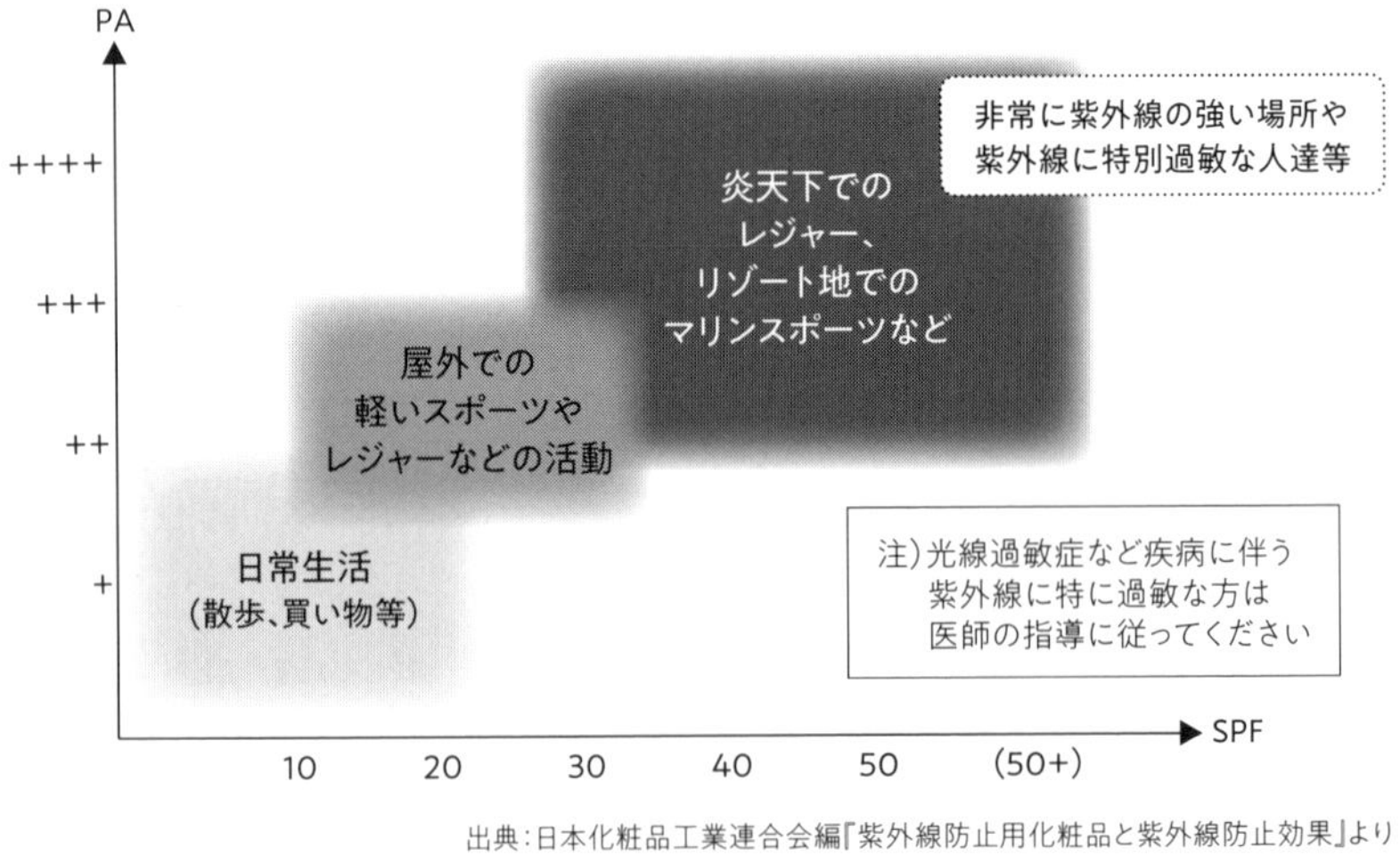

出典：日本化粧品工業連合会編『紫外線防止用化粧品と紫外線防止効果』より

を吸収するのを防ぎます。ただデメリットとして、熱をもつために肌荒れやかぶれの原因になることがあります。

一方で、紫外線散乱剤（ノンケミカル、または紫外線吸収剤不使用）は、紫外線を皮膚表面で散乱させることで皮膚に紫外線を吸収させないようにするものです。肌への負担が少なく、肌に優しいというメリットがあります。

そこで重要なのは、肌に優しい紫外線散乱剤を使用しているものを選ぶこと。また、日焼け止めが肌になじむまでは15分ほどかかるので、紫外線に当たる15分前には塗り終えておき、かつ2時間ごとに塗りなおすことです。

さらにはSPFやPAの値は、正しい量（1平方センチメートル当たり2㎎）を使った場合の表記になるため、必要量を塗ることも大切です。

数値だけで日焼け止めを選ぶと、肌に余計な負担がかかり、肌トラブルを引き起こす原因になります。その点に注意しつつ、正しく使用するようにしましょう。

外出時のマスクは紫外線対策になる？

一定の効果はあるが、マスクだけで紫外線を防ぐことはできない。

うるおい皮ふ科クリニック／
皮膚科・アレルギー科・美容皮膚科・形成外科・漢方皮膚科
院長　豊田雅彦

■マスクは紫外線対策になる!?

外出時にマスクをすることで、感染症の予防だけでなく「紫外線対策にもなる」と思っている人がいます。本当にそうなのでしょうか。

現在では、天然繊維（綿など）や不織布を代表とする化学繊維（ポリエステルなど）をはじめ、さまざまな素材から作られたマスクが販売されています。

ただ、そもそもマスクを着用する目的は、新型コロナウイルスやインフルエンザウイルスなどのウイルス対策（抗菌対策、風邪予防を含む）や、ホコリ・ダニ・花粉・黄砂などのアレルギー対策が主なものです。

マスク着用の目的が紫外線（ＵＶ）対策であるケースは少なく、口周りだけのＵＶカットにそれほど意味はありません。たしかにマスクを付けている部分のほうが、付けていない部分よりＵＶの到達量が少ないのは事実です。しかし完全な遮光はできません。そのため効果は限定的であると考えるべきでしょう。

■ＵＶカットマスクの効果とは？

最近では「ＵＶカットマスク」も販売されています。

一般的なマスクと比べてＵＶ予防の効果は高いのですが、それでもマスク着用部分にもＵＶが透過する可能性があり、いわゆる「マスク越し焼け」になる恐れがあります。

「当社の製品は、ＵＶカット率98％！」などと宣伝された高価なマスクもありますが、紫外線遮蔽率（ＵＶカット率）は生地自体のＵＶの遮蔽率であり、皮膚への影響度は考慮されていません。

一方、紫外線防護係数（Ultraviolet Protection Factor：UPF）は、肌が受けるUVの強さと覆わないときに受ける強さの比であり、肌への影響を十分考慮した優れた国際的指標です。UVカット率とUPFは似たような指標ですが、意味が異なることに注意しましょう。

最近では、UPFを記載した商品も増えています。消費者としては、選択基準が明確になったと言えるでしょう。ただ、UPFの数値が高いほど紫外線対策の効果はあるものの、価格も高くなりがちです。

そう考えると、UVカットマスクはUV防止に一定の効果がある反面、費用対効果はそれほど良くないと言えそうです。

■大切なのは全露出部へのケア

とくに紫外線が強いときは、入念な日焼け止め対策が必要です。

そのためUVカット率やUPFがいくら高くても、「マスクは紫外線を通す」という認識を忘れないことが重要です。

UV対策の目的は、光老化（シミ、シワ、たるみ）の原因となるUVA（紫外線A

波）と日焼けを引き起こすＵＶＢ（紫外線Ｂ波）両方を、顔全体を含む全露出部で遮断することにあります。

「マスク荒れ（着脱時の摩擦や着用時のムレ）」や「マスク焼け（マスクをしている部分としていない部分での日焼けのむら）」を回避し、紫外線対策としてマスクを活用する意義は、顔全体に均一に日焼け止めを塗る対策に、些《さ》細《さい》なプラスαを加えることにすぎません。

どんなマスクを着用しようとも、その下にしっかり日焼け止めを塗ることが必須です。マスク荒れにより結果として日焼け止めが落ちやすい状態になることも考慮し、適切な紫外線対策を心がけましょう。

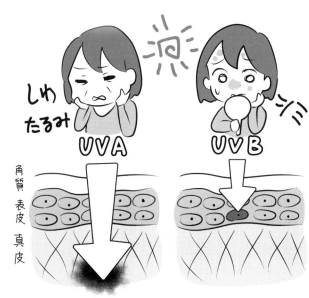

ニキビはつぶしたほうがいい？

つぶしていいものとダメなものがある。

医療法人社団彩祥会　中島皮フ科／皮膚科・美容皮膚科
理事長　中島知賀子

■ニキビはつぶしてもいい!?

炎症を起こした赤や黄のニキビをつぶしている人は、意外と多いようです。

たしかに赤く膿《う》んでいると目立ちますし、化粧でも隠れにくく、つぶしたくなる気持ちはよくわかります。

しかし、炎症を起こしたニキビをつぶすと「瘢痕《はんこん》化」しやすいので注意が必要です。瘢痕とは傷あとのことで、ニキビをつぶしてクレーター状や硬い瘢痕になってしまうと、ざらざらな夏ミカン肌になってしまいます。

■つぶしてもいいニキビとダメなニキビ

一方で、ニキビにはつぶしていいものもあります。つぶしていいニキビについて理解するために、「ニキビの段階」について知っておきましょう。

具体的には、

・目には見えないマイクロニキビ
・触るとわかる白ニキビ
・毛穴が開いて皮脂がたまった状態が見てわかる黒ニキビ
・ニキビ菌で炎症を起こした赤ニキビ
・炎症が強く膿がたまっている状態の黄ニキビ

などがあり、ニキビは「マイクロ↓白↓黒↓赤↓黄」という段階を経ていきます。

赤く膿む前のニキビであれば、たまったニキビを押し出すことで、悪化を防ぐことができます。つまり、白ニキビまたは黒ニキビであれば、押し出してもかまいません。押し出したりとったりするグッズもあります。

ただし、慣れない方が間違った方法でつぶしてしまうと、皮膚を傷つけてしまい、色素沈着などの悪影響があるため注意が必要です。

■日頃のケアや医療の活用も

日々の対策として、皮膚のつまりを取り除いていくことをおすすめします。

具体的な方法は、
・クレンジング
・洗顔
・ＪＭＥＣ
・ピーリング石鹸（セルニュー又はスキンピールバー）
・デルファーマ
などがあります。

また最近では、皮膚科の保険診療でも、皮膚のつまりを取り除く薬を処方できます。

ニキビで悩まれている方は、ぜひ皮膚科に相談してみてください。

ただし、保険診療の場合は結果が出るまでに時間がかかることもあるので、早期に改善したい方は「美容施術」という選択肢もあります。

これまでなかなか改善できなかった瘢痕に対処する治療もあるので、過去に相談したことがある方も、改めて相談してみるといいでしょう。

頭皮を叩くと髪が生える？

完全には否定できないが、育毛薬などの治療に比べて極めて弱い効果しかない。

うるおい皮ふ科クリニック／
皮膚科・アレルギー科・美容皮膚科・形成外科・漢方皮膚科
院長　豊田雅彦

■頭皮を叩くと髪が生える!?

「頭皮を叩《たた》くと髪が生える」という意見を聞いたことがあるでしょうか。テレビCMなどで、ブラシで頭皮をトントンと叩いている光景を見たことがある方も多いかと思います。

ただそれが、正しい発毛・育毛・増毛法だと信じるのは考えものです。全くの間違いとは言い切れないものの、少なくとも、正解とは言えないからです。頭を叩く行為の発毛・育毛作用については、毛根への刺激およびマッサージ効果による血流促進がその根拠かと思います。

しかし、刺激や血流促進が毛根に良い効果をもたらす科学的根拠はありません。そのため、そのような行為が正解とは言えないのが実情です。

そもそも毛髪は、数年成長したあと自然に抜け落ち、再び新しい毛が新生されます。

この毛の生え代わりのサイクルを「毛周期」といい、成長期（頭髪の85～90％を占め2～6年持続）、退行期（毛根が退化する段階で数週間続き頭髪の約1％）、休止期（毛が抜け落ちる段階で2～4カ月続き頭髪の約10％）を繰り返しています。

そこで昨今の脱毛症治療薬や毛髪再生療法の臨床応

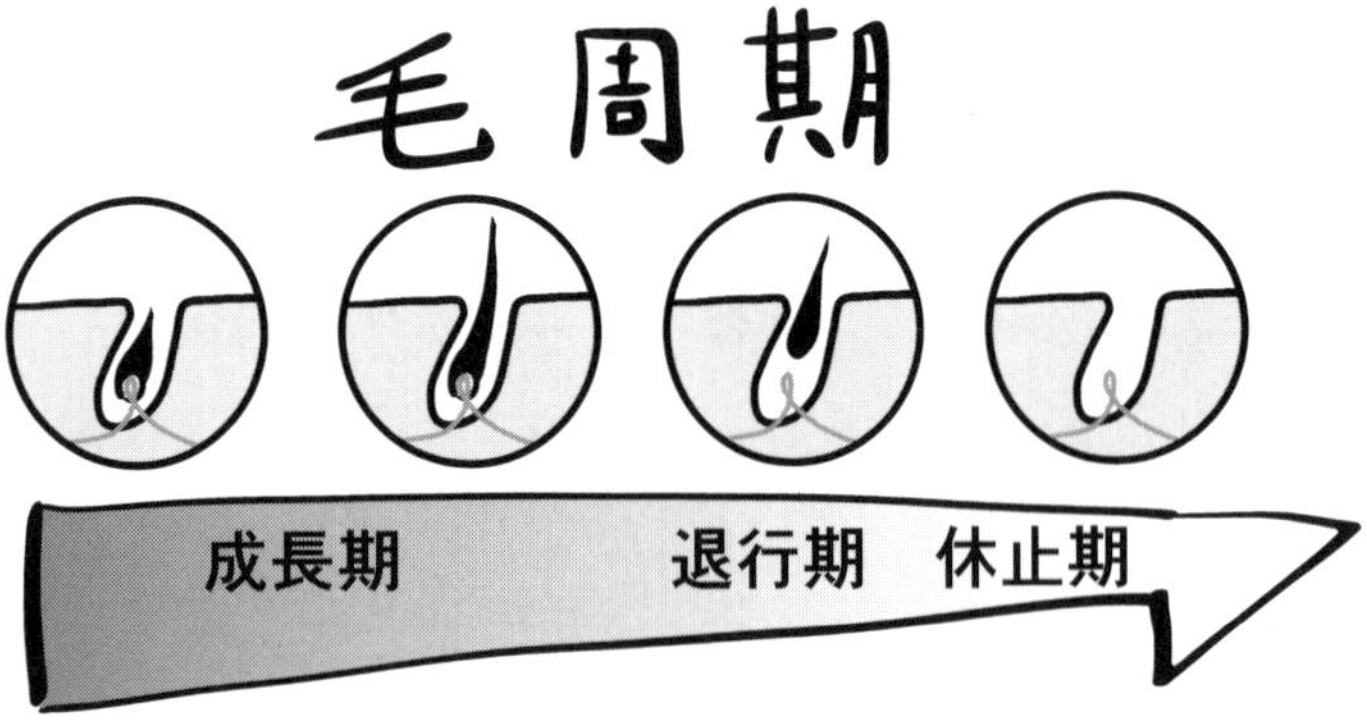

用は、休止期から成長期への誘導、あるいは成長期の延長・維持を標的としています。

■創傷治癒に対する誤解

「頭皮を叩くと髪が生える」という理論について、詳しく検討してみましょう。

皮膚が傷つくと、様々な成長因子（生体において特定の細胞や分化を促すタンパク質の総称で「細胞増殖因子」などと呼ばれる）により、創傷治癒が行われます。

成長因子の中には毛母細胞の増殖や成長期の誘導・維持を行うものも含まれており、それを毛髪の再生に応用したのが「ＰＲＰ（多血小板血漿）毛髪再生療法」です。

仕組みとしては、ＰＲＰに含まれる様々な成長因子（血小板由来成長因子、トランスフォーミング成長因子、血管内皮細胞増殖因子、上皮成長因子、インスリン様成長因子など）が複合的に働くことで、薄毛改善が期待できる療法となります。

頭皮が傷つくと、その創傷治癒過程で多種の成長因子が放出されます。たしかにそれらの成長因子の中には、ＰＲＰに含まれるものもあります。しかしそれは、創傷治癒の過程で血管が損傷し、出血が血小板による血液凝固によって停止するときの話です。

すなわち、頭皮をブラシでトントン叩くのではなく、剣山などで血だらけになるほど頭皮を傷つけると仮定したときの創傷治癒過程となります。しかしそのような仮定はあり得ないため、ＰＲＰ療法では、皮内注射により成長因子を毛根に直接、働きかけています。

たとえばある種のマウスでは、体毛の毛周期が同調して推移し、休止期が比較的長期にわたっています。この種のマウスを用いて、薬剤による発毛促進作用を評価する実験結果が数多くあります。

そして、クリームによる除毛やカミソリによる剃毛《ていもう》によって、体毛除去と同時に皮膚を傷つけると、成長期誘導と発毛促進の両者が認められます。しかしこれは、特殊なモデルマウスを用いた研究であり、毛周期過程が異なるヒトでの結果ではありません。しかも皮膚を傷つけるという、叩くとは程遠い侵襲を必要とします。

■プラセボ（偽薬）効果にも注意が必要！

また、プラセボ効果にも注意が必要です。日本人女性を対象とした1％ミノキシジル配合育毛剤の臨床試験では、6カ月使用後において毛髪数の増加が認められ、太い毛髪の増加も認められています（Tsuboi R, et al. Eur J Dermatol 17: 37-44, 2007）。

しかしそこには、プラセボ効果のデータも明示されています。プラセボ効果とは、有効成分が含まれていない薬を本物の薬として患者さんに使用してもらったときに、一定の効果が認められることです。

具体的には、ミノキシジルが含まれていない外用薬を塗布した群では、ミノキシジル配合育毛剤を塗布した群と比べて、毛髪数の増加は約20％、太い毛髪の増加は約25％となっており、それなりの効果が出ています。おそらく、臨床試験時の洗髪指導やプラセボ外用時のマッサージ効果によるものかと思われます。

では、プラセボは薬の代わりになるのでしょうか。残念ながら、プラセボが薬の代わりになるということはありません。プラセボ効果は人によって差が大きいのに対し、薬は多くの患者に安定して高い効果を発揮するように作られているからです。

「頭皮を叩くと髪が生える」というのも、一種のプラセボ効果かと思われます。頭皮を叩く行為による暗示・安心感が、自然治癒力を引き出したとも考えられます。

現在では、男性型脱毛症にフィナステリドやデュタステリドといった内服薬や、市販の育毛剤でミノキシジルが入った製品に、医学的な効果が立証されています。迷信に惑わされることのないよう、皮膚科などの専門医に相談しつつ対処しましょう。

再生医療で肌の細胞を若返らせることができる？

再生医療によって肌の細胞は若返る。

メッドセルクリニック大阪／内科・神経内科・美容皮膚科
院長　安宅鈴香

■再生医療で肌が若返る!?

かつて我が国では、再生医療に対する法律の縛りがゆるく、ＰＲＰ療法や幹細胞治療が自由に行えたため、無許可で治療を行う医師が増えていました。そのため、治療内容に問題があったり、高額な医療費を請求するなど、安全面や金銭面でのトラブルが数多く発生していたのです。

しかし２０１４年以降、法律の規制が整い、安全性が保たれるようになりました。そのため美容医療としての「肌再生医療」は、たるみやシワに対し、根本から改善される治療として注目されています。

つまり現代の医学では、再生医療によって、肌の細胞を若返らせることができると考えていいでしょう。

ただし、きちんと厚生労働省に申請しており、再生医療の許可を受けたクリニックでの治療に限ります。日本で再生医療を行うには、安全な提供等を図るために「再生医療等の安全性の確保等に関する法律」に基づき、再生医療等提供計画を厚生労働大臣に届け出ることが義務付けられています。

過去には無許可で再生医療を提供していたとして、国内のクリニックが複数件摘発されています。あらかじめ、その点には注意が必要です。

■再生医療は〝根本治療〟になる

再生医療のメリットとしては、「根本治療」であることが挙げられます。

通常の美容治療は、ヒアルロン酸やレーザーなどによる一時的な若返りの「対症療法」にすぎません。一方で再生医療は、ご自身の線維芽細胞や幹細胞を使用し、細胞をふたたび蘇《よみがえ》らせることを目的にしています。

たとえば「真皮線維芽細胞治療」では、耳の後ろの皮膚を採取し、肌の線維芽細胞のみを取りだした後、専用の細胞培養施設で約1カ月かけて増やします。また「自己脂肪由来幹細胞治療」では、ご自身のお腹の脂肪を少し採取し、幹細胞のみを取り出して専用施設で培養、約1カ月かけて増やします。

増やした線維芽細胞や脂肪幹細胞をシワやたるみの気になる箇所に注入移植すると、肌細胞の増殖や活性化がおこり、肌のコラーゲンやヒアルロン酸が新たに作り出されます。その結果、衰えた肌の土台から改善し、根本治療へと至ります。いずれも自身の細胞なので、アレルギー

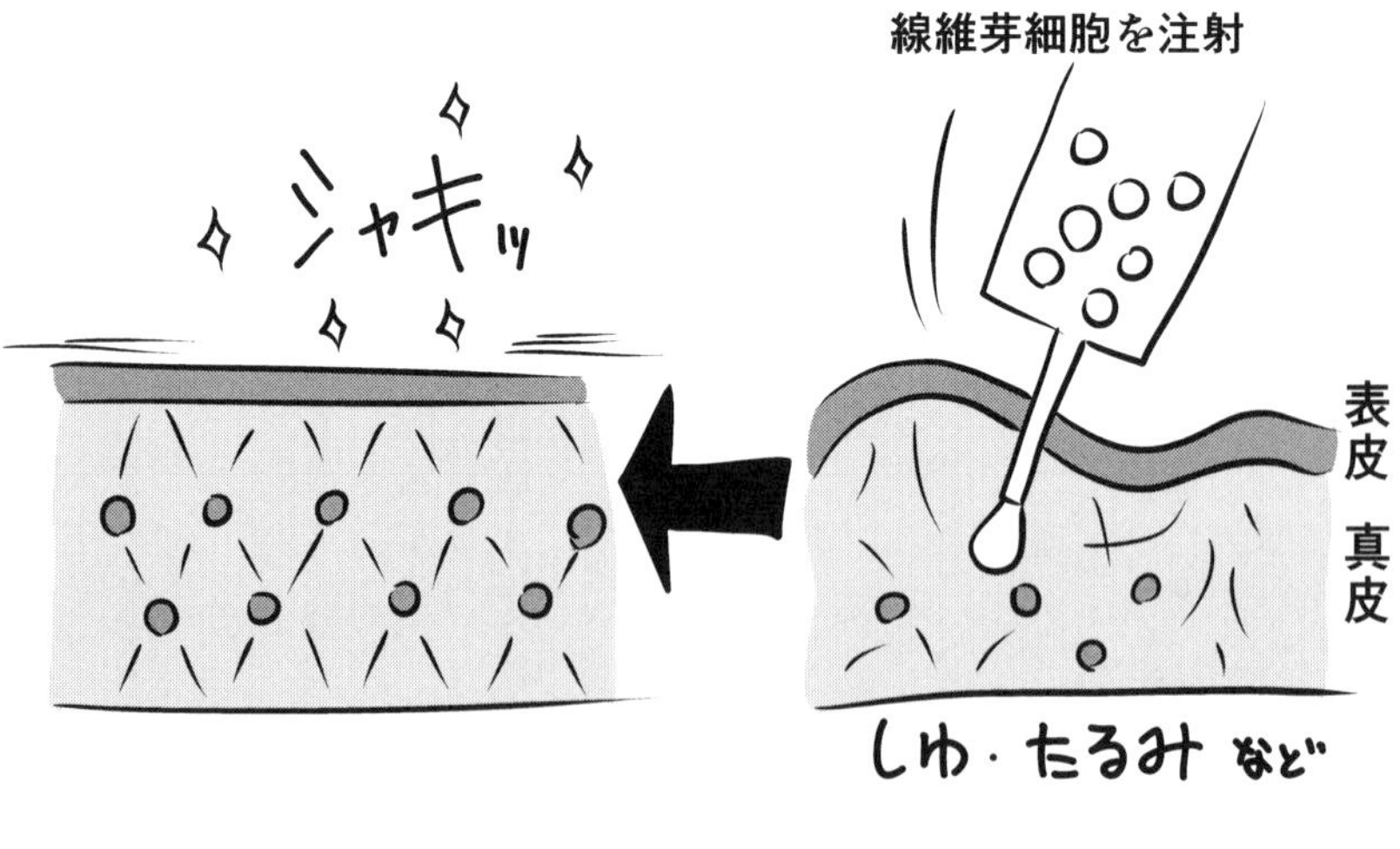

や副作用の心配は皆無です。

■**培養した細胞は20～30年後まで使用可能！**

誰しも、肌の老化は年々進んでいきます。美しく若い肌を保つために、お肌のメンテナンスとして、1年ごとの細胞注入を推奨します。

また、培養した細胞の〝たね〟は半永久的に凍結保存しておくことが可能なので、20～30年後まで、自らの元気な細胞を注入することが可能となります。

今後、さらなる発展が期待される再生医療ですが、残念ながら、美肌・美容目的の治療で再生医療を受けられる国は少ないのが実情です。

一方で日本人は、そうした治療を受けるチャンスが用意されています。

メッドセルクリニック大阪では、「線維芽細胞」と「ＰＲＰ」「自己脂肪由来幹細胞」を用いた美容再生治療をおこなっています。「再生医療等の安全性の確保等に関する法律」を遵守し、第二種再生医療と第三種再生医療の提供計画書も受理されています。

ぜひ、再生医療を活用して、肌トラブルの〝根本治療〟を実現しましょう。

自由診療には予防のための治療がある？

自由診療には、有効な治療法や予防医療が期待できる。

ラ・ヴィータ統合医療クリニック（2021年6月表参道ウェルネス統合医療クリニック開業予定）／循環器内科・外科
院長　森嶌淳友

■自由診療は怪しい!?

「自由診療」と聞くと、皆さんはどのようなイメージがあるでしょうか。「値段が高い」「美容的なもの」「治療内容がよくわからなくて怪しい」など、さまざまなイメージがあるかと思います。しかし、その多くは誤解に基づいているようです。

そもそも自由診療は、厚生労働省が保険診療の枠組みとして認可していない治療法にすぎません。認可には臨床試験や審査が必要なため、相応の期間がかかります。たとえば新薬が使えるようになるのには、10年ぐらいかかってしまいます。しかしそれでは、患者さんにとって有益な治療をすぐに提供できません。

そのため日本の医師には「裁量権」が与えられており、医師の責任のもと、保険診療外の治療を行ってもいいことになっています。それが自由診療です。

たとえば、抗がん剤治療で使われる海外の新薬なども自由診療で投与されています。海外では治療で使われていても、日本では十分な審査ができていないために保険診療として使えず、医師が自ら輸入して使用しているのです。

保険診療と自由診療の違い

診察の種類	特徴	治療費負担
保険診療	健康保険が適用される、通常私たちが医療機関で受ける治療	3割負担。さらに高額療養費制度により月あたりの自己負担上限額が決まっている。
自由診療	健康保険が適用されない治療。たとえば国内で未承認の抗がん剤の治療など。	すべての治療費が全額自己負担(高額療養費制度も適用外)。

■海外の治療法や予防法を採用！

私自身、数多くの自由診療を行っています。そのほとんどが、ドイツやアメリカなど海外で一般的に行われている治療を勉強し、実践しているものです。

そのような治療を導入することで、保険診療では助けることができなかった患者さんに有効な治療法を提案し、改善させることができています。

また保険診療は、病気の名前があり、その病名に対して治療が行われます。そのため、予防医療が難しくなります。他方で自由診療は、予防的な検査や治療が数多くあります。

たとえば、がんの遺伝子検査や活性酸素測定などの検査によって、がんになりやすい状態を捉えることができます。

もしがんになりやすい状態なのであれば、高濃度ビタミンC点滴やオゾン療法などの治療を行うことで、予防につながります。

その他にも、ビタミンやミネラルの量を測定できる検査では、サプリメントで補うことで細胞機能や酵素の働きを高め、不調や疲労などを改善させることが可能です。

■自由診療を活用して健康管理をしよう

保険診療の枠組みから離れると、実は、多くの治療方法があります。また治療だけでなく、予防にも使えるものがたくさんあります。

とくに、三大伝統医学の一つであるインドのアーユルヴェーダや中国の中医学は、3000年ほど前から存在し、体質改善を促すことで予防につながる治療法が数多く見受けられます。

その中に、体質別に食事を変えることで、食から病気を予防する方法があります。やはり、体の健康を保つには、普段の食生活を見直すということも重要でしょう。

自由診療には、そのきっかけづくりとなるものが数多くあります。まずは試しに、アンチエイジングの検査から受けてみてはいかがでしょうか。自由診療の検査で現状を把握し、改善しておくことは、健康で長生きするために必要なことだと思います。

女性ホルモンを投与すると更年期障害に効く？

冷え、のぼせ、発汗、動悸、息切れなどに効果的。

婦人科
松本玲央奈

■女性ホルモンの投与は効果がある!?

更年期障害に対し、「女性ホルモンを投与するといい」という意見があります。果たして、本当に効果があるのでしょうか。

そもそも更年期障害とは、卵巣から分泌される女性ホルモン（エストロゲン）の分泌が急激に低下することによって引き起こされる、さまざまな症状のことです。

具体的には、冷え、のぼせ、発汗、動悸《どうき》、息切れ、頭痛などがあるのですが、ひどい場合は日常生活に支障をきたすこともあります。

更年期障害の原因としては、急激にホルモンが低下することにより、身体がその変化についていけないことが考えられます。

そのため、ホルモン投与（ホルモン補充療法）が考案されたわけです。

■期待される効果とデメリットとは

ホルモンの投与は、急激なホルモンの低下を軟着陸させるのが狙いです。

急激なエストロゲンの低下に対してエストロゲンを補充することになるわけですが、エストロゲン単体では子宮がんや不正出血の原因になり

女性ホルモン(エストロゲン)の変化

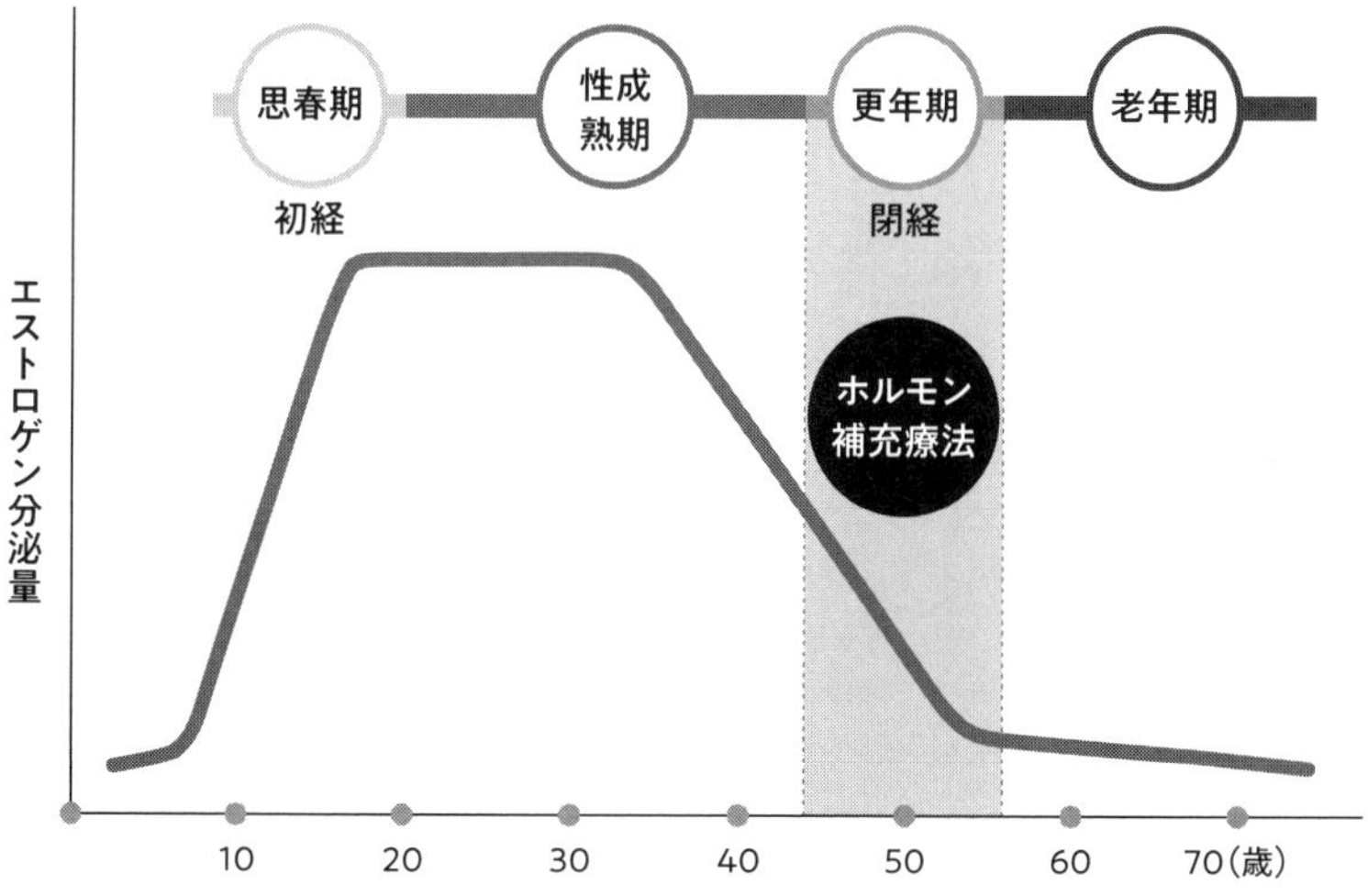

ます。そのため、卵巣から分泌されるもう一つのホルモンであるプロゲステロンも併用していくことになります。

現状、欧米では盛んに行われていますが、日本ではあまり普及していないようです。もちろん、すべての方に行うべき治療ではありませんが、更年期障害が強い方は、試してみる価値はあると思います。

とくに冷えやのぼせ、発汗、動悸、息切れといった症状に対して有効性が高いといわれています。どのような方法で補充するのかは、年齢、閉経の有無、子宮の有無で変わってきます。

ホルモン補充療法のデメリットとして、不正出血や乳房のハリなどの症状がありま す。また、がんとの関連性に関しても多くの検討がなされています。

現時点では、プロゲステロン併用により、子宮内膜がんの発生は上昇しないといわれています（女性医学ガイドブック2019年度版）。他方で乳がんの発生に関しては、上昇するという報告もあります（乳癌診療ガイドライン 日本乳癌学会）。

いずれにせよ、定期的ながん検診は重要です。更年期障害がつらい場合には、お近くの産婦人科で相談されることをおすすめします。

■ピルでの代用はおすすめしない

ホルモン投与に関して、「ピルで代用できないか」という質問をいただくことがあります。

たしかにピルはエストロゲンとプロゲステロンの合剤ですが、ピルに含まれるエストロゲンの量は、更年期障害の際に使用するエストロゲンの4倍近くの用量になります。

そのためエストロゲンが多くなってしまい、血栓症などのリスクが上がってしまいます。リスクが高まるので避けるべきです。

もともとピルを服用されている方のホルモン補充療法への切り替えについては、まだ確立された考えはありませんが、40歳前後を目処《めど》に担当のドクターと相談されることをおすすめします。

加齢による疲労や倦怠感、イライラ、抑うつなどの症状は男性ホルモン（テストステロン）の減少が原因？

「疲れやすい」「集中力が続かない」「眠りが浅い」。こうした身体の不調は、テストステロンの低下が原因かもしれない。

医療法人社団おもいやり　くぼたクリニック松戸五香／泌尿器科
院長　窪田徹矢

■毎日の生活で「テストステロン」は増やせる

20代をピークに徐々に低下するといわれているテストステロンは、いきいきと元気に過ごすために欠かせない男性ホルモンの一種です。「仕事ができる」「体力がある」「いつも元気」などの状態は、テストステロンによって左右されています。

このテストステロン、男性の場合は約90％が睾丸《こうがん》で分泌されているのですが、実は女性にも存在しており、副腎や卵巣で分泌されています。ただし、その量は男性の5～10％ほどとされています。

テストステロンは、次のような身心の作用と関係しています。

・筋肉量の増強や強度を高める作用
・男性機能の維持
・造血作用
・集中力や決断力、判断力機能の維持
・内臓脂肪やメタボリックシンドロームの予防
・認知症予防
・骨密度の維持

一方で、テストステロンが低下すると、身体的には「疲労や倦怠感」「不眠」「性欲低下・ＥＤ」などの症状が出たり、精神的には「集中力や気力の低下」「イライラ」「抑うつ」などの症状が出たりします。加齢によるこうした症状には、テストステロンの減少が関係しているのです。

では、このテストステロンを増やすことはできないのでしょうか。実は、毎日の生活習慣を整えることで高めていくことができます。十分な睡眠やバランスのよい食事のほか、趣味を楽しんだり、仲間と出かけたりなどの社会的な活動も、テストステロンを増やすために効果的です。

おすすめのテストステロン増強法としては、「筋力トレーニング」「人に料理をふるまう」「ビクトリーポーズ」「亜鉛や動物性タンパク質の摂取」などが挙げられます。詳しく見ていきましょう。

【筋力トレーニング】

日常生活では、「レジスタンス運動」と呼ばれる筋肉に繰り返し負荷を与える筋力トレーニングが効果的です。とくに、大腿四頭筋などの大きな筋肉を使うスクワットがおすすめ。まずは、「スクワット」「腕立て伏せ」「腹筋」をそれぞれ10回1セット

×3回を週3回、継続してみるとよいでしょう。

時間がない方は、日常生活の中で大股で歩いたり、階段を一段飛ばしで上ったりするだけでも効果があります。また、歯磨き中だけスクワットをするなど、簡単なことから始めてみてください。筋トレをするときは、「テストステロンを増やしているぞ」と意識して行いましょう。気分を上げることも大切です。

【人に料理をふるまう】

大勢の人のなかで、わいわい過ごしながら料理をふるまうことは、テストステロンを増やすのに効果抜群です。なかでも、おすすめはBBQです。高度な料理テクニックは必要ありません。お酒はハイボールや焼酎など低糖質のものを選び、飲み過ぎに注意しましょう。過度の飲酒はテストステロンを下げてしまいます。

家族や気の合う仲間たちに料理をふるまうことで、テストステロンが上がるだけでなく、リーダーシップにもつながり、仕事にも好影響をもたらします。ちなみに、徳川家康や織田信長などの戦国武将たちも「お茶会」と称して、たくさんの人に食事をふるまっていたそうです。

【ビクトリーポーズ】

筋トレもBBQもハードルが高いという人は、1分間でテストステロンがアップする簡単なポーズを試してみてください。やり方はとても簡単です。

・目を閉じて上を向き、両手を天に掲げて「やったー！」と叫んでガッツポーズ

・このポーズのまま、1分間過ごす

このとき自分が成功している様子を思い浮かべるのがコツ。声を出せない場合は、心の中で「やったー！」と叫びましょう。隙間時間にトイレなどでも実践できます。

【亜鉛や動物性タンパク質の摂取】

テストステロンを高めるには、亜鉛の摂取が効果的です。テストステロンの数値が高い人は亜鉛の数値も高いという研究結果もあり、積極的にとりましょう。貝（生ガキなど）や肉に多く含まれています。

その他、動物性タンパク質もテストステロンを増やすのに効果的です。肉、魚、た

まご、牛乳などに多く含まれています。ただし、ソーセージなどの加工食品は、そこに含まれるリン酸塩が亜鉛の吸収を妨げてしまうので、なるべく加工されていないものを選びましょう。

これら以外にも、テストステロン注射や塗り薬などの医薬品を用いる方法もあります。病院やクリニックには、明らかな症状がないと行きづらいという方も多いのですが、「テストステロンが低いかも……」といった相談を受け付けているところもあります。迷ったら、泌尿器科やメンズヘルス外来などを検索してみてください。

ちなみにテストステロンの数値は、血液検査ではかることができます。たとえば、LOH症候群（男性更年期）のセルフチェックができる「AMSスコア」もひとつの目安になります。さまざまなクリニックがインターネット上で無料診断サイトを公開しています。

テストステロンを高めると、体脂肪が減り、健康的な身体が手に入るだけでなく、チャレンジ精神や冒険心も養われます。

ぜひ今日からテストステロンを増やす習慣を取り入れてみてください。

clinic index

	名前・クリニック	診療科目	連絡先	掲載ページ
岩手県	菅原 祐樹 菜の花皮膚科クリニック 院長	皮膚科	☎0191-33-2332 〒021-0053 岩手県一関市山目字中野 62-1 https://www.sugawara-hifuka.com/	22、66
埼玉県	青木 厚 あおき内科さいたま糖尿病クリニック 院長	内科・糖尿病内科・内分泌代謝内科	☎048-688-5000 〒337-0051 埼玉県さいたま市見沼区東大宮 5-39-3 英和ビル3F https://www.aoki-n-r.jp/	563
埼玉県	阿部 ヒロ あべひろ総合歯科 東松戸総合歯科クリニック 理事長兼院長	歯科	☎048-950-2525 〒341-0018 埼玉県三郷市早稲田 2-2-8 https://www.abehiro.com/	524
埼玉県	石神 等 医療法人スマイル&ファイン いしがみ整形外科クリニック 院長	整形外科・リハビリ科・リウマチ科	☎049-265-5639 〒350-1110 埼玉県川越市豊田町 3-11-2 https://ishigami-seikei-cl.com/	110、148
埼玉県	大津 威一郎 おおつ消化器・呼吸器内科クリニック（2021年7月開業予定） 院長	内科・消化器内科	☎未定 〒362-0806 埼玉県北足立郡伊奈町小室 3188-2 https://otsu-clinic.jp/	267、320
埼玉県	佐藤 理仁 さとう埼玉リウマチクリニック 院長	リウマチ科	☎048-421-0310 〒335-0034 埼玉県戸田市笹目1丁目33-7 笹目メディカルモール内 https://sato-naika.org/	434
埼玉県	里村 仁志 里村クリニック 副院長	内科・消化器内科・外科	☎048-874-4747 〒336-0932 埼玉県さいたま市緑区中尾2200-2 https://satomura-clinic.com/	264、368
埼玉県	塩屋 雄史 しおや消化器内科クリニック 院長	消化器内科・リウマチ科・外科・呼吸器科	☎048-840-4082 〒338-0003 埼玉県さいたま市中央区本町東 3-3-3 https://www.shioya-clinic.com/	300、304
埼玉県	髙橋 公一 医療法人社団 高栄会 みさと中央クリニック 理事長	内科・胃腸科・循環器科・小児科・外科・肛門科・在宅診療	☎048-953-5300 〒341-0038 埼玉県三郷市中央 1-4－13 http://www.misatochuoclinic.com/	78、81
埼玉県	水谷 健人 医療法人社団健香会 おおみや形成・整形クリニック 院長	形成外科・整形外科	☎048-642-5855 〒330-0804 埼玉県さいたま市大宮区堀の内町 1-330-101 https://omiya-keisei.com/	251

	名前・クリニック	診療科目	連絡先	掲載ページ
千葉県	**窪田 徹矢** **医療法人社団おもいやり くぼたクリニック松戸五香** 院長	泌尿器科	☎ 047-710-7411 〒270-2261 千葉県松戸市常盤平 5-17-10 https://www.kubota-clinic.info/	620
千葉県	**豊田 雅彦** **うるおい皮ふ科クリニック** 院長	皮膚科・アレルギー科・美容皮膚科・形成外科・漢方皮膚科	☎ 047-391-3237 〒270-2253 千葉県松戸市日暮 1 丁目 16-7 http://www.uruoihifuka.com/pc/	224、596、603
千葉県	**前田 孝文** **医療法人社団康喜会 辻仲病院柏の葉** 臓器脱センター医長	大腸肛門外科	☎ 04-7137-3737 〒277-0871 千葉県柏市若柴 178 番地 2 柏の葉キャンパス 148 街区 6 https://www.tsujinaka.or.jp/	33、362
千葉県	**宮川 一郎** **医療法人社団 NICO 習志野台整形外科内科** 院長	整形外科	☎ 047-461-1221 〒274-0063 千葉県船橋市習志野台 2-16-1 https://narashinodai.jp/	104
千葉県	**山本 耕司** **医療法人社団慈奏会　奏の杜耳鼻咽喉科クリニック** 院長	耳鼻咽喉科	☎ 047-403-2226 〒275-0028 千葉県習志野市奏の杜 3-3-17 https://kanade-jibika.jp/	212、216
東京都	**阿久津 征利** **西馬込あくつ耳鼻咽喉科** 院長	耳鼻咽喉科・小児耳鼻咽喉科・アレルギー科	☎ 03-6417-1855 〒143-0025 東京都大田区南馬込 5-40-1 西馬込メディカルビレッジ 3 階 https://www.magojibi.jp/	297、462
東京都	**阿部 瑞洋** **阿部整形外科クリニック** 院長	整形外科・リハビリテーション科	☎ 0422-30-8080 〒181-0014 東京都三鷹市野崎 3-3-14 https://abe-seikei-cli.com	145、588
東京都	**池田 寛** **医療法人社団池田会 池田歯科クリニック** 理事長	歯科	☎ 03-5626-1250 〒136-0072 東京都江東区大島 1 丁目 30-5 https://www.ikedadc.com/	536
東京都	**石持 東吾** **医療法人社団項士会 石持デンタルオフィス** 理事長	歯科	☎ 03-5701-6480 〒152-0035 東京都目黒区自由が丘 2-4-3 https://ishimochi-dentaloffice.com/	520
東京都	**井上 宏一** **医療法人順齢會　南砂町 おだやかクリニック** 院長	内科	☎ 03-5633-8751 〒136-0075 東京都江東区新砂 3-4-31 南砂町ショッピングセンター SUNAMO 4 階 https://www.minamisuna-odayaka.com/	344、406

	名前・クリニック	診療科目	連絡先	掲載ページ
東京都	入谷 栄一 医療法人社団勝榮会 いりたに内科クリニック 理事長	内科・呼吸器・消化器・循環器・アレルギー・皮膚科	☎ 03-5305-5788 〒168-0063 東京都杉並区和泉 4 丁目 51-6 フォンティーヌ杉並1階 https://www.iritani.jp/	59、96
	内田 千秋 医療法人社団七海会 あおぞらクリニック新橋院・新宿院 理事長	性感染症内科	☎ 03-3506-8880 〒105-0004 東京都港区新橋 2 丁目 16-1 ニュー新橋ビル 3 階 https://www.aozoracl.com/	234、240
	奥田 恵美 恵美歯科医院 院長	歯科	☎ 03-3443-4618 〒141-0022 東京都品川区東五反田 5-11-12 https://emidentalclinic.com/	528
	金子 俊之 とうきょうスカイツリー駅前内科 院長	内科	☎ 03-5809-7660 〒131-0033 東京都墨田区向島 3-33-13 リョービビル 4F https://skytree-clinic.jp/	259
	川邉 研次 未来歯科 院長	歯科	☎ 03-6273-3678 〒105-0004 東京都港区新橋2丁目10−5 末吉ビル 2 階 https://miraishika.com/	487
	吉良 文孝 医療法人梅華会グループ 東長崎駅前内科クリニック 院長	内科・胃腸科・内視鏡内科・消化器内科・肝臓内科	☎ 03-5926-9664 〒171-0051 東京都豊島区長崎 4 丁目 7-11 マスターズ東長崎 1 階 https://umeoka-cl.com/higashinagasaki/	324、400
	五藤 良将 竹内内科小児科医院 院長	内科・小児科・糖尿病内科・アレルギー内科・皮膚科	☎ 03-3721-5222 〒145-0072 東京都大田区田園調布本町 40-12-201 https://www.takeuchi-iin.jp/	164
	今野 裕之 医療法人社団 TLC 医療会 ブレインケアクリニック 名誉院長	精神科・心療内科	☎ 03-3351-3386 〒160-0017 東京都新宿区左門町 13 磯部ビル 2F https://brain-care.jp/	555、559
	齋藤 陽 目黒外科 院長	外科	☎ 03-5420-8080 〒141-0021 東京都品川区上大崎 2-15-18 目黒東豊ビル 6 階 https://meguro-geka.jp/	40、414
	寺尾 友宏 お茶の水セルクリニック 院長	再生医療	☎ 0120-230-189 〒101-0062 東京都千代田区神田駿河台 4-1-1 ウエルトンビル 2F https://ochacell.com/	335

	名前・クリニック	診療科目	連絡先	掲載ページ
東京都	**中島 知賀子** **医療法人社団彩祥会 中島皮フ科** 理事長	皮膚科・美容皮膚科	☎ 03-3598-2823 〒115-0045 東京都北区赤羽 2-23-2 https://nakashima-hifuka.com/	552、600
東京都	**中原 維浩** **医療法人社団栄昴会 細田歯科医院** 理事長	歯科	☎ 03-3672-8760 〒124-0021 東京都葛飾区細田 4-25-1 https://www.hosodade118.com/	508
東京都	**蓮池 林太郎** **新宿駅前クリニック** 院長	皮膚科・内科・泌尿器科	☎ 03-6304-5253 〒160-0023 東京都新宿区西新宿 1-12-11 山銀ビル 5F https://www.shinjyuku-ekimae-clinic.info/	340、348
東京都	**早坂 信哉** **東京都市大学** 教授　温泉療法専門医	温泉療法	☎ 03-5760-0104 〒158-8586 東京都世田谷区等々力 8-9-18 https://www.tcu.ac.jp/	354
東京都	**正木 稔子** **中村橋耳鼻咽喉科クリニック** 非常勤	耳鼻咽喉科	☎ 03-3926-7298 〒176-0021 東京都練馬区貫井 1-7-28　高山ビル 2F https://toshikomasaki.webu.jp/	440、443
東京都	**村川 哲也** **医療法人社団玉翠会 喜平橋耳鼻咽喉科** 院長	耳鼻咽喉科	☎ 042-332-3387 〒187-0044 東京都小平市喜平町1丁目7-26 https://ssl.kihei.jp	278、386
東京都	**村松 英之** **医療法人社団 CRS きずときずあとのクリニック 豊洲院** 院長	形成外科・美容外科	☎ 03-5166-0050 〒135-0061 東京都江東区豊洲 5-6-29 パークホームズ豊洲ザレジデンス 1F https://kizu-clinic.com/	248
東京都	**森川 日出男** **久が原ファミリークリニック** 院長	小児科・内科	☎ 03-5747-2802 〒146-0085 東京都大田区久が原5丁目14-14 ライオンズプラザ久が原 101 https://family-clinic-kugahara.com/	372、382
東京都	**森嶌 淳友** **ラ・ヴィータ統合医療クリニック（2021年6月表参道ウェルネス統合医療クリニック開業予定）** 院長	循環器内科・外科	☎ 06-6203-1180 〒541-0042 大阪府大阪市中央区今橋 1-7-19 北浜ビルディング 10F （2021 年 6 月から東京都港区北青山 3 丁目 9 番 8 号ノースアオヤマ B1 階） https://lavita-clinic.com	422、612
神奈川県	**鈴木 仙一** **ライオンデンタルクリニック海老名** 理事長	歯科	☎ 046-232-8811 〒243-0404 神奈川県海老名市勝瀬 140-3 https://www.lion-implant.jp/	542

	名前・クリニック	診療科目	連絡先	掲載ページ
	田中 源八 **医療法人沖縄徳州会 湘南鎌倉総合病院**	総合内科	☎ 0467-46-1717 〒247-8533 神奈川県鎌倉市岡本 1370 番 1 https://www.skgh.jp/	379
	玉城 有紀 **溝の口駅前皮膚科** 総院長	皮膚科	☎ 044-712-5030 〒213-0001 神奈川県川崎市高津区溝口 2-9-12 マルヒロビル 6-2F http://ekimae-hifuka.net/	180、591
	丹谷 聖一 **医療法人社団　聖礼会 アス横浜歯科クリニック** 理事長	歯科	☎ 045-743-0896 〒232-0053 神奈川県横浜市南区井土ヶ谷下町 215-1 マルエツ井土ヶ谷 別棟 https://www.us-shika.com/	514
	辻村 傑 **医療法人社団 つじむら歯科医院** 総院長	歯科	☎ 0463-95-8214 〒259-1122 神奈川県伊勢原市小稲葉 2204-1 http://www.tsujimurasika.com/	492
神奈川県	**中原 維浩** **医療法人社団栄昂会 戸塚駅前トリコ歯科医院** 理事長	歯科	☎ 045-392-3185 〒244-0003 神奈川県横浜市戸塚区戸塚町 4018-1 https://www.trico-dental.com/	508
	平野 哲也 **医療法人社団湘仁会 ひらの歯科医院** 院長	歯科	☎ 0466-49-1382 〒252-0823 神奈川県藤沢市菖蒲沢611−1 https://hirano-dc.kamu-come.com/	500
	古田 一徳 **ふるたクリニック** 理事長	外科	☎ 044-959-5116 〒215-0011 神奈川県川崎市麻生区百合丘 1-19-2 司生堂ビル 1F https://www.furuta-clinic.jp/	274
	三島 渉 **医療法人社団ファミリー メディカル　横浜弘明寺 呼吸器内科・内科クリニック** 理事長	呼吸器内科	☎ 045-306-8026 〒232-0066 神奈川県横浜市南区六ツ川 1-81 FHC ビル 2 階 https://www.kamimutsukawa.com/	168、172
	梶 尚志 **医療法人梶の木会 梶の木内科医院** 院長	内科	☎ 0574-60-3222 〒509-0201 岐阜県可児市川合 2340-1 https://www.kajinokinaika.com/	26、358
岐阜県	**荒木 幸絵** **港みみ・はな・のど・ クリニック** 院長	耳鼻咽喉科	☎ 052-653-1717 〒455-0015 愛知県名古屋市港区港栄 4 丁目 3-5 https://www.minato-ent.com/	237

	名前・クリニック	診療科目	連絡先	掲載ページ
愛知県	猪又 雅彦 いのまたクリニック 院長	内科・ 循環器内科・ 小児科	☎ 052-734-8788 〒464-0819 愛知県名古屋市千種区四谷通 1-13 ノア四ツ谷 1F https://www.motoyama-inomataclinic.jp/	196、332
愛知県	大河内 昌弘 医療法人大河内会 おおこうち内科クリニック 院長	内科	☎ 0587-97-8300 〒495-0015 愛知県稲沢市祖父江町桜方上切 6-7 https://www.okochi-cl.com/	122、129
愛知県	加藤 光男 ひらばり眼科 院長	眼科	☎ 052-805-3887 〒468-0011 愛知県名古屋市天白区平針 3 丁目 1501 平針サンシャインビル 1 階 https://www.hirabari-ganka.com/	254
愛知県	木村 仁志 医療法人仁尚会 きむら内科小児科クリニック 院長	内科	☎ 052-876-8776 〒458-0812 愛知県名古屋市緑区神の倉3丁目10番地 https://kimuranaikashounika.jp/	74、188
愛知県	松村 成毅 医療法人モンキーポッド 森整形外科 院長	整形外科・ リハビリテーション科・ リウマチ科	☎ 0586-76-9200 〒491-0871 愛知県一宮市浅野南之川 45 https://hone-kenkou.com/	328、446
愛知県	宮本 浩行 みやもと耳鼻咽喉科 院長	耳鼻咽喉科	☎ 0568-24-8733 〒481-0004 愛知県北名古屋市鹿田西村前 43 https://www.miyacl.com/	478
三重県	足立 光朗 医療法人成松会 足立耳鼻咽喉科 院長	耳鼻咽喉科	☎ 059-333-8788 〒510-0016 三重県四日市市羽津山町 7-8 https://adachijibika.com/	417
京都府	佐野 陽平 京都駅前さの皮フ科 クリニック 院長	皮膚科・ アレルギー科	☎ 075-744-6420 〒600-8216 京都府京都市下京区東洞院通り塩小路下る 東塩小路町 547-2 福隅ビル 2 階 http://sano-hifuka.com/	126
京都府	藤井 治子 医療法人ハシイ産婦人科 副院長	産婦人科	☎ 075-924-1700 〒617-0002 京都府向日市寺戸町七ノ坪 170 番地 https://hashii-hp.jp/	14、134
大阪府	安宅 鈴香 メッドセルクリニック大阪 院長	内科・ 神経内科・ 美容皮膚科	☎ 06-6454-3220 〒530-0001 大阪府大阪市北区梅田 2-5-25 ハービス PLAZA 4F http://mc-cl.jp//	430、608

	名前・クリニック	診療科目	連絡先	掲載ページ
大阪府	**井上 慶子** **医療法人　愛成会** **めぐみクリニック** 院長	在宅医療	☎ 06-4860-6767 〒565-0841 大阪府吹田市上山手 23-12　SKIビル1階 http://aisei-c.jp/megumi-clinic/	580
	宇佐美 哲郎 **能勢町国民健康保険診療所** 所長	内科・外科・小児科	☎ 072-737-0064 〒563-0392 大阪府豊能郡能勢町上田尻 605 番地の 1	376
	北西 剛 **きたにし耳鼻咽喉科** 院長	耳鼻咽喉科・アレルギー科	☎ 06-6902-4133 〒570-0004 大阪府守口市淀江町3-7 メディトピア守口 2F https://kitanishi-ent.jp/	410、474
	谷口 一則 **たにぐちクリニック** 院長	整形外科・外科・内科	☎ 06-6951-1717 〒535-0013 大阪府大阪市旭区森小路 2 丁目 3-27 サンハイツ 1 階 https://tani-cl.jp/	184
	谷口 緑 **株式会社ドクターグリーン** （みどり労働衛生コンサルタント事務所） 代表	産業医・放射線科	☎ 080-2670-6463 https://doctor-green.net/	87
	玉谷 実智夫 **玉谷クリニック** 院長	内科	☎ 06-6323-8181 〒533-0004 大阪府大阪市東淀川区小松 1-7-15 http://tamatani-clinic.com/	575
	中野 景司 **医療法人社団ワッフル** **ぐんぐんキッズクリニック** 理事長	小児科・アレルギー科	☎ 072-275-8502 〒591-8023 大阪府堺市北区中百舌鳥町 2 丁目 21 番大休ビル 1 F https://waffle.or.jp/clinic/nakamozu/	54、244
	花房 崇明 **医療法人佑諒会** **千里中央花ふさ皮ふ科** 院長	皮膚科・アレルギー科・美容皮膚科・形成外科	☎ 06-6872-1200 〒560-0085 大阪府豊中市上新田 2 丁目 24 番 50 の 1 上新田メディカルブリッジ 2F https://hanafusa-hifuka.com/	308、548
	森嶌 淳友 **ラ・ヴィータ統合医療クリニック（2021年6 月表参道ウェルネス統合医療クリニック開業予定）** 院長	循環器内科・外科	☎ 06-6203-1180 〒541-0042 大阪府大阪市中央区今橋 1-7-19 北浜ビルディング 10F （2021 年 6 月から東京都港区北青山 3 丁目 9 番 8 号ノースアオヤマ B1 階） https://lavita-clinic.com	422、612

	名前・クリニック	診療科目	連絡先	掲載ページ
兵庫県	**梅岡 比俊** **医療法人社団　梅華会** 理事長	耳鼻咽喉科・小児耳鼻咽喉科・アレルギー科	☎ 0798-70-3341 〒 662-0084 兵庫県西宮市樋之池町22-2 https://umeoka-cl.com/	18、84、229、402
	奥野 琢也 **兵庫県立淡路医療センター** 麻酔科医長	麻酔科	☎ 0799-22-1200 〒 656-0021 兵庫県洲本市塩屋 1 丁目 1-137 https://awajimc.jp/	200
	梶川 大介 **梶川眼科医院** 院長	眼科	☎ 078-732-0091 〒 654-0011 兵庫県神戸市須磨区前池町 3-4-1 http://www.kajikawa-ganka.jp/	118
	木澤 薫 **JR 芦屋駅前　梅華会 耳鼻咽喉科クリニック** 院長	耳鼻咽喉科	☎ 0797-32-3341 〒 659-0093 兵庫県芦屋市船戸町 1-29 モンテメール西館 6階 https://umeoka-cl.com/ashiya/	209
	木戸 茉莉子 **木戸みみ・はな・のど クリニック** 院長	耳鼻咽喉科	☎ 078-262-1133 〒 658-0052 兵庫県神戸市東灘区住吉東町4- 7- 27 ラファエラ浅野ビル 3F https://kido-ent.com/	50、70
	里 博文 **里皮フ科小児科クリニック** 理事長	皮膚科	☎ 0798-69-3112 〒 663-8024 兵庫県西宮市薬師町 2-56 クリニックステーション西宮北口 2- B https://satohifuka-shonika.com/	44
	柴原 基 **しばはら整形外科スポーツ 関節クリニック** 院長	整形外科・リウマチ科	☎ 078-947-0808 〒 674-0081 兵庫県明石市魚住町錦が丘 4-5-1 駅前 NS ビル 2 階 https://shibahara-seikei.jp/	160
	俵本 和仁 **たわらもと内科・糖尿病内科** 院長	内科・糖尿病内科	☎ 0797-62-6221 〒 665-0035 兵庫県宝塚市逆瀬川 1 丁目 11-1 アピア 2 1F https://tawaramoto-cl.com/	571、585
	飛田 達宏 **医療法人ひだまり歯科 クリニック** 院長	歯科	☎ 0797-34-8188 〒 659-0065 兵庫県芦屋市公光町 7-11 アリサワビル 1F https://hidamari-dc.net/	484、497
	山根 秀一 **医療法人社団梅華会 わくわくこどもクリニック** 院長	小児科・アレルギー科	☎ 06-6438-3745 〒 661-0033 兵庫県尼崎市南武庫之荘 1-13-3 ウーノ武庫之荘 2F https://umeoka-cl.com/kids/mukonoso/	142

	名前・クリニック	診療科目	連絡先	掲載ページ
兵庫県	**山本 周平** **西宮 SHUHEI 美容クリニック** 院長	内科・ 皮膚科・ 美容皮膚科・ 美容外科	☎ 0798-42-7963 〒662-0077 兵庫県西宮市久出ケ谷町 10-45 イルロゼオ B1F https://www.nishinomiya-biyou.com/	47、 365
奈良県	**伊藤 利洋** **奈良県立医科大学** 教授	免疫学講座	☎ 0744-22-3051 〒634-8521 奈良県橿原市四条町 840 番地 https://www.naramed-u.ac.jp/~immuno/	458
	笠原 敬 **奈良県立医科大学** 病院教授	感染症 センター・ MBT 研究所	☎ 0744-22-3051 〒634-8521 奈良県橿原市四条町 840 番地 https://www.naramed-u.ac.jp/cid/	282、 466
	新熊 悟 **奈良県立医科大学** 准教授	皮膚科	☎ 0744-22-3051 〒634-8521 奈良県橿原市四条町 840 番地 https://www.naramed-u.ac.jp/	99
	松村 善昭 **奈良県総合医療センター** 副部長	泌尿器科	☎ 0742-46-6001 〒630-8581 奈良県奈良市七条西町 2 丁目 897-5 http://www.nara-hp.jp/	192
	矢野 寿一 **奈良県立医科大学** 教授	微生物感染 症学講座	〒634-8521 奈良県橿原市四条町 840 番地 http://www.naramed-u.ac.jp/~microbiology/	470
島根県	**田草 雄一** **ぽよぽよクリニック** 院長	小児科	☎ 0852-25-2581 〒690-0011 島根県松江市東津田町 1198-3 https://www.poyopoyo.jp/	426
岡山県	**大村 直幹** **医療法人社団東風会** **マーメイド歯科クリニック** マネージングディレクター	歯科	☎ 086-430-0039 〒710-0817 岡山県倉敷市大内 1239-9 https://www.mermaid-shika.com/	532
	横山 聖太 **水島中央病院** 医長	内科・ 循環器内科	☎ 086-444-3311 〒712-8064 岡山県倉敷市水島青葉町 4 番 5 号 https://suiwakai-mch.or.jp/	156
香川県	**橋本 希** **はしもとレディースクリニック** 院長	乳腺外科・ 肛門外科・ 内科・外科	☎ 0877-35-8600 〒769-0209 香川県綾歌郡宇多津町浜九番丁 141 番地 1 https://hashimoto-lc.com/	567
	藤田 博茂 **わかばクリニック** 院長	消化器外科	☎ 087-813-7560 〒761-8052 香川県高松市松並町 1023-3 http://wakaba-hado-clinic.com/	286

	名前・クリニック	診療科目	連絡先	掲載ページ
高知県	**竹内 慎哉** **高知医療センター** 医長	救命救急科	☎ 088-837-3000 〒781-8555 高知県高知市池 2125 番地 1 https://www2.khsc.or.jp/	36
福岡県	**秋山 祖久** **医療法人ハートアンド オンリー　福岡天神内視鏡 クリニック** 院長	内視鏡内科・ 消化器内科・ 胃腸内科	☎ 092-737-8855 〒810-0001 福岡県福岡市中央区天神 2-4-11 パシフィーク天神 4 階 https://www.fukuoka-tenjin-naishikyo.com/	270、 396
	瀬川 祐一 **医療法人みみ・はな・のど せがわクリニック** 理事長	耳鼻咽喉科	☎ 092-533-8739 〒810-0015 福岡県福岡市中央区那の川 2 丁目 10-25-1F https://segawa-cl.com/	291、 390
	鈴木 信行 **医療法人天真会 すずき内科クリニック** 理事長・院長	内科・ 美容皮膚科	☎ 0949-29-6788 〒822-0008 福岡県直方市湯野原 2-2-6-101 https://www.suzuki-clnc.com/	30
	中並 朋晶 **医療法人義朋会　なかなみ メンタルクリニック** 院長	精神科・ 児童精神科・ 心療内科	☎ 093-471-5533 〒800-0207 福岡県北九州市小倉南区沼緑町 5-1-15 神ビル 3 階 https://nakanami-mental.com/	92、 312
福岡県	**松本 淳志** **まつもと整形外科** 院長	整形外科	☎ 0942-27-0755 〒830-0072 福岡県久留米市安武町安武本 3077-13 https://m-seikei.net/	138、 152
熊本県	**桂 文裕** **医療法人秀康会　ましき クリニック耳鼻咽喉科** 院長	耳鼻咽喉科	☎ 096-287-8733 〒861-2233 熊本県上益城郡益城町惣領 1308-3 http://www.mashiki-clinic.com/	176、 204
	中村 憲史 **医療法人社団澄心会 なかむらファミリークリニック** 院長	内科・ 胃腸内科	☎ 096-339-1711 〒861-8001 熊本県熊本市北区武蔵ヶ丘 7-1-1 http://www.nakamurafamilyclinic.or.jp/	220、 316
その他	**後藤 聡** **カリフォルニア大学 バークレー校**	近視研究班	☎ +81-510-643-4471 588 Minor Hall, School of Optometry, University of California, Berkeley, 94720-2020 http://wildsoetlab.berkeley.edu/	450、 454
	山本 夏希 **整形外科専門医**			114
	松本玲央奈	婦人科		616

おわりに

さて、この膨大な健康に関する知見をご覧になり、いかがでしたでしょうか。

私自身、一開業医として、地域の患者様の健康を預かる以上、自分自身こそが健康であるべきというふうに考えています。という反面、医者の不養生ということで、不健康な医者が多いのも事実です。ただ、自分自身が、それを実践しないと説得力がないと思うのです。

ところで、その健康については、実際のところこの数十年間だけを見てもいろいろと見解が分かれるようになってきました。脂肪に対する見方や評価、コレステロールに対する考え方など、皆さんも混乱された体験があろうかと思います。

医学は急速に進歩していますが、もちろんすべてのことが解明されたわけではありません。そうした状況の中でも、我々としては知りうる情報を網羅することでベストの選択をし、イキイキと生きていきたいものです。

このコロナ禍において、健康はますますクローズアップされると共に、我々の平均寿命はどんどん伸びています。人生100年時代と言われるように、これからは私たち自身が、100年生きるという前提で物事を考える必要があろうかと思います。

とは言え、平均寿命が伸びても健康寿命が伸びないと、日本人においては、寝たきりの生活が平均8年続くと言われています。いかにして我々は、老後もイキイキとした生活を送ることが出来るのか。その対応策に迫られています。

それは、もちろん薬ではありません。手術でもありません。普段の我々の生活習慣が我々を形作り、そして健康で輝かしい未来へ繋がるものだと思っています。

今回の企画に関しては実のところ、多くの医師に依頼したのですが、治療に関しては執筆出来るけれども、健康に関してはなかなか書けないという声を多くいただきました。実際のところ、それが日本の医療における真実の側面であると思います。

詰まるところ医療の中では予防というものは認められておらず、医師においての保険の請求の項目に上がってこないという実情はわかっています。しかし、患者さんの本質的な欲求は改めて健康だと思うと、医師がそこに対して深くコミットして関わっていければ、日本の社会保障費も減り、そして日本の国全体がさらにイキイキとして、世界の中でも、優良モデルとして範を示せるケースとなるだろうと思っています。
今注目を浴びている和食もそうですし、日本の中には、いろいろな健康の分野について示唆する所見が、たくさんあると思っています。

このような状況下、多くの賛同をいただき、このような本が出来たことを100名の医師に深く感謝すると共に、本のご提案をいただきましたフローラル出版社長の津嶋栄氏、編集長の河西泰氏、プロデューサーの高橋洋介氏、そして多くの方々のご協力に、改めて感謝の意を表します。
皆様方の健康とご多幸を祈念しつつ、筆をおかせていただきます。感謝。

2021年 3月

医療法人社団 梅華会理事長 梅岡比俊

メールマガジン登録をいただいたあなただけに 特別な最新情報をお届けします！！

最後までお読みいただき、ありがとうございます。

100 人の医師を揃え、最新医療常識をお伝えすることは、
私にとっても大きなチャレンジでした。これで、1 人でも多くの人が、
古い常識から抜け出して健康な身体で生活していただけたら、大きな喜びです。

しかし、書籍をお読みいただいた方はお分かりかと思いますが、
健康の常識は日々変わってしまいます。

そこで、最新の健康常識をいち早くお届けし、
あなたに、医者いらずの健康な身体を維持し続けてもらうために、
メールマガジンを発行し、最新の情報をお届けすることを決心しました。

今回、様々なジャンルの医師に協力してもらっていますが、
彼らのカテゴリーの最新医療情報も合わせて提供してまいります。

メールマガジンに登録いただいた方には、執筆した著者の先生方から
こんな最新の情報をお伝えします。

最新の医療方法のさらなるアップデート
どんどん変わる医療の常識を、できるだけ早くお届けいたします。

文字だけではわかりにくい情報を動画で解説
今回執筆した医師が､より詳しく､よりわかりやすく動画で解説するページをご案内します。

ぜひ、上記の QR コードを携帯で読み取って、無料のメールマガジンを登録下さい。

梅岡 比俊

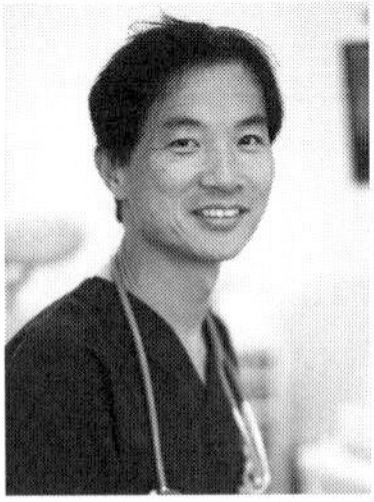

医療法人社団 梅華会理事長、耳鼻咽喉科専門医。
阪神間に耳鼻科4院・小児科2院、東京都に消化器内科1院、計7院の地域密着型クリニックを展開。年間患者来院数は約15万人。
趣味は読書、トライアスロン。世界の過酷なレースに参加するアスリート。また野菜ソムリエやファスティングマイスターの資格を取得するなど常に健康を追求し続けている。

健康 医学
本当はカラダに良いこと 本当はカラダに悪いこと

2021年4月9日 初版第1刷発行

編者	梅岡比俊
発行人	津嶋 栄
発行	株式会社フローラル出版 〒163-0649 東京都新宿区西新宿1-25-1 新宿センタービル49F +OURS内 TEL：03-4546-1633（代表） TEL：03-6709-8382（注文窓口） 注文用FAX：03-6709-8873 メールアドレス：order@floralpublish.com
出版プロデュース	株式会社日本経営センター（髙橋洋介）
出版マーケティング	株式会社BRC
印刷・製本	株式会社光邦
DTP	株式会社三協美術

ISBN978-4-910017-12-9 C2077